U0295766

The Origins of Autism in Nazi Vienna

Asperger's Children

阿斯伯格的孩子
自闭症的由来与纳粹统治

[美] 伊迪丝·谢费尔————著
高奕欢————译
Edith Sheffer

上海三联书店

雅众文化 出品

目 录

序 章

蝴蝶和苍蝇的区别是什么呢？"蝴蝶不像苍蝇那样在房间里长大。"哈罗回答。这个问题是哈罗的智力测试题，他选择谈谈自己对苍蝇的看法：

苍蝇的成长经历完全不同！苍蝇妈妈在地板缝中生了好多好多卵，几天以后蛆就从卵中爬出来。我在书里读过这个，书里的地板会说话，我一想到这就笑得要死，是什么在从这小管中向外张望啊？一个大脑袋连着小身体，还有和大象一样的大鼻子？再几天，它们把自己裹在茧子里，突然间就从茧子里爬出几只亲爱的小苍蝇[1]。

哈罗和一些其他的孩子也在房间里长大，像在茧子里一样困于

1

汉斯·阿斯伯格在维也纳大学儿童医院的疗愈教育诊室（Curative Education Clinic）。他们和那些奇形怪状的幼虫一样与众不同，可他们的与众不同在纳粹第三帝国受到了更加强烈的排斥，有医生和护士在病房中负责他们的教养工作。阿斯伯格认为，只要给予这些儿童适当的"理解、关爱和引导"，他们能够找到"他们在社会系统中的立足之地"。[2]

阿斯伯格自言很重视受治儿童的独特个性，会根据各人需求量身制定治疗策略。他采取的是一套整体治疗方法。在高雅宽敞的维德霍费尔馆（Widerhofer Pavilion）中，孩子会参与运动、戏剧、音乐等一系列活动。阿斯伯格同孩子们坐在一起，身材颀长的他弓背前倾，使自己与孩子在同一视线水平下交流。阿斯伯格细致专注地观察他们行为的方方面面，记录在他的博士后论文中。他由此得出一个全新诊断——自闭性精神病态（autistic psychopathy），而哈罗正是他的案例研究中的一例。

哈罗就读的学校把这个男孩带到阿斯伯格的诊室接受测验评估。关于哈罗的报告中说，这个 8 岁半的孩子常常不尊教导。他会顶嘴，不做作业，抱怨课程"太过愚蠢"。他遭受同学嘲笑，还会因一些小事起冲突、打伤其他男孩。据说哈罗甚至会在课堂上四肢着地爬行，或做出"同性恋行为"。[3] 他的老师们认为"只要这个孩子想"，他是能取得成绩的，但哈罗几乎每门功课都不及格，正在留级重读。

要对哈罗进行测评是很困难的，因为他常常不愿意配合，以致常规测验无法完成。而哈罗却在某些领域展现出超乎年龄的技能。拿数学来说，哈罗能够想出自己的解题方法。47 减 15 是多少？32，因为"要么加上 3，要减的数也加上 3；要么先取走 7，再取走 8"。阿斯伯格在很多男孩身上都看到这样展现他们"特殊能力"的"非凡独创性"。[4]

在阿斯伯格看来，哈罗的问题在于他不具备社交情感。他说，哈罗在群体中自行其是，在病房中"从不表现出热情、信任和活力"。哈罗对"日常生活中的重要社交习惯"表示抗拒。他不与其他孩子一同玩耍，反而长时间待在某个角落独自阅读，对周遭事物漠不关心。当他被人取笑时，阿斯伯格认为他表现得"缺乏幽默感"。他眼里流露出"失神的目光"，"极少有面部表情和身体动作"。[5]

阿斯伯格诊断哈罗患有自闭性精神病态，但是因为他智力超群，哈罗在自闭症的"谱系"中处在表现较"理想的"一端。这意味着哈罗能够接受治疗和矫正，而后融入群体。像哈罗这样的儿童能通过教育接受"社会统一群体"（social integration）的概念，在一些专业的技术岗位发挥"社会价值"。[6] 阿斯伯格写道，这些有前途的孩子需要的是个性化的照护，使他们在认知和情感方面获得成长。阿斯伯格对这些孩子面临的困难表示同情，他认同他们的潜能，称赞他们的独特性。

这是今天我们在阿斯伯格身上看到的"仁慈的"一面，但这仅仅代表他工作的一面而已。阿斯伯格确实会为他认为可教育的孩子提供支持，为他们的身心缺陷辩护，然而，阿斯伯格对他看来缺陷较严重的儿童则不屑一顾。持否定态度的诊断在第三帝国可能意味着宣判死刑。而事实上，阿斯伯格的部分判断确实是死刑判决。

尽管哈罗通过了阿斯伯格的测试，但阿斯伯格给出的"自闭性精神病态"诊断仍然低估了这名男孩。阿斯伯格认为，自闭症儿童"其实并不适应这个世界"，他们看上去仿佛"刚从空中跌落"。但哈罗

3

并没有真的跌落，他只是像那苍蝇一样以自己的方式生活。哈罗解释说："苍蝇要灵巧得多，它可以在光滑的玻璃上爬，也可以在墙壁上爬……就在昨天，我看到它的脚长着小爪子，爪子的一头有小小的钩子。当它觉得自己要滑下来了，它就用那些钩子把自己钩住。"[7]

然而，我们这里要说的并不是关于这一名男孩的故事，也不是关于阿斯伯格诊断下，那些有幸被阿斯伯格诊断为在自闭症谱系中偏理想一端的孩子。这本书是关于所有面临着第三帝国诊断式统治（diagnosis regime）的儿童，关于纳粹精神病学是怎样评断他们的心智，从而决定他们的命运。对疾病的诊断体现了一个社会的价值、关注和希望所在。随着这本书逐渐揭开自闭症这一病症如噩梦般的形成过程，我们可以看到，这个今天被看作独特的概念是如何以造就该概念的社会为基础的。阿斯伯格对自闭性精神病态的诊断正是诞生在第三帝国的价值和体制之下。

瑞士精神病学家厄根·布洛伊勒（Eugen Bleuler）于 1911 年引入术语"自闭症"，他用这个词形容那些仿佛与外在世界断联的精神分裂症患者。而汉斯·阿斯伯格与其奥地利裔同行莱奥·肯纳（Leo Kanner）则是首批引入"自闭症"作为独立诊断术语的内科医生，用以形容某些社交退缩的特征。在此之前，其他医生也曾描述过具有类似特征的儿童，但将之归类为精神分裂。在描述中，这些儿童将自己与他人和周遭世界隔绝，多年以来吸引了许多精神病学家对其深入研究，并发展出不同的术语来界定分类。[8]

那时，肯纳正就职于美国约翰·霍普金斯医院（之后他在那里被誉为"美国儿童精神病学之父"），他于 1943 年发表了关于自闭症的论作《情感接触中的自闭性障碍》("Autistic Disturbances of Affective Contact")。[9] 同年，阿斯伯格在维也纳发表了他的博士后论文《儿童期的"自闭性精神病态"》("The 'Autistic Psychopaths' in Childhood")，并于 1944 年出版。在肯纳的描述中，患病儿童症状相对统一。在他看来，这些儿童具有社交性、情感性退缩，沉浸于物件和仪式般的行为，他们行为重复，少言甚至不言，表现出严重的认知障碍。现在，我们称这类表现为"典型性自闭症"或肯纳症（Kanner-type autism）。数十年来，美国的精神病从业者均采用这一较狭窄的定义，因而自闭症诊断相对罕见，在 1975 年 5000 人中仅有 1 例。

阿斯伯格对自闭性精神病态的定义则宽泛得多，其中涵盖了那些在他看来困难程度轻微很多的症状。举例说，被诊断的儿童有的可以流利地说话，在普通学校就读。长期以来，阿斯伯格的诊断方法鲜为人知，直到著名英国精神病学家洛娜·温（Lorna Wing）发现了阿斯伯格 1944 年发表的论文，将此诊断命名为"阿斯伯格综合征"（Asperger's syndrome）并公之于众，其观点这才在精神病领域被广泛接受。1994 年，美国精神病学会将阿斯伯格综合征作为一个诊断结果列入第四版《精神障碍诊断与统计手册》（*Diagnostic and Statistical Manual of Mental Disorders*, DSM-IV）。2013 年《精神障碍诊断与统计手册》第五版修订版（DSM-V）中，美国精神病学会将阿斯伯格综合征从单独诊断中移除，归入自闭症谱系障碍（autism spectrum disorder, ASD）这一综合诊断之下，* 原因是人们渐渐将阿斯伯格综合

---

* 在 DSM-V 中，美国精神病学会将自闭症、儿童期瓦解性障碍、阿斯伯格综合征、雷特氏症和广泛性发育障碍等自闭症障碍合并，归入自闭症谱系障碍。（本书正文脚注除特殊说明外均为译注。）

征认定为"高功能"自闭症。但在国际上，阿斯伯格综合征依然作为一个单独的诊断结论列入世界卫生组织发布的权威标准《国际疾病分类》第 10 版修订版（*International Classification of Diseases*，Tenth Revision，ICD-10）[*]。[10]

对阿斯伯格研究的引介改变了 20 世纪 90 年代人们对自闭症的印象。精神病学家渐渐把自闭症视作一种谱系障碍，将具有各类障碍特征的儿童归入其中。诊断描述从肯纳的观点——即在他看来，表现出一定程度的障碍，语言能力、交流能力有限的个体——扩大为一种性格描述；不善社交的数学奇才可能就属于后者。

自闭症谱系障碍的确诊率直线攀升。尽管这一增长背后确切的医学、基因、环境原因存在诸多争议，但大部分人都认同，诊断标准范围的扩大至少是确诊数增长的一个原因。根据美国疾病控制和预防中心（Centers for Disease Control and Prevention，CDC）的数据，确诊自闭症谱系障碍的儿童从 1985 年的每 2500 人 1 例的比例增长至 1995 年的每 500 人 1 例。阿斯伯格的研究被主流接受以后，确诊率继续从 2002 年每 150 人 1 例上升至 2016 年每 68 人 1 例。[11] 专家认为确诊率上升应归因于两点：人们对儿童的障碍越发敏感，而诊断标准中的症状数量也有所增加。

美国精神病学会针对自闭症谱系障碍设定的标准虽是数百位精神病学家共同实践得出的综合成果，但仍然极大程度保留了七十年前的观点思路，甚至用词。例如，阿斯伯格于 1944 年写道，"自闭症患病者的基本障碍是其社交受限"，而 DSM-V 中，自闭症的一个诊断核

---

[*] 但是，2018 年 6 月 18 日世界卫生组织发布的《国际疾病分类》（第 11 版）（ICD-11）将阿斯伯格综合征并入自闭症谱系障碍诊断。

心标准是"社会交流和社交互动方面的持续性缺损";阿斯伯格将自闭性精神病态定义为"自我的限制和与环境关系的狭窄",而DSM-V对自闭症的另一核心标准是"重复受限的行为、兴趣或活动模式"。[12]

由于阿斯伯格的论文拓宽了自闭症谱系的定义范围,许多人称赞他对儿童不同特征的肯定和支持。阿斯伯格也常常被视为神经多样性(neurodiversity)*理念的拥护者。洛娜·温引介阿斯伯格1944年论文时采取的方式确实推动公众讨论的焦点转向尊重个体的独特性,但我们也是时候进一步深入思考:阿斯伯格所言所行皆是当时纳粹精神病学和他所处的世界的产物,而他究竟写了什么,做了什么?

重现这段历史不是为了要控诉某个特定的人,也不是为了贬低阿斯伯格的研究实践在启发神经多样性等正面讨论时所起的作用。相反,为了实现神经多样性的理念,这段历史是一则应当引以为戒的警示——它揭露了社会和政治力量能够对病症的诊断造成多大程度的影响,以及这样的影响可能有多么难以觉察,多么难以抵御。

阿斯伯格常被描述成一个有怜悯心和进取心的人,在第三帝国时期醉心于自己的研究,反对纳粹主义。他是个虔诚的天主教信徒,从未加入纳粹党。他还因保护精神残障儿童免受纳粹的迫害而享有赞誉。很多人相信,阿斯伯格强调这些儿童的独特技能,突出他们具备在技术岗位报效国家的潜在价值,是为了保护他们在纳粹"安乐死"计划中免遭杀害。从这个角度来看,阿斯伯格的自闭症诊断是一张精神病

---

* 神经多样性理念诞生于20世纪90年代,认为人类的大脑和心智具有多样性,不存在某一种所谓"正常的"大脑或心智类型,反对将各种神经功能障碍视为病态,而应将其理解为人类基因组在正常范围内的不同变化。

学上的辛德勒名单。[13] 第三帝国垮台后，阿斯伯格自己也说他曾反抗帝国统治，冒着生命危险从纳粹种族灭绝行动中解救了这些孩子。[14]

然而，当时的档案记录展现的却是一个不同的故事。档案文件显示，阿斯伯格在不同程度上参与了维也纳的儿童安乐死系统。他曾与维也纳儿童安乐死系统的领导者亲密共事，他通过自己在纳粹国家中的数个不同身份，将几十个孩子送到斯皮格朗地儿童医疗机构（Spiegelgrund），维也纳的残障儿童在那里被杀害。[15]

阿斯伯格在儿童安乐死计划中起的作用和他对残障儿童广为人知的支持，这两个相互矛盾的事实很难调和。两者都实实在在地体现于文件记录中。详细深入地研究阿斯伯格的工作记录后发现，他的行为表现出两面性。阿斯伯格会在他的年轻病人之间做一个区分：他认为可以治疗的病人和不可治疗的病人，可以治疗的病人具有融入"社会统一群体"的潜力。对于他认为大有潜力的孩子，阿斯伯格会给他们提供量身定制的特别护理，然而对那些被他判断为障碍程度更严重的孩子，他则会将其送入收容所严加管制，甚至移送斯皮格朗地。而这样做的，并不只有阿斯伯格一人。比阿斯伯格更资深的纳粹医学界同行也是如此，对有利于帝国的孩子给予一流的、耐心细致的照料，而对他们认为不可救治的儿童实施处决。

阿斯伯格行为的两面性突显了纳粹主义整体的两面性。帝国的人类改造计划同时具备治疗和消火两个方面。根据各人缺陷的差异，有的个体可能会接受训练以达到纳粹的标准，有的则会被铲除。

要划分出加以迫害和铲除的群体并不怎么费力，因为帝国成员不断地提出新的标签、更改旧的标签，并对目标群体采取行动，这些标签不是固定不变、千篇一律的规则手册，弹性灵活的划分办法随着时间不断变化。在这样的诊断式统治下，某些带有缺陷标签的人可能会接受改造以符合纳粹的标准，并不会直接被处决。举例说，纯血统的犹太人会被认定为没有存在价值，但某些混有斯拉夫血统的人则会接受日耳曼化改造，又或者缺乏工作意愿的人会被教着参与工作。类似地，对于阿斯伯格来说，那些自闭症表现"理想"的孩子能够通过教育融入"社会统一群体"，甚至还因为身赋"独特的能力"而获得认可。[16]

第三帝国为建立同一民族共同体所做的努力意味着增加人口，提高帝国标准下理想人口的数量，将他们团结起来，同时剔除掉另一部分人。洁净国民就成了一场大屠杀，这个历史上规模最大人种灭绝夺去了超过 600 万犹太人的生命，此外还有许多有计划的灭绝行动。超过 20 万被视为身患残障的人被帝国处死，22 万名"吉卜赛人"（罗姆人和辛提人）、大量东欧和苏联人口遇难，其中包括 330 万名苏联战俘。

纳粹官员根据人种优生学所谓的"科学原理"来划定灭绝对象，他们将灭绝原因归于对象在遗传和生理上的劣等性。帝国以生物学方法来界定国民的从属或非从属，历史学家因此将第三帝国称为"种族国家"。[17] 自然，种族之别是纳粹政权的组织原则，然而这一术语还说明了实际情况并不如纳粹的种族标签和种族计划那样界限分明。

在实际情况下，驱除不理想人口是一个充斥着实验和失误的过程。标签定义灵活可变，政策决定反复无常，随时间、地点、参与者不同而变化。哪怕是犹太血统这一看似清晰的类别，在 1935 年的《纽伦堡法令》中也有十分复杂费解的界定标准，之后还就混血犹太人（Mischlinge），或半犹太人的处置方式引发诸多讨论。官员们对生理上的劣等人的数量都不甚明了，估计人数从 100 万到 1300 万不等，多达每 5 个德国人中就有 1 个劣等人。[18] 对所谓"不健康的雅利安人"

的认定和迫害同样混乱不清：所谓的"反社会的人"和"缺乏工作意愿的人"（例如罪犯、无业者、流浪汉、酗酒者、妓女）、男同性恋、政见反对者（尤其是共产主义者和社会主义者）、宗教异见人士（比如说耶和华见证人）。决定这些人是要抓捕、驱逐还是处决的权力可能落在某个个人或机构手中，决策者根据个人意向做出个人化的鉴别。

本书提出了一个审视第三帝国的新视角，即将其视为一个施行诊断式统治的政权。这个政权沉迷于将人口分门别类，按照种族、政治倾向、宗教信仰、性取向、犯罪过往、遗传血统和生理缺陷等标签归类。之后这些标签就成为各人迫害和肃清的基础。所以，尽管人们通常是从其造成的暴力恶果来看待国家社会主义，但这一因果链条揭示了，纳粹的暴力恶果来源于最初的诊断行为。纳粹优生学被用以重新定义和归类人类的状态。缺陷分类的数量不断增长，随之驱使国家陷入迫害和残杀之中。[19]

在第三帝国，人的心智要接受周详的审查。今天，至少有30个仍在使用的神经学、精神病学诊断是由纳粹时代的医生根据自己名字来命名的。[20]心智健康取决于基因遗传、健康状况、家庭地位、阶级、性别等多种因素，于是心智便成了纳粹优生学的关键点。相较于其他任何专业领域，神经精神病学家在实施社会医疗净化、施行强制绝育、进行人体试验、处决所谓障碍人士时所起的作用无人可及。[21]

纳粹精神病学对儿童采取了一种整全累加式的观察方法和诊断方式。精神病学家需通盘了解儿童的行为和个性，对他的性格特点进行完全的检视，而非仅针对零散片段的症状表现。这就意味着审视青少年行为中更微妙的变化，关注他们表现中更细小的偏差，这么做也就拓展了新诊断的覆盖范围。

那么究竟诊断的是什么呢？对阿斯伯格等人而言，适宜的种族血统和生理机能是参与民族共同体，即所谓 Volksgemeinschaft 的必要条件。当然，共同体精神也是必要的。一个人必须相信集体，并与集体保持一致。德意志**民族**，即 German Volk 的生命力取决于个体对民族的感受力。对社会凝聚力的推崇突显了纳粹主义内核中法西斯主义的重要性。[22]

信奉民族共同体逐渐成为第三帝国的首要之事，对集体的情感随之融入纳粹优生学的范畴中。个人的社会性也就演化为和种族、政治、宗教、性别、犯罪经历、生理特征同样又一遭受迫害的类别。阿斯伯格和其他资深同行提出"情感力"（Gemüt）*这一术语来表述这个概念。在 18 世纪，Gemüt 原指"灵魂"，但在纳粹儿童精神病学领域中，该词意指形而上学概念上的社会联结能力。情感力对个人与集体建立联系而言至关重要，是法西斯感受中的要件。因此，纳粹精神病学家开始对那些被判断为情感力不足（poor Gemüt），无法与外界建立强固社会纽带，无法符合集体主义期待的儿童进行病理诊断。早在 1944 年阿斯伯格提出自闭性精神病态的描述之前，精神病学家已提出数个与"自闭症"类似的诊断名词，例如"情感力缺乏"（gemütsarm），而阿斯伯格本人也将自闭性精神病态视作一种情感力缺陷（a defect of Gemüt）。

阿斯伯格工作历程显示，对新的缺陷类别的定义方式具有个人化和可变性等特征，而这种定义方式是因着第三帝国所施行的诊断式统治，在这样的诊断式统治之下做出的。当我们审视纳粹政权时，诊断

---

* 在此，Gemüt 一词可理解为人自内心而发的，对社会联结的觉察，对集体、民族共同体的感知能力。译者将该词译为"情感力"，以突出这一术语在纳粹精神病学中的特殊意涵。

式统治的范式引导我们拓宽狭窄的视角，不再仅仅关注屠杀灭绝的一面，转而关注纳粹政权追求极致完美的一面。在其统治核心，第三帝国关注的是对人的持续评估和重塑。除种族理想和生理理想之外，纳粹主义同样关注人的思想和感受，强制性地将精神和情感规范化，从而实现模范人格。

尽管同时代其他地区的医学和精神病学发展也体现了类似特征，但第三帝国的诊断式统治是在死亡的阴影之下运作，它将死亡视作一个可行的治疗方案。诊断分类急速增加，激化为抹杀那些被认定为与**民族**不合宜的人，即所谓"不值得活的生命"。谋杀被称作安乐死，但这个称呼并不准确。计划中绝大部分遇害者都身体健康，既未身患绝症也未身体受损。他们被视为有障碍的人。当中许多儿童是因行为问题和社会问题而成为计划执行对象，阿斯伯格及其同行移交青少年到维也纳斯皮格朗地尤其如此。在纳粹精神病学领域中，儿童需要表现出顺从、"可教育性""可工作能力"才可算作具有社会能力（community competence，德语为 Gemeinschaftsfähigkeit）。家庭和出身也有影响：若父母未婚且父亲缺席，或者拥有其他兄弟姐妹而母亲被质疑不具备照料能力的情况下，这个孩子将更可能面临死亡的判决。换言之，儿童安乐死计划是用医学方法处理个体的社会归属问题，将社会问题的关注点视作优生学的评判标准。

谋杀儿童是帝国第一个系统化的集体屠杀行动，介于从对"血统劣等者"执行强制绝育等种族洁净措施，向大规模屠杀行为转变的过渡期。执行儿童安乐死与后来其他形式的纳粹种族灭绝行为不同，是帝国卫生保健体系中一个具备合法性和持续性的特色。例如，成人安乐死行动，包括 1941 年以前的 T4 计划（因该行动的总部地址柏林蒂尔加滕街4号*而得名）及之后一些非正式的灭绝行动，都是更加无差别的屠杀，夺去了超过20万人的生命。与之相反，儿童安乐死却涉及长时间的观察监视和对个案的熟思审议。该计划所涉范围较小，遇害儿童数在5000至10000名之间；其中有789名死于帝国第二大儿童谋杀地——斯皮格朗地。

儿童安乐死计划揭示了帝国灭绝行动中的一个私密的维度。医生会亲自为他们判处死刑的孩子检查身体，护士则会亲自给他们要杀害的孩子喂食，还给孩子们更换床单。他们知道孩子们的姓名、声音、长相、个性。谋杀地点常常就在孩子自己的床上。死亡过程漫长、痛苦，孩子会被禁食或注射过量巴比妥类药物**直至他们病倒死去，通常是死于肺炎。纳粹灭绝行动通常是作为彼此独立的故事来讲述，一面是纳粹分子屠杀的过程，相对的另一面是受害者遭受的痛苦。但儿童安乐死事件并非平行的经历，而是二者的相互作用，影响了整个屠杀行动的发生，并使之加剧恶化。

在一个罪恶的国度中，普通人与同谋共犯之间可以在何处划出分界线，假若这样的界线存在的话？不管人们处于边缘地带或起了重要作用，有意识或无意识，他们都参与了这些有计划的屠杀。阿斯伯格不是这个政权的狂热支持者，也不是反对者。他正是浑然不觉间陷入共谋关系的一个代表，民众中恍惚困惑的大多数中的一员，他们各人或服从，或认可，或畏惧，或自我规范，或自我轻视，或自我限制，或使自己甘心顺从纳粹统治。鉴于上述差异，更加异乎寻常的便是这数百万人出于不同的缘由，在不同的情境下做出的行动彼此叠加，共

---

* 德国柏林的一幢别墅，今已不存在。

** 巴比妥酸盐，用以催眠、镇定。

同实现了一个如此荒谬畸形的政权。

我们很难把纳粹国中杀戮的一面和非杀戮的一面区分开来。帝国37个执行儿童安乐死的医疗机构中发生的共同犯罪牵涉的不仅仅只有医疗人员。行政职员、维修工人、厨师、清洁工都合力使这些杀人机构的运作成为可能，会计人员、保险公司承保人、制药商、市政官员为这些机构提供便利，卡车司机、铁路工人、地方摊贩、食品销售商维持机构的存续。这些人都与各自的家人、友邻讨论过诊室中发生的事情。而医疗机构中受看护儿童的父母可能也对安乐死计划有所知情，他们中有些将自己的孩子从杀人诊室中救出来，有些则将自己的孩子送进去。

不管是儿童或成人安乐死行动都发生在帝国境内，因此许多普通民众都知晓身边正在发生之事。人们可能在日常生活中闻到从杀人设施的火葬场飘来骨灰的恶臭。成千上万的人都明白亲人好友的死亡情况可疑——健康的人进入机构几周后便因所谓的自然原因死去。

安乐死计划在公众中广为人知，这也引来公众的强烈抗议——尤其是明斯特主教冯·加伦（Bishop von Galen of Münster）带领的抗议[*]——甚至让希特勒于 1941 年 8 月正式叫停成人安乐死的 T4 计划。[24] T4 行动是纳粹统治期间唯一受到帝国公民广泛抗议的大屠杀计划。尽管他们的抗议富有勇气，但公众对计划的异议仍然暗含了令人不安的讯息。毕竟人们反对的是谋杀帝国的成员，而不是抗议灭绝那些被排除在民族共同体之外的人。此外，希特勒正式终止T4 计划说明，若公众能对其他纳粹计划提出抗议可能也会产生某些

---

[*]　1941 年 8 月 3 日，克莱门斯·冯·加伦主教（1878—1946）于明斯特大教堂前公开抗议安乐死计划。之后许多反纳粹组织成立。希特勒迫于压力于当月 23 日搁置了 T4 计划。

效果，但针对所谓身障成人的灭绝行动则变得分散，仍在更大的遮蔽之下持续发生，夺去数十万条生命。

其他有计划的杀戮行动遍及帝国各处。关押非理想人口的纳粹营遍布德占欧洲，总计超过 4.2 万个。其中有 980 个集中营，1150 个犹太隔坨区，500 个囚犯妓院，1000 个战俘营，3 万个劳动营。此外还有数千个不知名的拘留和运输中心。[25] 计算一下，其结果令人心惊：假使这 4.2 万个纳粹营分别有 100 个人参与运作和维持（只是最低的估计值），那就有超过 400 万人牵涉其中。本书要展现的正是这凶残嗜杀的思想和行为悄然蔓延至医学界和社会中的过程。追随阿斯伯格及其同行的工作，每一小步一小步地走向层层叠加，揭示历史发生的过程。

阿斯伯格如第三帝国其他人一样，随机地做出各样决策：他能够坚定地维护他认为可以融入民族共同体的青少年，即使他把另一极表现的儿童送进斯皮格朗地。将帮扶和伤害行为关联起来，使我们更容易理解普通大众身上这貌似矛盾的身份和意图，也确证了诊断有权力决定纳粹帝国中的个人命运。

本书追本溯源，讨论第三帝国所持价值和其统治期内发生的事件是如何塑造阿斯伯格对自闭性精神病态的定义，将阿斯伯格个人思想行为和他所处的更广阔的世界连接起来，考察这一诊断的产生脉络。将阿斯伯格从缠绕在他身边的事件旋涡中单拣出来，是为揭示纳粹精神病学的起源，也为探明儿童安乐死计划中纳粹大规模灭绝行为的缘由。揭开这段历史将搅乱自闭症必然性和神秘性的光环，动摇我们对这一病症的固化想象——这个疾病诊断与其他不同，并非一经提出就完全成形，而是在精神病学界、国家、社会的价值判断中和相互作用下，一步一步演化产生。

　　理解这些关联可以更清晰地阐明自闭症的概念，帮助我们反思自闭症在 21 世纪的各种文化衍生。

第一章　走近研究者

汉斯·阿斯伯格认为自己拥有深入儿童内心的独特洞察力，同时还拥有一份塑造儿童性格的使命感。他试图定义他所说的青少年"内心最深处的本质"。[1] 他的女儿说，阿斯伯格常常自比林克乌斯——约翰·沃尔夫冈·冯·歌德创作的《浮士德》中的守塔人。守塔人林克乌斯俯瞰着眼前的一切，在深夜独自歌唱：

> 为观照而产生，
>
> 为守望而受命，
>
> 我向塔楼委身，
>
> 世界使我欣幸。[*]

---

[*]　（德）约翰·沃尔夫冈·冯·歌德：《浮士德》（第二部），第五幕深夜，郭沫若译，北京：人民文学出版社，1978.

如守塔人林克乌斯一般，阿斯伯格也在维也纳大学儿童医院的疗愈教育诊室里端详着这个世界。阿斯伯格出了名地喜欢引经据典，频繁引用德国文学、希腊语和拉丁语经典，还有他自创的格言。他的说话风格谨慎而正式，往往以第三人称的方式，用姓名指代自己。[2]他拥有林克乌斯的智慧，笃定而富有洞见，能够看穿他周遭的"宇宙"。

1906年2月18日，阿斯伯格出生于哈布斯堡帝国的中心。他的出生地是豪斯布伦的一个以农业为主的村庄，位于维也纳五十英里之外，坐落在摩拉瓦河附近的小型河谷。这条摩拉瓦河是多瑙河的支流，后来奥地利东线国土以其为界。阿斯伯格是家中三个孩子里最年长的一个，二弟出生后便夭亡，三弟卡尔比他小四岁，在二战中死于苏联。

据阿斯伯格说，孩提时的他是在"来自母亲的疼爱，甚至是自我牺牲，和父亲的极度严格"中成长起来的。他的父亲——约翰·阿斯伯格——出生于一个祖上几代都是农民的家庭，曾去维也纳接受职业训练成为一位簿记员，因无法继续接受教育而感到懊丧。阿斯伯格感觉到，父亲要求他成绩优异、表现完美是想在他身上实现自己破灭了的梦想。尽管阿斯伯格没有辜负父亲的过高期望，但他后来也表示反对严苛的家教方式。"我和我的孩子们的关系，以及和我任何一位病人的关系都不曾如此。"阿斯伯格之后反思时如此说道。[3]

与他的父亲不同，阿斯伯格以一种更浪漫的方式看待人生，他少时称自己为"狂热读者"，在语言、文学、古典学、历史和艺术等方面有特殊天赋。成年后，据他自己说家里的书房中收藏了一万册图书。长期以来如饥似渴地阅读使阿斯伯格"逐渐精神成熟"。久而久之，语言"发散着自身的意义，或许也可以说，语言降临到某人身上，或者说它占有了某人，抑或说某人占有了它"。[4]

德国青年运动使阿斯伯格摆脱了家庭和学校生活的苦闷压抑，使他体会到男生团体在户外漫游活动中的同志情谊，这也对他产生了一定的精神影响。阿斯伯格很享受和新地社（Bund Neuland）*的云游学者（Wandering Scholars）**成员一起，参加远足和爬山等活动，该社团是由政治保守的天主教青年团体形成的组织，阿斯伯格自始至终都很支持这个社团。热切的团体情谊形成了后来他对童年和社会纽带的观点。后来他回忆道："德国青年运动的精神塑造了我，那是德国精神最崇高的兴旺期之一。"1959年，阿斯伯格还赞扬希特勒青年团，认为他们"富有成效，影响重大"。[5]

阿斯伯格终其一生都保持着对户外远足的喜爱：有短途，有长途，或攀登马特洪峰，或做童子军的向导，在旅途中还常常将他的想法记录在短笺上。他甚至在爬山途中邂逅了他的妻子汉娜·卡尔蒙（Hanna Kalmon），后来他们育有五个子女。[6]

然而，据说阿斯伯格到了室内就变成一个社交困难、冷漠而疏离的人。今天，大家讨论阿斯伯格是否患有阿斯伯格综合征，即他是否具有这一以他的姓名命名的综合征的症状表现。我们会发现，以阿斯伯格在1944年定义自闭症的标准来评估一个人是否患有自闭症，这其实是存在问题的，更何况是给阿斯伯格这样一个历史上的人下诊断。即便真要这么做，考虑到阿斯伯格的诊断评判之严厉，他似乎也不太可能会用自己的诊断来定义自己。不过阿斯伯格的确表示说他至少表

---

* bund，德语，意思是社团、联盟。neuland，德语，意思是新地区、尚未被涉足的地区。该社团由 Karl Rudolf 和 Michael Pfliegler 创立于1919年，社团宗旨之一是反对世俗化，对奥地利教仪运动（Liturgische Bewegung）产生影响。

** "云游学者"是隶属新地社的一个小组，德语名为 Fahrende Scholaren。该小组有鲜明的民族主义和右翼倾向。

现出其中一个特点，他坚称科学领域的成功需要"一点儿自闭症"。[7]

阿斯伯格声称自己年轻的时候即感受到了科学使命的呼召。他曾用第三人称描述了一段他在学校里解剖老鼠肝脏时的经历：

> 表面上有个白色的小小突起。学生切开它，出乎意料地看见一只两厘米长、蠕虫似的寄生虫在缓缓爬行。但令学生——即本人——着迷的是……生命是如何在另一个生命中生存的，它们是如何在相互间如此亲密的关系下共生。要是其中一方没有开启这段关系呢？……那时一切就很清晰了，即你必须追求科学研究，且一直追求下去。一个还在文理中学（Gymnasium）*念二年级的人就知道他未来将要学习医学，这在那时并不寻常。[8]

于是在 1925 年，19 岁的阿斯伯格胸怀远大志向，离开了豪斯布伦小镇，前往维也纳大学进修医学。那是一个高高瘦瘦的年轻人，长着张有棱有角的脸，戴着一副金丝边眼镜，一头浅色卷发梳向头顶，两侧的头发削得很短。居住在维也纳的阿斯伯格将会面临一个正在发生巨变的大都市，同时他也会深受其影响。奥地利在一战战败以后，这座城市成了一口大乱锅，充斥着社会巨变、政治冲突、经济灾难。阿斯伯格对儿童发展的研究正是在这样动荡的环境下成型，他的故事开始于维也纳的转变。

在 20 世纪之初，维也纳已经是欧洲的文化之都了——这里是现

---

* 文理中学相当于大学预科。

代主义的发源地，咖啡馆、沙龙和学校带动了艺术、社会和科学的发展，这使它与众不同。而讽刺的是，维也纳的巨大成就却来源于深深的文化悲观主义，代表人物如西格蒙德·弗洛伊德、古斯塔夫·克里姆特、埃贡·席勒和阿图尔·施尼茨勒等，他们都对道德腐坏、工业主义的破坏性后果、国家崩塌所引起的广泛忧虑做出了各自的回应。[9]

之后，这些忧虑在两战之间的维也纳全部应验。这座城市确实坠入了经济、政治和社会的毁灭之中。在第一次世界大战期间，维也纳深受重创，尽管城市并未面临直接的军事威胁，但人民遭遇了大规模的饥荒、因粮食而起的暴动、四处弥漫的不安和动荡。当战争结束，来自哈布斯堡帝国上下成千上万的避难者和退役士兵拥进维也纳，许多人受了伤、生了病，且营养不良。人口大量涌入进一步加剧了本已非常严重的食物匮乏和住房短缺。城中疾病肆虐，肺结核和西班牙流感传播尤为严重。

奥地利政府摇摇欲坠，能力欠缺，无法应对危机。1918 年 11 月 11 日，哈布斯堡王朝解体之后，国民议会宣布奥地利成为民主共和国。这个新国家面临着各种艰巨的挑战，甚至国家本身能否存活下来，都还是个未知数。战争结束，奥地利人口锐减至帝国原有规模的 1/8，仅限于德语地区的 650 万人口，且被禁止与德国合并。[10]

不仅如此，占有奥地利 1/3 人口的维也纳，表现出左派和世界主义倾向，与国内其他的乡村和保守地区相脱节。1919 年 5 月第一次市政选举，社会民主党赢得了选民绝大多数选票，以压倒性的胜利执掌市政府——在欧洲拥有百万以上人口规模的城市中，唯有维也纳选出了一个社会主义政府，这座城市因此获得了一个绰号"红色维也纳"。社会民主党所信奉的奥地利马克思主义是民主式的，试图通过稳定政府管理而不是暴力革命来建立社会主义制度，重塑民众。然而，奥地利进步的首都和保守的乡村走上了相反的政治道路。两方都不愿意被另一方干涉，维也纳分裂成一个独立的联邦州。*这使得社会主义市政府有权在国家之内，像治理国家一样管理这座城市。

尽管社会民主党拥有的坚定支持者占了人口的绝对优势，并以建立民主社会为他们的既定目标，红色维也纳市内骚乱仍日益增加。经济陷入危局，恶性通货膨胀发生，吞噬掉了个人储蓄，许多人陷入贫穷的境地。奥地利克朗（krone）**兑美元的汇率从 1919 年的 6 克朗兑 1 美元，暴跌至 1922 年的 8.3 万克朗兑 1 美元。德国的情况更为严峻，德国马克兑美元的汇率从 1919 年 8.2 马克兑 1 美元，跌至 1923 年 4.2 万亿马克兑 1 美元。与此同时，政治局势也陷入混乱。在社会民主党与基督教社会党不停歇的冲突之外，还出现了名为"黑色维也纳"的势力，他们怒气冲冲，意图摧毁共和国。他们代表着一群恶毒的反动且专制的教权主义者，其拥护者反对民主，反对社会主义，还是反犹主义者。[11]政治反对党们建立准军事组织，吸纳怨愤不满的战争老兵，储备武器装备。维也纳街头的抗议、示威、冲突变得血腥残忍。

在为共和国的政治生命担忧的同时，维也纳的市民还需为自己的身体健康而担忧。饱受战争摧残的、虚弱的民众似乎无法抵御国家的危机和分裂——形容枯槁的妇女排着长队领取救济粮，身患佝偻的孩童在街上流浪。建立一个健康有活力的国家需要拥有一个同样健康有活力的市民群体。

---

* 维也纳于 1919 年升为州，维也纳市长与州长同级。
** 克朗（krone）是奥地利共和国在 1919 年至 1925 年期间使用的货币。直到 1925 年克朗被先令替代。

为了给社会主义新社会培养健康的市民，维也纳市政府试行了广泛而大胆的公共福利体系。[12] 维也纳公共福利办公室的市政会要员朱利叶斯·坦德勒（Julius Tandler）谈及"新兴人民"，在他看来，卫生整洁的社会环境有助于提高人民的体质，因此国家可通过改善国民健康状况、加强对其照顾和关怀，来提升国家实力。

"维也纳体系"被誉为欧美最为进步的福利制度之一。坦德勒在世界范围内获得推崇，到各地巡游宣传维也纳福利体系的理论和实践经验。所以，尽管维也纳的民主在一个最坏的境况下到来，但城市的福利制度——面对着种种艰难险阻——广受赞誉。

维也纳的福利措施采纳了优生学理论，这在当时被视为人口管理的一个科学方法，在许多国家都颇受欢迎。优生学得到各个不同政治派别的支持，从左翼人士到保守人士，到教权主义者，再到女权主义者。坦德勒本人即是一个社会主义者和犹太人。优生学认为，通过理性的规划和设计，可以彻底解决现代社会的混乱失序——并为欧洲和美国社会刚刚起步的福利体系提供基础。这些举措有些基于"积极的"优生学，也有些基于"消极的"优生学。前者意味着促进不同层次人口中理想人口的健康和生育，而后者意味着减少非理想人口的数量，可通过阻止生育、剥夺社会服务，以及其他更极端的手段来实现。这两种优生学倾向在 20 世纪 20 年代的维也纳并存。

基于积极的优生学，维也纳市政领导人致力于从多种不同方面提高人口数。政府出面改善公民卫生和物质条件，例如向那些居住环境脏乱拥挤的工人阶级提供舒适健康的公共住房。维也纳在 1923 年至 1934 年间建造了超过 380 幢公寓楼，可接纳 22 万人，相当于维也纳人口数的 1/10。大量市内居住区提供现代排水系统、整洁的厨房、充足的采光和绿地庭院。租金约占一个工人阶层收入的4%。与此同时，市政府在幼儿园、学校中设立健康诊所，提供免费的医疗检查，遏制疾病蔓延。因肺结核、佝偻病尤为普遍，政府官员为儿童新设运动场、公共运动设施、超过20个室外公共泳池和乡下夏令营地，使他们获得充足阳光和新鲜空气。为了教育儿童，使他们免于街头游荡，政府官员增设了日间托管和课外学习项目，将城市幼儿园数量增加一倍以上，总计有55所。维也纳市政府的抱负令人惊叹。尽管措施实施比乌托邦式的目标更复杂，但市政府确实实现了部分目标。

然而，实践过程中也伴随着暗流涌动。通常认为，奥地利优生学与欧洲其他地区很多优生学运动相比更为积极，其中一个重要原因是选民中的天主教信徒反对采取强制绝育等措施。而红色维也纳也被认为与20世纪30年代中期奥地利法西斯主义，以及最终第三帝国采取的独裁手段绝缘。但是，这几个不同体制的领导者有许多相同的社会目标，他们各自的优生学模式之中存在着某种连续性。[13]

举例来说，朱利叶斯·坦德勒曾设想针对"劣等人"施行强制绝育，他所谓的"劣等人"包括遗传性疾病患者、生理和精神障碍人士，以及某些罪犯。坦德勒也曾谈及"灭绝""不值得活的生命"，视之为可供考虑的手段，他在这里使用了第三帝国杀害所谓"没有价值的"成人和儿童时的措辞。[14]换言之，早在纳粹当政前，灭绝主义观点就已经在市政领导者当中流传。

20世纪20年代，优生学式福利措施的普遍推行，将社会焦虑看作医学问题来解决。维也纳——这个在异常农业化的国家中异常的大都市——暴露出现代社会在民众心目中最令人恐惧之处。福利事业试图通过管理公民的家庭、身体和行为来弥补城市化的弊端——民众贫穷、住房拥挤、街面脏乱、治安失序。[15]公共措施将工人阶级视作有待治愈的病状。维也纳州政府依据中产阶级的标准制定并强制推行新的生活规范。州政府也就越来越多地介入了公民的私人生活。

州政府官员在儿童监管和养育过程中的参与度比以往更高，可以说，红色维也纳最激进、最体现优生学理念的作为就是社会工作了。福利政策的涉及领域从为青少年提供生理和物质支持延伸至抚育和性格培养。政府迅速建立起诊所、特殊教育学校、少年教养所、儿童收容所等福利网络以管理儿童抚养工作，阿斯伯格的工作方式正是产生在这些影响深远的社会理想下。当然，并非所有人都认可这样的措施和理念，但大多数政府官员、教育工作者、内科医生、精神分析学家、精神病学家皆认同：现代化的福利体系将涉及多个面向并带有干预倾向。

第一次世界大战以前的社会工作较零散。天主教会背景的组织以及私人的慈善机构提供贫困救济，主要针对改善人们的生活条件，而政府机构和法院则将社会的潜在问题儿童送进监狱和收容所。后来的福利工作不再局限于反措施和惩戒性手段，转为预防性关怀。[16]一支经过特殊训练、拥有资格认证的社会工作者队伍随之出现，福利工作在一个缜密的体系之下为儿童的生活提供全面支持，没有人会在这个体系中被遗漏。

从孩子诞生的第一天起，政府便开始介入整个生育和抚养过程。孩子一出生，社工就会造访孩子的家庭，给予喂养和照拂的建议，同时检查家庭居住条件。常常有一些婴儿出生时较为不幸，家人用报纸充当婴儿的襁褓，于是社工会给所有新晋妈妈送去一整套干净的婴儿用品和尿布。母亲们可以得到生育津贴，在家中或诊所里获得持续的抚养建议和医疗检查。

社工会跟踪了解家庭关系，非婚生或母亲因工作而不在家的幼儿会成为重点关注对象。某个地区的社工若听闻哪个家庭可能存在忽视儿童的现象，或从青少年办公室的学校报告中得知问题儿童的存在，市政官员就会多次家访和视察。政府拥有越来越大的权力，可以判断儿童及其家庭是否正常，如果他们认定家庭存在过失，儿童或被带离原生家庭，或接受寄养服务，或移送儿童收容所，抑或被监禁起来。社会工作体系的范围不断扩张，影响力也不断增大。

34 岁的埃尔温·拉扎尔（Erwin Lazar）是维也纳大学儿童医院一位秉持理想主义的儿科医生，他对政府社会工作程序的轻率表示担忧。他感到市政官员和青少年犯罪法庭的法官决定儿童命运时过于武断，未及完全了解他们的性格便做出处理建议。拉扎尔希望市政机构在将青少年移送收容所或关押之前先咨询儿童发展专家的意见。他的目的是让专业人士介入维也纳庞杂的官僚体制，为儿童福利工作的决策制定提供科学依据。拉扎尔试图在维也纳大学儿童医院建立一个提供这样专家意见的诊室——也就是未来阿斯伯格接手的诊室。

拉扎尔是大胆的。他力图在儿童发展领域中建立一个新的领域：Heilpädagogik，即疗愈教育（curative education）。拉扎尔提出，疗愈教育整合了多个学科，创造了一个"新领域，该领域的建立代表一个长期以来努力的目标，即将教学法、心理学、科学医学*等量'结合'"。[17]这个方法通盘考量儿童健康、心理、家庭环境，给出全面评估。尽管拉扎尔将他的工作方法称为疗愈教育，但这个方法区别于同名

---

* 科学医学（scientific medicine），即现代医学，是对 19 世纪以来医学形式的称呼，基于科学观察手段探究人体及人体治疗。

的康复教育（Heilpädagogik）*，一种在德国、瑞士、奥地利等地既有的特殊教育教学法，该方法产生时间可追溯到 19 世纪中叶。[18] 拉扎尔的团队成员、内科医生格奥尔格·弗兰克尔（Georg Frankl）对这一由特奥多尔·黑勒（Theodor Heller）领导的康复教育传统不屑一顾。弗兰克尔声称："康复教育作为科学不过是个概念和称呼。"[19] 拉扎尔想将这一方法脱离特殊教育领域，使其更接近医学上的、全人的精神病学。

拉扎尔设想中的 Heilpädagogik 有些难以翻译，有若干个备选译名：正位教学法、治疗教学法、矫正教育、特殊教育，等等。对于拉扎尔，以及后来的阿斯伯格及其同事而言，"疗愈教育"或许是最合适的译名，最能够完整传达他们的设想。"curative"一词对应前缀 Heil，严格来说，即疗愈（healing）。该方法比上述命名更偏向生物学，而"healing"一词还带有与精神相关的寓意，这就使它与美国的心理卫生学（mental hygiene）、儿童指导运动（child guidance movements）**区别开来。确实，阿斯伯格的同事们将他们的使命视为"对灵魂的关怀"。[20]

为了实现建立疗愈教育这一梦想，拉扎尔向有远见卓识的克莱门斯·冯·皮尔凯（Clemens Von Pirquet）寻求支持。皮尔凯在免疫学领域的成就在国际上广受赞誉，在 1911 年至 1929 年间领导维也纳大学儿童医院，使其成为世界上水平领先的儿科医学机构。一位医院同事说皮尔凯的例行巡视"像一场演出般富有魅力"，常常吸引来众多

---

* 本书将同名教育教学法译为"康复教育"，以示与拉扎尔-阿斯伯格一系的"疗愈教育"的区别，康复教育和疗愈教育德文均为 Heilpädagogik。

** 儿童指导运动兴起于 20 世纪上半叶的美国，最开始是鉴别儿童问题以防范青少年犯罪、精神疾病，之后为有轻微行为、情感问题的孩子提供治疗、指导。

外国访客，以至医院甚至考虑是否要引进多语种向导。[21] 皮尔凯同时还是社会事务领导者。第一次世界大战后，维也纳儿童饱受饥饿、营养不良之苦，皮尔凯在美国救济署（American Relief Administration）*的支持下，领导了奥地利史无前例的食物补助计划，该计划每天提供40万人份的伙食。当时很多人甚至设想皮尔凯将成为奥地利总统。[22] 皮尔凯富有冒险精神，对国际合作，对妇女、犹太人地位提高都抱持开放态度。他乐于实验新事物，例如他将他的医院天顶改造成"室外科"（Open Air Department），供孩子们在雨雪、阳光等自然环境中嬉戏玩耍、增强体力。因此，当拉扎尔于1911年找到皮尔凯，向他提出成立疗愈教育诊室这一不同寻常的想法时，皮尔凯欣然同意。[23]

疗愈教育不偏不倚地迎合了维也纳社会工作措施跨学科的需要，而后成为社会工作的核心。拉扎尔的病室发展为维也纳三大诊疗室之一，另外两个分别是维也纳市政青少年办公室心理辅导（Psychological Service of Vienna's Municipal Youth Office）和维也纳市政教育部门教学服务（Pedagogical Service of Vienna's Municipal Education Authority）。学校、福利机构、法庭会将问题儿童送到拉扎尔的诊室，而诊室成员将会对这些青少年人出具治疗、收容、拘留等处理建议。尽管疗愈教育诊室隶属大学的儿童医院，拉扎尔会从帝国教育部（Imperial Ministry of Education）分管小学的部门获得政府拨款，支持诊室运作。诊室也会在学校报纸上登载广告宣传他们提供的服务。这是一个野心勃勃的创造性概念：要在政府机构当中建立一个网络，让医疗专家在其核心发挥作用。[24]

---

* 美国救济署成立于1919年，是第一次世界大战后美国成立的慈善机构，向欧洲国家的居民，尤其是儿童和老人提供援助。机构领导者是之后的美国总统赫伯特·克拉克·胡佛。

拉扎尔为使疗愈教育融入政府组织而不辞辛苦地工作。他的诊室会给社工、教师、内科医生们开设课程。诊室还成为维也纳福利体系的模范，市政府在其他儿童收容所中加入"疗愈教育病室"（Curative Education Ward），向有待安置的儿童提供临时的住宿、观察、诊断。[25] 拉扎尔受聘于多个市政办公室，他重组了儿童收容所，为未成年人犯罪相关法律拟稿，1918 年至 1925 年间在新立的公共卫生部（Ministry of Public Health）下属的卫生办公室（Health Office）做顾问。他还推动终止了当时在政府少儿机构中普遍存在的体罚现象。[26]

疗愈教育与福利工作的主要目的正相吻合——力求让儿童适应社会。方法虽有不同，但大都力图提高儿童的"社会能力"（Gemeinschaftsfähigkeit）。这意味着提前预防无能和犯罪，保证儿童未来能过上既有经济生产能力又遵纪守法的生活，也意味着要逐渐培养儿童的集体责任感、社会规范意识、诚信正直意识，这是个涉及情感、教育、行为等范畴的事业。

拉扎尔对"缺乏社会性的"违法青少年尤为感兴趣。他认为，区分他所谓的内源性成因和外源性成因很重要，把内因（生理或精神）和外因（疾病、环境）导致社会性缺乏的儿童区别开来。若遇到内因性案例，拉扎尔夸耀他的疗愈教育诊室"最早尝试"辨别"违矩者与犯罪者的精神障碍和生理缺陷"。[27] 例如，拉扎尔极为看重生理学角度的细节，会"立刻"检查孩子的生殖器官，将睾丸未下降的男孩送去接受手术治疗。[28]

据诊室成员、内科医生约瑟夫·费尔德纳（Josef Feldner）所说，拉扎尔拥有在一瞬间"看人"的神秘能力，能够看到人的全部，了解"他们从始至今的生命弧线"。费尔德纳说，拉扎尔在诊室中"以令人讶异的肯定姿态","在人力所能及的范围内"为"尽可能多的儿童"作出判断，二十年来总计有数千名儿童之多。然而，福利机构和青少年司法系统的部分职员仍然对拉扎尔"仓促诊断"的准确性感到担忧，他的诊断过早预判儿童的"本质、潜在行为和未来"。[29] 疗愈教育诊室在拉扎尔的管理期间，接受评估的儿童有 1/3 被诊断为"社会性缺乏"，1/5 患有"学习和成就障碍"，约 30% 的人表现出"纪律性紊乱"。依照拉扎尔所谓的理想标准，他的判断可能显得挑剔刻薄。用与他共事者的话来说，在诊断时"他不带感情"，会断言接受评估的孩子"道德"有损、"堕落"，甚至"无用"。[30]

拉扎尔管理下的疗愈教育诊室兼具了自由和独裁元素。他谋求改善对儿童的护理水平，然而正是在这个过程中不知不觉导致体制膨胀，最终控制、谴责那些"缺乏社会性"的儿童。

拉扎尔所用术语顺应了两战期间儿童发展学科的潮流，将儿童的社会性评价和医疗判断合二为一。优生学为社会组织提供了生物学视角，借由心理筛选测验到绝育手段等不同形式，渗透进维也纳的福利实践。[31] 社工越发频繁地就工作案例中的儿童，征询他们认为的专业人士意见，专家也逐渐将儿童行为偏差当作疾病症状处理。含义不清的术语助长了模糊社会问题和医学问题的界线。诸如"忽视""危害""反社会""学习困难"等标签描述的问题多种多样。这个孩子有可能是得病了，行为不端，未得良好教养，认知能力受损，或仅仅只是水平较差。"社会能力欠缺"变成一个社会医学问题。而这些标签产生的实际后果也非常严重。社工在他们报告的标题、表格中使用这些标签，使它们正式地成为孩子们的病史和诊断。[32]

而这样的断言会跟随这些孩子经历诊所和儿童相关机构一轮又一

轮的专家测试和评估。最严重的后果就是孩子将被带离他或她的原生家庭，这在之后越来越常见。到 1936 年，每天平均有 21 名儿童离开原生家庭，进入维也纳儿童收容办公室（Child Intake Office，德语为 Kinderübernahmestelle，缩写作 KÜST）的儿童寄养服务所。[33] 依据评估结果，青少年可能会被寄养，或在维也纳众多儿童收容所、矫正学校或拘留所接受管教。尽管很多儿童发展事业工作者的出发点是好的，但儿童在政府的收容所中往往处境凄凉，甚至会遭受虐待。就算没有遭受来自看护人员或其他青少年的暴力对待，儿童也忍受着饥饿和冷落。他们及他们的家庭便发觉，这些陌生人从事着之前不存在的职业，掌握着足以决定他们生活的惊人力量。

儿童发展工作中的权利关系盘根错节，孩子的权利、家庭的权利和认知里所谓的社会利益相互纠缠。政府监管儿童抚养却得到政治光谱上各个阶层的广泛支持。不同背景的专业人士实践着不同方法，其中既有自由的也有专制的方法，既有基于积极优生学的，也有基于消极优生学的方法。许多革新主义者和社会主义者认为政府负责儿童养育对建立民主、稳定社会至关重要；很多中产阶级道德主义者则试图向穷人灌输中产阶级规范；而许多天主教信徒、保守主义者注重促进生育、向家庭宣扬传统宗教理想。[34] 维也纳成为各样观点汇聚的大熔炉，众多教育工作者、儿科医生、精神病学家、精神分析学家将不同的理论带入学校、法庭、诊所，还有蓬勃发展的福利体系当中。

可以清楚地看到，无论要实现怎样的政治目的，政府干预育儿工作不单能给予儿童帮助，随着奥地利在不知不觉中陷入法西斯主义，再被第三帝国兼并，政府的介入还可能给他们带来灾难性的伤害。

维也纳精神分析学是这一时期儿童发展工作中一个成就突出的领域。这座城市里汇集众多精神分析学的先驱者，他们都热切地想帮助那些需要帮助的维也纳青少年，其中有奥古斯特·艾伦霍恩（August Aichhorn）、夏洛特·布勒（Charlotte Bühler）、海伦妮·多伊奇（Helene Deutsch）、安娜·弗洛伊德（Anna Freud）、赫米内·胡格-赫尔穆特（Hermine Hug-Hellmuth）、梅兰妮·克莱因（Melanie Klein），等等。如安娜·弗洛伊德所说："那时在维也纳我们那样兴奋，热情饱满：仿佛有一个全新大陆等待着被探索，而我们都是探险家，我们手握改变一切的机会。"[35]

就连西格蒙德·弗洛伊德本人也吹响了社会行动的号角。在 1918 年第五届国际精神分析学大会[*]的演讲中，弗洛伊德宣告："穷人现在有权通过手术得到救治肉体的帮助，也应同样有权得到救治精神的援手。"[36] 在弗洛伊德的鼓动之下，20 世纪 20 年代至 30 年代间，精神分析学家们在全欧洲开设了 12 家免费门诊诊所，遍及从柏林到萨格勒布[**]，再到伦敦等城市。

说起精神分析学，或许会让人脑海中不禁浮现出特权人士斜倚在沙发上的画面，但该学说的实践者们有着强烈的社会使命感，想要帮助维也纳的下层人民。维也纳诊所（Vienna's Ambulatorium）成立于 1922 年，诊所提供无偿服务，此外还开放一个培训项目。旗下的精神分析师们贡献了 1/5 的个人时间于诊所服务，他们志在帮助个体恢复心理健康，改变社会面貌，其中一些作出贡献的领导人物有阿尔弗雷德·阿德勒（Alfred Adler）、布鲁诺·贝特尔海姆（Bruno

---

* 第五届国际精神分析学大会于 1918 年在捷克布达佩斯召开。

** 克罗地亚首都。

Bettelheim）、海伦妮·多伊奇、埃利克·埃里克森（Erik Erikson）、安娜·弗洛伊德、埃里希·弗洛姆（Erich Fromm）、卡尔·荣格、梅兰妮·克莱因等。[37] 除了这家诊所之外，他们还有许多创新之举。例如奥古斯特·艾伦霍恩与违法和有困扰的青少年一起工作，于 1918 年在奥伯霍拉布伦（Oberhollabrunn）设立一个政府资助的收容所。在那里，艾伦霍恩与拉扎尔有过接触。阿尔弗雷德·阿德勒在维也纳多处开办儿童指导诊所，不仅予儿童本身以帮助，也会给他们的老师和家庭提供建议。[38]

精神分析学对实践尝试的狂热，促进了维也纳精神分析师和精神病学家之间的交流。两个学科理所当然地有着不同的理论方法：精神分析学者倾向于关注个体内在生活、意识与潜意识之间的关系，而精神病学则类同生理科学，尤其是神经学。[39] 但是，维也纳密切关联的机构体系让学科间得以实现相当程度的正式和非正式的交流。人员定期流转于各学校、诊所、机构之间，在城市福利体制工作的过程中也会产生交集。之后，精神分析学派形成更加紧密的社交网络，吸引了更多犹太裔从业者，甚至于精神分析学被人称作一门"犹太科学"。然而，若没有精神病学和精神分析学之间的相互作用就无法想象这两门学科的进步发展。[40]

维也纳精神病学和精神分析学一个重要的交流场所是诺贝尔奖获得者朱利叶斯·瓦格纳-尧雷格（Julius Wagner-Jauregg）的维也纳大学精神病-神经学诊疗所（Psychiatric-Neurological Clinic）。[41] 虽然作为神经病学家的瓦格纳-尧雷格本人并不赞成精神分析学，但是他营造了一个活跃包容的交流氛围。精神病学者们在他们职业生涯早年往来于瓦格纳-尧雷格的诊疗所，除了精神病学和神经学以外，他们还接触到精神分析学、发展心理学、教学法。他们中有很多人受到启发后告别了神经病学，转而追求更加新潮的精神分析学。精神病学者经常性地转投精神分析学派，使两个领域保持交流对话。[42]

埃尔温·拉扎尔也曾受训于瓦格纳-尧雷格的诊疗所，在不长的一段时间里，他也曾参与了两个学科混合的医疗实践。拉扎尔成立他的疗愈教育诊室时，甚至得到奥托·珀茨尔（Otto Pötzl）的赞助，此人是瓦格纳-尧雷格重要的继任者，接任精神病-神经学诊疗所主任一职。珀茨尔是向维也纳大学医学院全体成员为拉扎尔的诊室做担保的三位签署人之一。[43]

不过拉扎尔的疗愈教育实践并不怎么为维也纳精神分析学派接受。尽管拉扎尔声称他的实践与弗洛伊德、阿德勒的理论紧密相关，许多精神分析学者仍然报以轻视，认为两者并无太多相似之处。拉扎尔的成员内科医生格奥尔格·弗兰克尔撰写若干文章为诊室辩护，驳斥精神分析学者的质疑，他们批评疗愈教育"毫无方法性""未具独创性"，仅仅只是"一张马赛克，由其他学科的无数碎片拼贴而成"。[44]

海伦妮·多伊奇是一位富有声望的精神分析学家，当谈及早年在拉扎尔诊室的工作经历时，她全无半句好话。她不赞成拉扎尔自由无约束的儿童评估方法，认为那是"以目无规矩的心态"进行的"一团乱七八糟的测试"，"所有一切都混淆不清"。多伊奇还说"其氛围让人讨厌"，"拉扎尔就是个荒唐可笑的人"。[45]

尽管拉扎尔及其诊室与维也纳精神分析学和精神病学的主流圈子关系紧张，他们彼此间依然保持千丝万缕的联系。到了阿斯伯格的管理下，疗愈教育诊室就与维也纳的显要之士越发隔绝，在这一赋予维也纳盛名的体系之外运作。这一分歧始于维也纳大学儿童医院抛弃了

20 世纪 20 年代时追求进步的理想主义，转而走向独裁。

儿童医院的转变开始于 1929 年。在那一年，克莱门斯·冯·皮尔凯，这位因使儿童医院成为世界一流机构而为人称赞的领路人，被发现与相伴 25 年的妻子躺在床上紧紧相拥——两人均死于氰化钾中毒。他们的相伴自杀令人惊骇。皮尔凯一直以来受抑郁症所扰，而其年 45 岁的他正当事业顶峰。

皮尔凯作为一位政治家，有望成为奥地利总统迈克尔·海尼斯（Michael Hainisch）的接班人，这样的声望使他的意外死亡引发了一场危机四伏的儿童医院领导权之争。遴选委员会选择接替人的工作十分棘手。受可能演化成暴力的政治冲突所害，维也纳大学已是四分五裂。在这样境况下，维也纳大学做遴选委员会监督，委员会成员既有维也纳精神分析学会*（学会主要由犹太人组成）成员的奥托·珀茨尔，也有极端右翼反犹的弗朗兹·沃斯特克（Franz Chvostek），他在维也纳大学中的诊疗所被称作"卐字诊疗所"。[46]

委员会推出了许多有名的候选人，其中包括皮尔凯的学生。但是沃斯特克支持的是较不为人所知的儿科医生弗朗茨·汉布格尔（Franz Hamburger），他与沃斯特克的政治观点相同。1924 年，54 岁的汉布格尔协助成立格拉茨种族卫生学会；他还任教于格拉茨大学，这里是右翼激进主义的滋生地。[47]沃斯特克利用遴选委员会其他成员间的嫌隙，设法将汉布格尔的名字提到了委员会候选人名单的第二位。但是学校管理层拒绝采纳汉布格尔，理由是他"个人性格"问题和科研成

---

* 维也纳精神分析学会（Vienna Psychoanalytical Society），原名是"星期三心理学讨论会"（Wednesday Psychological Society），"讨论会"于 1902 年在弗洛伊德的公寓中建立，于 1908 年更名。阿尔弗雷德·阿德勒是第一任会长。

就不足。教育部从中调解，支持汉布格尔成为第二备选。于是当第一备选的迈因哈特·普凡德勒（Meinhard Pfandler）谢绝了任命，汉布格尔便顺位成为儿童医院的院长。

汉布格尔的当选引起众人的惊异和愤怒。汉布格尔远远不及皮尔凯在医学界的名望，在免疫学研究领域甚至与皮尔凯有尖锐分歧，而皮尔凯则是该领域的带头人。《晚报》（The Evening）发文哀叹汉布格尔的任职，称这是"百分之百的反动"，是"对逝者的严重侮辱"。[48]

汉布格尔的领导对儿童医院而言后果深远。作为纳粹意识形态的拥护者，汉布格尔持有优生学式的构想，将女性视为育种者，而儿童是身体样本。他笃信德意志**民族**的生理优越性，尽管后来据他的儿子回忆，汉布格尔早年作为一名随船医生，非常喜欢到访世界各个"具有原始异域风情的"角落，尤其是"印度、中国和日本"。汉布格尔的儿子还说，汉布格尔目光灼灼、面容坚毅，是一位"严厉但也慈蔼的父亲，他的不懈精神堪称榜样"。[49]

汉布格尔"反科学的态度"使他在批评者当中恶名远扬。汉布格尔断绝了国际研究和访问学者的交流来往，使维也纳大学儿童医院告别皮尔凯领导下生物学研究的前沿地位，转而关注医学，以服务于社会福利工作。汉布格尔希望他领导的医生更多地从事初级护理实践，而非追求医学专业研究。据闻，他的讲课"容易理解，逻辑简单，内容针对内科医生的实践工作"。[50] 他认为，医院里医生的职责在于服务公共健康，通过轮番从事疗愈教育和向母亲提出建议来实现。医生还要提供精神治疗。汉布格尔声称："医疗从业者最重要的日常工作就是关照人们的心灵。"[51] 而实际上，汉布格尔所为是在削弱这所世界一流儿科医疗机构的专业水平。

汉布格尔同样还通过他在儿童医院的职位进一步聚敛权力，组织操纵儿科医学学会等维也纳职业协会走向极端右翼倾向。汉布格尔很是享受权威、忠诚、宏大之物。1931年某场纪念典礼的影像中，汉布格尔位于画面的视线聚焦处，周身围绕着一圈明显的光晕，他被一群儿童和护士簇拥着，女孩儿们都扎着充满节日气氛的蝴蝶结。[52]

伴随汉布格尔的势力逐渐增长，他对儿童医院进行了人事大换血：他解雇了很多犹太裔和自由主义倾向的医生，逼迫另一部分人主动辞职。到1930年后，基本上皮尔凯所有的犹太裔共事者都离开了。虽然埃尔温·拉扎尔留下了，但他于1932年去世。[53]汉布格尔安排他的支持者和学生接替这些空缺的位置。

在用人标准上，汉布格尔把对性格的评估置于学识素养之上，而意识形态最为重要，其重要性还将逐渐提升。他的成员普遍不及皮尔凯的成员那样拥有过硬科研背景，但在意识形态上往往具有极右倾向。自然，汉布格尔的门生也多成为纳粹狂热分子和安乐死计划的领导者。

其年25岁的汉斯·阿斯伯格正是汉布格尔第一批雇员中的一位。阿斯伯格之前在弗朗茨·沃斯特克的大学第三医学诊疗所（Medical Clinic III），并于1931年3月26日刚刚完成他作为医学生的学业。而沃斯特克正是一年前使计把汉布格尔推上院长之位的人，他以培养国家社会主义倾向的医生闻名，还因禁止女性踏进他的课堂而为人所知，这一行为就算在当时也是有违法律的。

忆起自己与汉布格尔的第一次会面，阿斯伯格便滔滔不绝，说感觉"像命运一样"。据阿斯伯格所言，他们的会面"不是一次严格的面试，更像年长者与年少者之间的一次近乎私密的交流。那次谈话对我而言非常有趣，显然对汉布格尔教授而言亦是如此"。[54]阿斯伯格很高兴自己能获得一个月 120 先令的工资（他的父亲一个月只有 50 先令），从 1931 年 5 月 1 日开始，他便成为汉布格尔的博士后学生。关于汉布格尔对儿童医院的新展望，阿斯伯格热心不已，急切地想为之添砖加瓦，为"医院繁忙的建设和重建"助力，将皮尔凯领导医院时的"错误修正"。[55]

作为汉布格尔最珍视的学生之一，阿斯伯格也非常崇敬汉布格尔。他一再向导师致敬，称导师塑造了自己对医学的理解，一直到战后依然保持着对汉布格尔的忠诚，即使那时的汉布格尔已名誉扫地。1962 年，阿斯伯格说，为了汉布格尔而在疗愈教育诊室的工作"像命运一般地践行了德国青年运动在我年少时赋予我的启示"，即他"对人们抱有的强烈兴趣"，并要"努力地帮助、治愈他们"。1977 年，阿斯伯格依然奉承地说起汉布格尔："他拥有小儿科医学的全部知识。他是一位极富魅力的老师，我从他身上学到的大部分东西至今仍然有用。"[56]

阿斯伯格 1931 年 5 月开始在儿童医院工作，不久之后的 1932 年秋天，汉布格尔就把他安排到疗愈教育诊室。一年半之后汉布格尔便将阿斯伯格升任为诊室主任，即使与诊室其他经验丰富的成员相比，阿斯伯格相对年轻、资历尚浅。[57]

汉布格尔在儿童医院的首批博士后学生中，还有一位青年名叫埃尔温·耶克尔柳斯（Erwin Jekelius）。1931 年，汉布格尔将这个 26 岁的青年人安排在疗愈教育诊室，耶克尔柳斯在诊室工作到了 1936 年。在诊室中，耶克尔柳斯与阿斯伯格共事长达五年，其中后两年阿斯伯格还是他的主管。这期间，耶克尔柳斯是一个纳粹狂热分子，他于 1933 年 6 月加入纳粹党，那时的纳粹党本质上还只是奥地利的恐怖组织。他甚至还报名参加纳粹党的武装组织冲锋队（SA）。[58] 到第三帝国统治期，耶克尔柳斯将会成为领导维也纳儿童和成人安乐死计划的重要人物，主管斯皮格朗地和斯泰因霍夫的杀人中心。

20 世纪 30 年代时，耶克尔柳斯的同事评价他热心勤勉，1933 年至 1934 年实习期间获得了积极肯定。资深内科医生埃米尔·马陶舍克（Emil Mattauschek）写道，耶克尔柳斯"在他的工作中表现出极大的热诚、伟大的奉献心、高超的技艺、强大的毅力"。海姆曼·施莱辛格（Heiman Schlesinger）说耶克尔柳斯是"一名非常勤奋尽责的内科医生……他的气质迷人、慈爱，赢得了医生和病人的喜爱"。他身材高挑，面庞棱角分明，深色的头发整齐地向后梳，使他显得风度翩翩。对比耶克尔柳斯基于种族优生所做的死亡判决，以及之后他在发生于病床上的谋杀行动中所起的领导作用，传闻中他在床边对病人的温和态度无疑充满了讽刺。[59]

20 世纪 30 年代这十年间的维也纳，政治忠诚变得越来越重要。如中欧和东欧其他地方一样，奥地利逐步走向独裁。经济萧条使国家陷入危机，到 1932 年失业率已经超过 25%。社会主义者、共产主义者、纳粹党、基督教社会主义者的准军事组织间的街头冲突愈发频繁。身着制服的武装组织定期列队穿过维也纳，恐吓民众、寻衅滋事，有时甚至导致人命事件。[60]

1933 年，希特勒及国家社会主义者巩固在德政权的同时，奥地利新一届政府也在稳固其政权，领导者是其年 39 岁的恩格尔伯特·陶尔斐斯（Engelbert Dollfuss）和基督教社会党。除了保守派的基督教社会党的准军事机构保安团（Home Guard，德语为 Heimwehr）获许游行之外，陶尔斐斯禁止了其他所有游行活动。但是这一举措并未缓和局势，禁止纳粹党人在街上穿他们的棕色衬衫制服，他们便完全不穿衬衫，只戴着缎面礼帽在维也纳街头昂首阔步。[61] 议会变得难以控制。在一番最终较量之后，陶尔斐斯在贝尼托·墨索里尼（Benito Mussolini）的怂恿下，于 1933 年 3 月 4 日在一场重大的政治较量后终止议会活动，通过紧急法令统治国家。

奥地利纳粹党人采取了恐怖手段，企图通过暴力削弱国家政府。1933 年 6 月的一起手榴弹袭击事件之后，陶尔斐斯下令取缔纳粹党。奥地利国家社会主义党人逃往巴伐利亚，成立奥地利军团（Austrian Legion），这是一支约有 1 万人规模的准军事力量。奥地利纳粹党人在德国边境建立据点，频繁对奥地利发起袭击，用催泪弹、炸药、自制炸弹进攻咖啡馆、商铺和街面。单单 1934 年 1 月的头几周就发生了约 140 次袭击。[62]

弗朗茨·汉布格尔就是在这一年加入纳粹党。这在奥地利政治局势中属于边缘立场，尤其在当时纳粹党是非法党派，而 1934 年正是尤其动荡的一年。2 月，因陶尔斐斯政府制裁社会民主党，而爆发了一场所谓的内战。这场左右之争虽然仅仅持续四天，但暴力行为波及全国，至少有 1500 人死亡，5000 人受伤。政府击败了左派势力之后，宣布社会民主党为非法政党，将反对者一并关押、处决。1934 年 5 月 1 日新宪法通过，在事实上使陶尔斐斯成为一个独裁者。奥地利成为一个由祖国阵线（Fatherland Front）领导的一党制国家，该党继承基督教社会党*，兼具民族主义、教会阶级特权、社团主义、独裁主义等性质，还获得墨索里尼的支持。[63]

---

* 祖国阵线由基督教社会党及其他民族主义及保守派团体合并组成。

九天后的 1934 年 5 月 10 日，阿斯伯格加入祖国阵线，对新的奥地利法西斯政权表示支持。[64]奥地利法西斯政权与纳粹主义在意识形态上有相通之处，但它坚持奥地利的独立，反对德国纳粹统治奥地利，深陷于与奥地利国家社会主义的较量中。1934 年 7 月，纳粹暴动分子制造了一次政变。尽管奥地利军队轻松地制服了暴动分子，但是陶尔斐斯在叛乱中受伤，不久后便去世了。库尔特·许士尼格（Kurt Schuschnigg）总理任下连续发布了一系列针对国家社会主义的禁令，但纳粹在奥地利气势愈盛、声势愈响。他们变换手段，动摇政府统治，他们不再依靠恐怖主义行动，转而设法渗透国家、警察系统。

　　阿斯伯格的极端右翼倾向无可置疑，他是数个反自由主义、反社会主义、反现代、反犹组织的成员。除了祖国阵线以外，阿斯伯格在 1934 年还加入了奥地利德意志医生协会（Association of German Doctors in Austria），该机构致力于实现德意志民族主义目标。例如，为了削弱犹太裔在医学界的地位，协会试图强制限制犹太裔学生人数，整理所谓非雅利安系医生的名单，这些名单在纳粹统治时期被用于犹太清洗行动。[65]

　　此外，阿斯伯格也是新地社的忠实成员，该社是一个极端民族主义天主教青年协会，带有反犹主义倾向。他还担任圣卢卡斯行会（Saint Lucas Guild）的秘书，这个组织拥有 80 个会员，通过讲座和课程在维也纳医疗界推广天主教优生学。和同时期很多医生一样，阿斯伯格自称是一位优生学主义者。奥地利天主教优生学普遍更加注重其"积极的"一面，而非"消极的"一面，力图在认定的理想人群中鼓励生育，在认定的非理想人群中通过自愿节欲来降低生育率，而非通过避孕、强制绝育、堕胎等手段实现目的。另外，随着圣卢卡斯行会在 20

世纪 30 年代接纳国家社会主义者，该组织越来越多地接纳纳粹观点，当时的纳粹党还是被取缔党派，发起了许多恐怖主义行动。[66]

作为一位生活在 20 世纪 30 年代维也纳的有志内科医生，阿斯伯格加入祖国阵线和奥地利德意志医生协会可能并不算特别，但他对圣卢卡斯行会和新地社的投入则无疑表明他对极端右翼立场的忠心。[67]

在这期间，阿斯伯格似乎没有与维也纳精神病学、精神分析学的主流圈有任何联系，他在维也纳的职业圈仅限于汉布格尔及疗愈教育诊室的同事。按理，他曾可以试图扩大自己的交际圈，但他没有这么做。1934 年的夏天，阿斯伯格曾在奥托·珀茨尔手下实习三个月。珀茨尔于 1928 年至 1945 年间任精神病–神经学大学诊疗所主任一职，或许可算在维也纳神经病学、精神分析学界建立人际网的最佳人选。他以类似的方式培养神经学学者和弗洛伊德精神分析学派学者，他的工作涉及失语症、视觉未定性障碍（optical-agnostic disorders）、梦境解析等方面。1917 年，珀茨尔甚至加入了维也纳精神分析协会，对于他这般声望的神经学家和精神病学家而言，这一举动在当时很不同寻常，毕竟精神分析学在传统学术圈中仍被视作不依惯例、尚存争议的领域。然而，阿斯伯格似乎并不太看重他在珀茨尔诊疗所的时光，也未受其工作影响。在他后续发表的著作中，他既没有向珀茨尔致谢也没有引用其论述，哪怕他毫不吝啬地夸赞其他人。事实上，阿斯伯格对珀茨尔的实践发表了刻薄评价，说珀茨尔是个"可怕的检查员"，对病人而言他"老套的提问"方式和"既定的流程设置""惹人憎恶"。[68]

……

当阿斯伯格及其同事与维也纳精神病学、精神分析学界顶尖的人际网络逐渐疏远，20世纪20年代名声在外的维也纳体系也在20世纪30年代中叶转变成独裁主义的工具。一直以来潜藏于维也纳儿童发展工作中、由干预主义和优生倾向造成的压力渐渐涌现。在新的政治环境下，第三帝国诊断式统治绝不只是国家社会主义官员单纯的强制施行，也是维也纳既有支持者的合力作为。阿斯伯格对自闭性精神病态的定义正是诞生于维也纳纳粹儿童精神病学的基础之上。

第二章　疗愈教育诊室的诊断

埃尔温·拉扎尔曾是个大忙人，他的时间一部分用于市政工作，另一部分花费在他的疗愈教育诊室。当他不在诊室的时候，诊室的护士、医生也多在稳步拓展疗愈教育这一新兴领域。他们是一个紧密团结的团队，而他们的工作地点位于儿童医院的维德霍费尔馆，馆内房间空间宽敞、房顶挑高，地面由黑白相间的方格铺就而成，具有舞台风格的墙面装饰。疗愈教育诊室也与同时期的其他诊室不同，每日的治疗工作极为灵活可变、善解人意、欢快活泼。诊室成员彼此间关系亲密、通力协作，每周在一起共进晚餐，还会齐聚某人的家中开展"圆桌会谈"，交流观点。[1]当汉布格尔作为他们的领导、带着维也纳大学儿童医院拥抱纳粹主义的时候，疗愈教育诊室的特色也依然如此延续着。

阿斯伯格称诊室的成员是一个"小而精的团队"，成员间的讨论对他产生深远重大的影响。1958 年，他回忆说，"疗愈教育诊室中精彩绝伦的论争是我生命中密不可分的一部分"，"决定了我的科研和人生命运"。[2] 的确，诊室的医生、护士都全心全意地投入拉扎尔革新性的构想，在交流对话中将概念发展完善，当中也包括了未来促成阿斯伯格理解自闭性精神病态的观念。

诊室成员间相对平等，女性成员在其中占据重要位置。诊室照片的视觉中心是处于领导者位置上的护士们，她们带领着一桌子专注守矩的孩子。整个疗愈教育诊室尤其以一位女性为中心：护士兼教学主管维克托琳·察克（Viktorine Zak）。她管理病房日常生活长达三十年之久，总结出许多病房工作中的理论和技巧。察克的方法富有同情心、自由开放，她本人也因此闻名，她开发的干预手段以游戏为基础，至今仍在临床中使用。

察克在《维也纳临床疗愈教育的发展》（"The Development of Clinical Curative Education in Vienna"）一文中列举了她的治疗理念，该文于1928年发表在《国际护士理事会》（The International Council of Nurses）。文章中有一照片，内容是察克与一个男孩在桌前比邻而坐，她越过男孩的肩膀看着他接受测验。察克呼吁，照顾者应通过评估儿童的"性格"来辨认所有儿童的独特之处。察克接着写道，因为"性格体现在小处"，工作人员应细致观察，"谨慎诊断"。医疗人员不应用标签笼统地概括儿童的行为，而应把儿童视作个体进行描述，关注儿童在玩耍、进食、行走、言谈等时候表现出的无意识行为。察克称之为"非要素心理学"（psychology of non-essentials）。[3]

在她1932年的论文《拉扎尔带领下的疗愈教育诊室》（"The Curative Education Department Under Lazar"）中，察克详细说明了疗愈教育诊室中的儿童是如何在没有"表面的约束"下生活的。1926年之后，病室不再全天候地把儿童拘束在病床上（这在当时属于惯例），因此青少年在病房中可以"像在自己家中一样，常常比在自己家里还要平静"。察克希望病房能这样成为孩子们真正的"家"。[4]此外，察克还强调诊室的包容性。她说诊室成员既不会简单地用数据代表儿童，也不会将他们判定为病态，"从不自以为是地草率谈及治愈疾病"。他们"不用器械，不靠数据，没有方法……不使用流行术语，不循公式化程式"。其工作目标是"带着同理心体验儿童的思维过程"。[5]

阿斯伯格称察克是"科室的传统、行走的良心"和"病房的灵魂"。阿斯伯格解释说，当诊室医生和护士就疗愈教育的形式产生分歧，由此发生"辩论和争吵"时，"最终大家采纳的都是察克护士认为对的观点"。[6]她让青少年参与诊室独特的游戏治疗，有童话故事、冒险故事、舞蹈、唱歌、戏剧片段等形式。据阿斯伯格回想，察克"对孩子有着魔法一般的影响力"，"他们全都为她着迷"。她能够用"每个表情或言语"和"铃鼓声的节奏"把孩子们召集起来。察克会现场设计活动，再现一座"魔法森林"，其中发生着"令人感到惊叹、有趣、恐怖的历险"，或是身着"造型奇异的长袍和传奇英雄的装扮"表演一场即兴剧。[7]阿斯伯格不住地说，察克具有"年轻活力"和"女性化的精神特质"，她的"两眼闪动光芒，行动敏捷灵活"。阿斯伯格认为，察克"十足的女性力量"帮助"指引着男性的智力"。而察克对待孩子如同"母亲一般"，为圣诞节和其他庆祝日的活动尽心竭力，把诊室变成一个"真正的家"（Heimat）。

阿斯伯格说，是察克针对诊室中的儿童建立了一套带有同理心色彩的方法。"治疗目标永远不是简单地打破抵抗，'摒弃'孩子，而是带领他正确地顺从、融入，因为听从教导会带给他快乐。"阿斯伯格回忆说，曾经一个"愤怒的精神病患儿"手持一把大厨刀威胁其他孩子，但这个孩子很快就被"她（察克）目不转睛的注视、令人镇定的审慎话语控制住了，他主动放下刀具，跟从带领回到自己的房间"。[9]

1932 年，拉扎尔因胆囊手术引发的心脏衰竭而去世以后，诊室成员依然秉持这一富于同情心的理念。瓦莱丽·布鲁克医生（Valerie Bruck）在拉扎尔逝世后两年的时间里主持病室工作。阿斯伯格在之后发表的论著中贬低布鲁克的作为，更多地暗示拉扎尔的领导与自己继任之间的连续性。[10] 但是布鲁克在医院中享有声望，曾经与皮尔凯合作发表关于佝偻病预防的论作，她还是拉扎尔治疗方法坚定的支持者——她赞赏拉扎尔"捕捉一个人的全面性格特点"，通过"协助和恢复"而非"补偿和惩戒"来治疗儿童。布鲁克强调，拉扎尔从来不"对'劣等人'抱有傲慢的轻视"。[11] 诊室内科医生格奥尔格·弗兰克尔也特别指出诊室的包容传统。弗兰克尔在 1932 年《医疗疗愈教育的范畴》（"The Sphere of Medical Curative Education"）一文中捍卫那些人们视之为"低能、罪犯、恶徒、疯子"而"被盖章定性，并因此惨遭抛弃的儿童"。他恳切呼求："如果更加了解他们，他们会证明自己是有着情感、欲求、希望、痛苦的人。"弗兰克尔接着说，"那些看似恶意的往往只是弱点罢了。"[12]

1934 年 5 月，弗朗茨·汉布格尔安排他的学生阿斯伯格成为疗愈教育诊室的主任，带领诊室里其他工龄更长的医生。当时 28 岁的阿斯伯格仅仅只在病室工作了一年半时间，还未发表与疗愈教育相关的论著，只发表了几篇生物医学论文，主题有紫外线照射、遗尿症、肺结核病患尿液中的亮氨酸和酪氨酸成分，以及阳光照射下人类尿液中的黑色素反应。[13]

阿斯伯格也认识到，在疗愈教育领域他还只是一个新手。战后，他感谢格奥尔格·弗兰克尔长期以来在诊室的工作，并认为成员约瑟夫·费尔德纳内科医生还充当了"一个特殊角色，即做我的老师"；[14]当阿斯伯格接手诊室时，费尔德纳已经在诊室工作了十四年。然而，与其让拉扎尔手下经验丰富的老成员担任诊室主管，让阿斯伯格承担这一职务可能更让汉布格尔感到舒心。另外，资历较深的奥尔格·弗兰克尔医生是位犹太人。

最开始，阿斯伯格任职似乎对病室每日的运作并没有产生什么影响，他甚至看起来像个无关紧要的人。诊室成员于20世纪30年代以后发表的论作均没有引用阿斯伯格，尽管他是诊室主管，成员们依然在文中向拉扎尔致敬。这不仅仅只是诊室内部的权力关系。1935年波士顿精神病学家约瑟夫·迈克尔斯（Joseph Michaels）为《美国行为精神病学期刊》（*American Journal of Orthopsychiatry*）写了一篇文章，内容涵盖甚广，其中详述疗愈教育诊室的运作，包括从早晨上厕所的时间到体育运动等细节。迈克尔斯在文中指出"拉扎尔管理体制"的重要性，称赞维克托琳·察克，在参考文献部分引用格奥尔格·弗兰克尔和诊室成员、心理医生安妮·魏斯（Anni Weiss），却没有提及阿斯伯格这位空有头衔的主任。[15]

迈克尔斯在文中对诊室工作的描述与察克在七年前的1928年所描述的相差无几。他惊讶地发现疗愈教育"比起科学，更像是一门艺术"。毕竟当时儿童面对的往往是标准化的测验、唐突冒犯的检查，迈克尔斯惊叹于疗愈教育诊室能与"这过于强调技术规程的'技术专家统治的年代'"，"保持一定距离"。[16]

迈克尔斯很是赞赏诊室的门诊咨询部（Outpatient Consultation

Department）采用的自由无束观察法，咨询部每周都会对 60 位左右由学校、青少年法庭、儿童收容所送来的青少年儿童进行测评。迈克尔斯更是称赞诊室的住院护理。诊室可为 21 位儿童提供床位，通常留院时间为四到六周，年龄跨度从幼儿到青少年。迈克尔斯转述道，诊室成员力图再现"自然的"生活，让青少年"居住在医院里，仿佛他们住在家里、上着学校"。[17]孩子们每日有固定的时间表：早起，8:00早餐，9:00 至 10:00 运动，10:30 至 12:00 上课（星期一数学，星期二阅读，星期三拼写或写作，星期四地理或历史，星期五自然，星期六手工或绘画），12:00 午餐，下午时间自由活动。[18]

尽管迈克尔斯没有在文章中体现具体儿童的心声，但是他特别点出诊室成员观察结果具有个性化色彩。例如，当一个孩子在写字，成员便会注意到"孩子嘴边肌肉在聚紧、扭动"。察克也告诉迈克尔斯："甚至小到孩子的脚趾头都可能产生动作。"[19]诊室成员尤为关注儿童的社交，详细描述青少年对集体游戏的反应：有的孩子可能"表现得完全像个陌生人"，或者他们看似参与人群，但其"行为表现得理智聪慧，却不带真情实感"；其他孩子则可能玩耍得"非常热烈，甚至忘乎所以，失去自我控制"。[20]

迈克尔斯基于这些个人化特性，着重点出疗愈教育诊室拒绝标准化的诊断，偏好个人化的评估，避免"将医学、神经学、心理学、神经病学分门别类"。他还强调，诊室成员拒绝接受"正常和异常"的概念，斥之为"表述不明晰，不具备事实上的重要性"。[21]

疗愈教育诊室成员关注社会化，似乎为自闭性特征精心创造了一个集合定义。20 世纪 30 年代，诊室护士和医生会使用术语"autistic"（自闭性的），但不会把它视为一种病征，而是用非规范化的语言形容它。阿斯伯格本人也曾说明他们常用的描述方法，在一封写给德国某部的信中，阿斯伯格描述了"我们"如何"以一种外人无法理解的行话来表达概念（想想'autistic'！）"。[22]

迈克尔斯在 1935 年的论文中也指出，诊室成员间随意地共用"autistic"这一术语。迈克尔斯的文章描述了诊室成员概念中的"artistic children"。假设这里的"artistic"（艺术性的）是"autistic"的英文误译（毕竟艺术与他引用的内容毫不相干），他说明了在怎样情境下"艺术性的儿童"因为"他们的注意力和情感常常飘在别处"而难以融入"群体"，所以"可能需要接受特别的个人指导"。[23]

疗愈教育诊室的两位成员，内科医生格奥尔格·弗兰克尔和心理医生安妮·魏斯就具有这些自闭性特征的儿童发表了若干论文。1934 年弗兰克尔描述道，这些儿童当"他们处在一群孩子当中"时"感觉不到周遭氛围，所以无法与之适应"。弗兰克尔认为这是因为这些青少年"对口头语中包含的情感内容的理解力较差"。弗兰克尔主张要宽容对待这些儿童的短处。他认为对于有社交困难的孩子，不应该在他们身上看到"恶意"，他们面临的困难与"性格或道德"无关，这与阿斯伯格后来的观点恰恰相反。[24]

在 1937 年的文章中，弗兰克尔强调这些青少年的孤立和不服从并不能代表他们的"面具脸"（他们的面具脸"常常引发严重的误解"）之下的真实情感。弗兰克尔认为这些特性不能归为一种病征："此处不是要描述一种疾病，只是一种功能障碍，这种功能障碍可能出现在不同疾病的表现中，也可能伴随其他不同的功能障碍。"他将所描述的儿童与在他看来残障程度更为严重的儿童区分开来，他认为后者患有"**严重的自闭症（autism）**"（*Autismus*，强调为原文所有）或是"自闭性闭锁"（autistically locked）。[25]弗兰克尔列举了若干条可能导致较轻微社交异质的原因，但他也强调说，研究的这10位儿童中，5人的案例尚有一半的情状不明成因，他们的特征形成于儿童早期，之后一直保持稳定。

1935年，安妮·魏斯发表一长篇论文，主题关于具有社会化障碍的儿童。她和三年前的阿斯伯格做了同样的观察，不同的是魏斯表现出更多怜悯之情。魏斯的文章集中分析9岁的戈特弗里德·K.（Gottfried K.）的案例。因为"他极度紧张，当与其他孩子接触时表现怪异、无助"，他的祖母将这名男孩送来疗愈教育诊室。根据男孩祖母所说，男孩对日常生活中很多东西感到惧怕，从狗和巨大噪音到黑暗和云朵。[26]戈特弗里德在学校里表现很出色，但"孩子们都笑话他，叫他'傻子'"。[27]

在魏斯描述中，戈特弗里德个子高，"脆弱"而"局促"。他有着"漂亮的深色眼睛"，"说话时重音过多，沉闷单调"，"语调像歌唱一般"。虽然魏斯在文章开头陈述戈特弗里德的面庞"极度松弛，缺乏表情"，她也反复强调男孩在取悦身边大人时会感到快乐，他的"面容宛若天使"，"脸上容光焕发"。魏斯注意到，戈特弗里德有时可能会盯着自己前方，这时他会变得"愉快兴奋"，然后开始"快乐地跳来跳去"。而且魏斯还认为，即使戈特弗里德在诊室住院的几星期内并没有"对机构内任何人产生特别的依恋之情"，但他与诊室成员交流时表现得心满意足，热切地想去回应他们的要求。[28]

据魏斯回忆，从测验过程可以很清楚地看到戈特弗里德正参与其中，他依循诊室拉扎尔评估体系进行测试，其中包括重复或模仿小木棍组成的图案，击打节奏、数字、音节，还有算术、自由连词、故事复述、看图讲故事。戈特弗里德会表现出某些怪癖，比如，他回答比较物体的问题时总会以"好吧，我的天呐"开头。举例来说，当问及"孩子"和"矮人"有什么区别时，戈特弗里德会回答："好吧，我的天呐，就是矮人有长长的胡子，还有帽子。我有一天见到一个矮人，他比3岁的小孩还小个儿。"魏斯说，对于戈特弗里德"漫不经心，还有些失礼"的回答，诊室成员"一开始感到困惑"，但他们还是认定这个男孩"无意表现得粗鲁"。相反，他不合社会化的言行源自"天真的无知无觉"，对此"没有人会误解"。[29]

魏斯是带着同情心描绘戈特弗里德的。她总结道："他很好，从不对任何人抱有恶意，也不会感到憎恨和嫉妒。他对人有着全然的信任。"她感到戈特弗里德仅仅只是"无法带着任何细微的情感去领会他身边发生的事情"，并详细地说明"其他人可以在社会机制中自然而然表现的东西——如感知、理解，然后行动"，是如何"无法在他身上按常理运作的"。魏斯同弗兰克尔一样，强调男孩内在的完整性，断言"戈特弗里德天真单纯，这是毫无疑问的"，并不"铁石心肠、残忍无情"。她甚至写道"他就像一个小宝宝一样，只能体会到舒适或难受，却对为何如此无知无觉"[30]，以唤起读者内心的柔情。

魏斯在文章的最后提到，像戈特弗里德这样的青少年或许拥有独特的技能。她说："在这种类型的儿童身上，可能有着一些特别的天赋，尽管程度有限，但往往能超过常人的平均水平。"魏斯提及这些特点是为着帮助孩子在未来人生中体会成就感。对于兴趣较狭隘的孩子，例如她所说的"日历专家、算术杂耍师、记忆艺术家"，魏斯称赞他们不但"勤奋可靠"，而且"具备排序和分类的能力"。[31]

魏斯的赞赏延续了著名的瑞士精神病学家莫里兹·特拉梅（Moritz

Tramer）的先例，特拉梅 1924 年的论文《片面的天才和有才的笨蛋》（"One-Sidedly Talented and Gifted Imbeciles"）把这类拥有日历或运算技能的人称为"记忆的艺术家"。特拉梅称赞他们，说他们脱离所处环境的能力"解放"了他们的精神，使其得以前往伟大之境。[32] 而阿斯伯格则把魏斯和特拉梅的观察结论限制在社会价值的框架下。他在 1944 年时说，有用的"特殊能力"使部分自闭症儿童高人一等，至于其他如"会计算日历的人"，只是"表现出极其刻板机械自动化行为的精神障碍者"，"有着古怪荒诞且没有实际作用的兴趣爱好"。[33]

魏斯和弗兰克尔的论文有若干值得注意的相似点。两人文章描述的都是难以融入群体、难以与他人建立情感联结的儿童。他们都强调这些儿童的性格和道德在最本质上是天真质朴的，提倡对他们温柔亲切的照拂。两人也均未针对这些儿童的行为做出病症诊断，也没有将他们的特质视作病征。而且，两个人都没有表示阿斯伯格是他们研究的合作者，尽管文章所述研究正是在后者担任两人主管期间进行的；而即便拉扎尔在六年之前就已离世，魏斯仍在文章中向他致敬。

弗兰克尔和魏斯都是犹太人，面对奥地利境内愈演愈烈的反犹情绪，他们移民到了美国。魏斯于 1934 年离开维也纳，在哥伦比亚大学教育学院寻得一份儿童指导专业的助理岗位，她在这里工作了三年。[34] 弗兰克尔则于 1937 年在莱奥·肯纳的帮助下离开。莱奥·肯纳，这位杰出的美籍奥地利裔精神病学家，协助了数百位犹太裔医生从德国和奥地利移民。弗兰克尔凭借肯纳的个人资助取得美国入境签证，在马里兰州约翰·霍普金斯医院哈丽雅特·莱恩儿童教养所（Harriet

Lane Children's Home）*工作。弗兰克尔与魏斯结婚，而魏斯作为精神病学社会工作者，在华盛顿哥伦比亚特区主持儿童福利协会儿童行为诊疗所（Habit Clinic for the Child Welfare Society）的工作。[35]

魏斯、弗兰克尔与莱奥·肯纳的关系是自闭症概念在美国的发展过程中一段引人入胜的篇章。[36] 莱奥·肯纳作为美国儿童精神病学创始人而闻名，他在美国国内首次将自闭症定义为独立诊断。肯纳于1894年出生在哈布斯堡帝国东部的小城镇克莱科托（Klekotow）。少时起他曾梦想成为诗人，但没能实现。肯纳在柏林上学，第一次世界大战时在奥地利军队服役，1921年在柏林大学完成医学学业，作为心脏病医生工作了一段时间。1924年他决定前往美国，来到南达科他州扬克顿的州立医院。在那里他自学儿科、精神病学，1928年在约翰·霍普金斯医院亨利·菲普斯精神病学诊室（Henry Phipps Psychiatric Clinic）获得研究员资格。他开始崭露头角，在1930年按指示在约翰·霍普金斯大学成立美国第一个儿童精神病学系。不久之后的1935年，肯纳出版教材《儿童精神病学》（*Child Psychiatry*），该书有着里程碑式的意义，是第一本由英文写作的儿童精神病学教材，被译为四种语言，之后数十年都是领域内的权威教材。[37]

1943年，肯纳于期刊《神经紧张的儿童》（*The Nervous Child*）上发表关于自闭症的开创性论作《情感接触中的自闭性障碍》（"Autistic Disturbances of Affective Contact"）。基于1938年以来对11位儿童的观察，肯纳对他在这些儿童身上看到的特征做出诊断，特征包括社交性退缩、情感关系受限、语言和行为重复、言语能力有限、对物体过

---

* 哈丽雅特·莱恩儿童教养所正式成立于1912年，是美国第一家与医学院关联的儿童诊所，集治疗、教育、研究为一体。

于专注和对例行程序的特别偏好。肯纳的"早期幼儿自闭症"（early infantile autism）与阿斯伯格在1938年的演讲《精神异常的儿童》（"The Mentally Abnormal Child"，在后续章节中会详细讨论）中对自闭性精神病态的描述有若干相同之处，不过阿斯伯格观察、描述的儿童缺陷程度要轻微得多。

很多人因肯纳与阿斯伯格的研究相似而推测肯纳熟悉阿斯伯格1938年的演讲内容，他盗用阿斯伯格的观点且没有说明出处。[38]确实，肯纳是熟悉德语世界学术研究的，但阿斯伯格的讲话转载在《维也纳临床周刊》（*Viennese Clinical Weekly*）上，肯纳不太可能收到这份定期发行的非专业周刊。这份刊物在当时就已公开支持第三帝国极端的种族政策，如1939年之前的"犹太人灭绝"。而事实上，在阿斯伯格这篇讨论自闭性精神病态论文所载的同一期刊物里，紧接着的后一篇文章就是一位党卫军医生的"培训"讲稿，内容鼓吹强制绝育。[39]况且，阿斯伯格1938年的这篇论文并非作为学术论文发表，只是篇讲稿的转载，即使在奥地利和德国同行之中也鲜为人知。

此外，肯纳可能没有引用阿斯伯格的原因还有一个：自闭症的概念并不被看作阿斯伯格所独有。也有可能是格奥尔格·弗兰克尔和安妮·魏斯带着疗愈教育诊室对自闭症的理解横跨了大西洋。据说，在肯纳研究完善自闭症诊断的那几年，魏斯和弗兰克尔是肯纳的"核心圈子"成员，弗兰克尔是"肯纳麾下最优秀临床医生之一"。[40]弗兰克尔和魏斯早在1934年、1935年、1937年发表的学术论作中就已阐述自闭症的类型分析，这些文章比阿斯伯格的讲稿更广为人知。肯纳也在自己发表的论著中引用了魏斯和弗兰克尔的成果。[41]实际上，肯纳关于唐纳德·特里普利特（Donald Triplett）案例研究正是建立在弗兰克尔的研究基础之上，这是肯纳第一个，也是最关键的一个自闭症案例*。在肯纳引入自闭症诊断的论文中，他参考了弗兰克尔对唐纳德成长的记录，在论文第三、第四页一字不差地逐段引用。[42] 这份记录是弗兰克尔在马里兰儿童研究收容所（Child Study Home of Maryland）与尤金妮亚·卡梅伦（Eugenia Cameron）共同写成的。

肯纳的理论原理也与弗兰克尔吻合，两人都集中关注情感接触，视之为自闭症患儿的核心特征。肯纳的《情感接触中的自闭性障碍》与弗兰克尔的《语言与情感接触》（"Language and Affective Contact"）发表在《神经紧张的儿童》的同一期当中。弗兰克尔更早一步向期刊投稿，而肯纳对他的投稿表示非常兴奋。1943 年 1 月，肯纳给期刊主管恩斯特·哈姆斯（Ernst Harms）写信说道："（弗兰克尔这篇文章）我读得越多次，我就越受感动，越认识到这篇文章是多么难能可贵。"肯纳还补充说自己也正在撰写"我自己关于情感接触中的自闭性障碍的研究论文"。[43]

在弗兰克尔 1943 年的文章中，他对儿童的判断依然是宽厚包容的，认为他们在社会性方面的差异可能具有诸多不同成因。他在社会化行为表现反常的孩子当中区分出"帕金森综合征"组和"失语症"组后，又提出了"第三组"儿童。他没有用一个标签给这一组命名，但表示自己观察到"这一组案例"数量很多，该组青少年"共同表现为情感接触能力紊乱"。弗兰克尔写道，这一组的孩子"智力情况不等，有的孩子智力白痴，也有的表现惊人且独特，属于某种特定类型的奇才"。[44]

---

* 肯纳十一例儿童自闭症案例描述中的第一例。

弗兰克尔深入描述了卡尔·K.（Karl K.）的案例，他认为在所见"一系列个案"中，这个孩子"排在表现较差的那一极"。弗兰克尔承认，对于描述这一疾病而言，这名男孩是"一个相当不理想的案例"，他患有结节状硬化症，存在疾病突然发作的情况。但是，弗兰克尔感到卡尔的特征具有某种启发性。弗兰克尔注意到，卡尔似乎对人际关系不感兴趣，他能理解语言却不开口说话。他"面无表情，也不会望向说话人的脸"。卡尔不与其他孩子一同玩耍，只是漫步徘徊，"兴趣缺缺地从成群的孩子中穿行而过"。用弗兰克尔的话说，卡尔"似乎甚至完全没有注意到他们"，"尽管身处人群之中，却表现得像孤身一人"。[45]

据报告，卡尔常常在医院中没有什么计划性地无所事事。工作人员将他留在"封闭的床内，这样他似乎感到挺开心的"。若他们把床打开，据说卡尔便会在"偌大病房中不断地急速奔走"。按照弗兰克尔的叙述，这名男孩会在物体或其他孩子之间任意移动，抓起玩具，抓住某个女孩的头发，然后继续前进。"就这样，他不停地以惊人的速度疾走。"弗兰克尔并没有将卡尔的行为与邪恶的意图联系到一块儿，哪怕他观察到卡尔可能会毁坏物件，"没有人知道这是一次意外或是有意破坏的行为"。总的说来弗兰克尔认为，情感接触紊乱的儿童，或者说顶着"扑克脸"的儿童依然会对他人产生情感反应，不应当把"负面的品质"投射到他们身上，"鲁莽轻蔑"地将他们斥为"冷淡漠然、麻木不仁"。[46]

弗兰克尔、魏斯，以及疗愈教育诊室的其他成员都不曾把他们在儿童身上观察到的社会化特质归类为病征。他们共同开发出"自闭性"这一术语来形容这类儿童，但并不认为这些青少年的行为够称为一个诊断。在阿斯伯格对自闭性精神病态的最终描述当中可以看出诊室成员所做的工作和他们的用词（尽管阿斯伯格并没有向诊室中任何一人致谢），但也与他们存在重大的差异。阿斯伯格的诊断体现了纳粹儿童精神病学的观念和原则。

第三章 纳粹精神病学与社会精神

　　同 20 世纪 30 年代维也纳疗愈教育诊室成员一样，纳粹德国的儿童精神病学者也在儿童身上注意到类似的社交退缩特征，但是他们的描述措辞要严厉得多，认为这些特征于社会而言更成问题。主导纳粹式儿童精神病学方法的领军人物是保罗·施勒德（Paul Schröder）。1934 年的 4 月到 5 月期间，阿斯伯格在莱比锡作为实习医生与施勒德一起工作。此时希特勒在德国掌权已有一年出头，国家社会主义愿景下令人叹为观止的统一性让阿斯伯格感到震撼和着迷。在他的日记中这样描述：

　　　　整个民族朝着一个目标行动，狂热地，带着具体的愿景，当然了，也带着满心热忱和奉献精神，接受不得了的培养和训导，展现出令人敬畏的力量。现在的兵士，兵士们的思考——精神特质——是德意志式的异教。[1]

纳粹政权要实现的，首先是创造一个精神上统一、强大、种族纯净的德意志**民族**，这意味着要培养儿童对帝国效忠，具备坚定不移的意志和强健超群的体魄。[2] 要实现这些品性，所需的不仅仅只是追求一致。他们要求儿童具备体会民族归属感的能力，这种归属感则由政权设法经由集体组织的灌输而成。如 1938 年希特勒在赖兴贝格对地区领导的讲话中所概括的那样，第三帝国有着严格的标准：

> 这些青少年人除了学习像德国人一样思考、像德国人一样行动以外，不学其他任何东西。这些男孩和女孩到了 10 岁会进入我们各样组织，在那里呼吸到一点儿新鲜空气，通常这还是他们人生的第一次体验；参加了四年的少年团之后，他们会加入希特勒青年团，我们要他们在那里再待四年……然后我们立即让他们加入党、劳动阵线，加入冲锋队或者党卫军，加入国家社会主义汽车军团等等。如果过了两年半的时间，他们依然不是真正的国家社会主义者，他们将到劳役团劳动六七个月，在那里他们将改头换面。

根据希特勒所言，是否符合标准取决于，在意识形态上，个体能否建立集体纽带：

> 然后国防军会接手进一步的矫正……之后经过两三年他们回来以后，我们立马将他们再次送去冲锋队、党卫军等等组织，这样他们就不会有任何退步。他们将终其一生不得自由，而他们会为此感到幸福。[3]

第三帝国的儿童幼年时就开始被训练过群体生活。1933 年纳粹政权上台后就采取措施控制国家教育，出版新教材，净化教师团队，要求他们加入国家社会主义教师联盟（National Socialist Teachers League），近 1/3 的教师加入了纳粹党。学童们每天高唱着纳粹歌曲，学习着德意志**民族**在历史或人种上的例外论，注视着每间教室悬挂着的希特勒画像。儿童被教导着全身心奉献于民族共同体。

种族科学是课程的重要部分，所授内容包括理论知识，如北欧民族及其他"雅利安"民族的优越性，与之相对的是，犹太民族、斯拉夫民族和非欧洲人种的劣等性；也包括了实践知识，如教会儿童如何辨认种族特征，给青少年观看大量图像资料，如展现不同外貌特征的儿童的海报，从浅金到深棕等头发颜色、从直鼻梁到鹰钩鼻等不同鼻型。

儿童还可了解遗传和生理上的人体缺陷。这些缺陷特征更加难以计数，毕竟从遗传学角度上来说德国不健康人数的估值可占总人口数的 1% 到 20% 不等。[4] 但青少年人据此可获得一个信息：有缺陷问题的人潜藏在他们当中，给**民族**拖了后腿。举一道数学应用题为例，题目问"要供养一家慈善机构里的一个傻瓜，每天需要花费大约 4 帝国马克*，如果要这样照顾他四十年总共需要花费多少钱？"另一个问题更加直接："为什么说这个孩子从未出生更好？"[5]

对于遗传健康与身体强健的重视是紧密相连的。学校增加了体育教育的时长，延长到了一天两个小时，还为男孩开设了拳击必修课。不过，身体健康远不止是强健个人体魄，还在于培养集体意识。帝

---

* 帝国马克（Reichsmark），第三帝国基本货币单位，于 1924 年至 1948 年间通行使用，1948 年后被德国马克取代。

国 1937 年发布的《在校男生体育教育指南》中说："体育教育是在群体中的教育。通过高要求的服从、合作、骑士风度、同志之义、男性精神……无关乎个人，体育教育训练他们，使他们养成这些美德，而这些美德是构筑帝国的基石。"[6]

当然，力量和服从都是民族归属感的先决条件，是纳粹理想的**民族**的中心。1937 年版三到四年级读本的特色是希特勒对青少年的训诫：

> 我们要求
>
> **民族**要服从，
>
> 而你必须在服从中自我训练！……
>
> 你必须学会坚韧不拔，
>
> 承受困难，
>
> 永不放弃。[7]

教材中也会讲授群体精神。充满激情地为民族奉献，甚至于疯狂境地的青少年形象频繁密集地出现在儿童眼前。1936 年版五到六年级读本中的一道作业就 1929 年纽伦堡集会（Nuremberg Rally）*对法西斯群众的癫狂状态大加赞扬，描绘了霍斯特·威瑟尔（Horst Wessel）**带领的"狂风暴雨般的人潮"：

---

* 纽伦堡集会是德国纳粹党在 1923—1938 年间一年一次的集会，是纳粹党大型政治宣传活动。

** 霍斯特·威瑟尔（1907—1930），冲锋队领导者，1930 年被杀后被追授为纳粹运动英雄。他是纳粹党党歌，而后纳粹德国第二国歌的《霍斯特·威瑟尔之歌》（或译作《旗帜高扬》）的词作者。

> 一声召唤划破夜空：加入火炬游行！街面上人山人海、水泄不通。终于队伍开始移动，这是一条庞大、望不见尽头的火焰巨蟒。在我们两侧是疯狂欢呼着的人群。……我们向前迈进，在炙热的火炬光芒中感到炫目和狂喜，一步一步向着更响亮的欢呼声处迈进。我们迈着整齐的步伐从元首前走过。音乐、歌声、欢呼。这一切都发生得太快了。你来不及一次就全部感受。[8]

然而事实上，并不是所有儿童都能在集体，乃至集体主义精神中感受到狂喜。身处**民族**之中也可能带来负担。来自维也纳的 15 岁女孩马沙·拉苏莫夫斯基（Mascha Razumovsky）就抱怨了帝国无休无止的要求，而且并不只她一人如此。1938 年 3 月 27 日，她在自己的日记中表达了从又一次游行活动中解脱后的轻松："感谢上帝，我从人堆里出来了。我不需要去迎接戈林。要穿着双及膝袜和一件防风衣在这样大冷天里站几个小时，那可真是太要命了。"[9]

为了让集体主义生活更加有趣，纳粹政权组织儿童参加各类青年团体。10 岁到 14 岁的男孩女孩们会加入德国少年团（Deutsches Jungvolk）和德国少女团（Deutsches Jungmädel）。14 岁到 18 岁的少男少女们会加入希特勒青年团（Hitler Jugend）和德意志少女联盟（Bund Deutscher Mädel）。到 1936 年加入这些组织成为硬性要求，之后甚至是严厉地强制施行，到 1939 年后约 870 万青少年人参加了这些青年团体，相当于帝国青少儿总数的 98%。[10]纳粹青年组织对很多人而言都有吸引力。儿童可以通过参加组织走到户外，走出父母的管控，他们可以享受游戏、运动、课后的社交活动，还有周末露营、徒步旅行、篝火活动。青少年们身着制服，在街道上行进，领导如冬季救助（Winter Aid）物资征集*等社会工作，由此感受自身的重要性。

帝国为男生团体和女生团体设定的目标大为不同。男孩们要成为好斗、坚毅又听令的士兵，他们会打来复枪，学习战术，参加作战演习和打架搏斗。在他们行军途中会唱着如"犹太人的血从刀下喷薄而出"或者"脑袋瓜滚落在地，犹太人号啕哭泣"这类歌词。[11] 而女孩们则要成为健康的妻子和母亲，为**民族**多多生养雅利安后代。即使父权主义和优生主义的生育方式在 20 世纪早期的德国、奥地利、欧洲其他地方和美国均被广泛接受[12]，但第三帝国投入了更为不加节制的国家力量在女孩们幼年时期起塑造她们的身份认同和思维方式。帝国教导女孩们进行家政管理、幼儿养育，此外她们还要进行集体体育锻炼，增强体质以助生育。

纳粹对个人生活的严格限制和支配也使不少青少年感到恼怒。帝国内的学校和机构时有发生小规模的忤逆和反抗事件，不过如慕尼黑的"白玫瑰"（White Rose）**这类有组织、持政治异见的反抗却很少见，朔尔兄妹作为白玫瑰的领导者也为此献出了他们的生命。另外还有"雪绒花海盗"（Edelweiss Pirates）***、"莱比锡群体"（Leipzig

---

* 1933—1945 年间冬季救助活动（Winterhilfswerk）会在每年 10 月到来年 3 月向较贫穷的德国人提供食物、衣物等，帮助他们过冬。纳粹青年团成员会上街向民众征集物资。
** "白玫瑰"是 1942—1943 年间由汉斯·朔尔、苏菲·朔尔兄妹及其他慕尼黑大学师生为主组成的非暴力反纳粹组织，他们通过派发匿名传单和涂鸦等方式反抗纳粹统治。
*** "雪绒花海盗"是由 14 岁到 17 岁少年组成的松散组织，他们通过退学（14 岁以后允许退学）和拒绝入伍（17 岁以前未受强制）等行为避免参加希特勒青年团，以反抗其严格管控。

Meuten）*、"摇摆少年"（Swing Youth）**等组织，他们违抗法律，反抗希特勒青年团，形成了各自鲜明独特的亚文化。在维也纳，也有一群轻度犯罪的未成年组成"时髦无赖"（the Schlurfs）***，他们通过华丽时髦的装扮，抽烟饮酒，街头游荡，听摇摆乐，跳摇摆舞（与帝国其他地方的"摇摆少年"类似）来反抗纳粹式社会化。警察会以其不受约束、无法无天，与希特勒青年团成员争吵、斗殴为由抓捕"时髦无赖"们（他们可能会剪掉"时髦无赖"男性成员的长发）。[13]纳粹政权对这些异见组织的处理非常严厉，向被抓捕的青少年施以"铁拳"，严惩不贷。当局会将他们送至青少年拘留中心，甚至关押至党卫军于莫林根和乌克马克设置的初期集中营，在那里青少年可能会接受绝育，年满 18 岁以后还可能被转押到成人集中营。[14]

纳粹官员和儿童精神病学家将很多不守规的青少年认定为"外源性"因素（即不利的教养方式或环境）导致的"不合群"的人或"不可感化"者。然而青少年缺失社会同化能力也可能来自内源性因素，即生理或精神方面的缺陷。被认定具有"外源性"问题的儿童可能要送至劳动营、管教所等收容机构接受矫正，而似乎具有内源性问题的儿童就没这么幸运了。他们可能面临无限期的收容管理，或者从 1939 年起在帝国儿童安乐死计划中面临死亡。

在纳粹国家，两个分类的界线是模糊的，一切取决于像阿斯伯格这样的纳粹儿童精神病学家根据政权的标准对儿童性格做出的诊断。

---

* "莱比锡群体"（Leipzig Meuten）是由青少年组成的反纳粹组织，与"雪绒花海盗"类似，但更偏政治性。

** "摇摆少年"是由一群喜欢爵士、摇摆乐的青少年组成的反纳粹组织，主要来自汉堡、柏林。他们崇尚英美生活方式，反对纳粹意识形态的管控。

*** Schlurf 在奥地利德语中指"过分追求穿着时髦的人；小无赖、小流氓"。

未能满足纳粹标准的儿童——无论在思想上、身体上还是精神上——将会被盖上许多标签。随着理想的标准成倍增加，缺陷的定义也成倍增加，它们是帝国诊断式统治的一体两面。

随着纳粹儿童精神病学针对儿童精神和价值进行夸大宣传，对**民族**而言，健康不再仅仅只关乎身体，也关乎思想。一个人必须在感受上和行动上表现出自身是集体的一部分，还应具备社会化情感，即一种包含了种族意义和社会意义上的生物-社会归属状态。毕竟，法西斯集体主义正是国家社会主义计划的最核心部分。

要实现帝国建立一个统一同质的民族共同体的野心，儿童精神病学在其中占据了重要位置。德国科学、医学学术研究高度发达，一直以来就是欧洲各地有志医生和学者学习和追求领域更高学位的目的地。就儿童精神病学来说，最一流的学术机构莫过于莱比锡大学精神病院，1925 年至 1938 年间保罗·施勒德担任医院院长。施勒德是德国最早为儿童精神病学设立独立的学科系别、诊室，并设教席的那批人之一，他于 1925 年建立"未成年精神病患者观察室"（Observation Ward for Juvenile Psychopaths）和一间门诊咨询中心。[15]

施勒德的外貌形象并不出众。他的面部浮肿松弛，据他的一位同事描述，他"中等身材，溜肩，大腹便便，因膝盖外翻导致双脚呈扭曲、扁平的八字形"。还有人说他"离群索居，性格乖戾、内向"，"很难与人相处"。[16] 但他有着享誉国际的声名，致力于将儿童精神病学开辟为独立学科，而不再仅仅只是成人精神病学、神经学、儿科学、特殊教育的分支。

从 1934 年的春天开始，阿斯伯格请假暂离疗愈教育诊室，在保罗·施勒德手下接受培训。施勒德原是德意志国家保守党（German National Conservative）*成员，而后他在优生学、遗传疾病、同性恋等问题上的立场逐步接受国家社会主义思想。1934 年至 1937 年间，他在莱比锡遗传健康法庭（Hereditary Health Court）担任医学评估员，评判对象是否应接受强制绝育措施。他还因反犹主义言论闻名，曾一度炫耀自己二十二年的工作期间只聘用过一个犹太人。[17]

施勒德还成为康复教育强有力的拥护者。在德国，该学科早先基本上是在康复教育学会（Society for Curative Education）和《儿童研究期刊》（*Journal of Child Research*）组织下发展。两家学术机构实力强劲：1930 年学会召开会议时，与会人数达 1200 名；而期刊出版的几期刊物都受到好评。随着第三帝国诞生，这些机构的领导者或遭排挤，或受迫害。其中三人——罗伯特·希施费尔德（Robert Hirschfeld）、马克斯·伊塞尔林（Max Isserlin）、弗朗茨·克拉默（Franz Kramer）——因被认定为"非雅利安血统"而遭撤职。其他人均离职，吕特·冯德莱恩（Ruth von der Leyen）一人自杀。到 1936 年，德国康复教育学科长期以来的学科领导地位已不复存在。[18]

空缺出来的位置就被支持帝国统治的德国儿童精神病学家填补，如保罗·施勒德、他的学生汉斯·海因策（Hans Heinze）、维尔纳·菲林格尔（Werner Villinger）。这些人原处在该学科较边缘的地位，后纷纷被任以要职。他们拥有强大的后盾，施勒德的支持者是恩斯特·吕丁（Ernst Rüdin），他是帝国种族卫生措施及第一部强制绝育法背后

* 疑应为德意志保守党（German Conservative Party），系魏玛共和国时期德国的国家保守政党。1918 年以后，该党与自由保守党合并改组为德意志国家人民党（German National People's Party）。本处翻译依照原文直译。

的主导力量。而菲林格尔的支持者则是汉斯·赖特尔（Hans Reiter），帝国卫生部（Reich Health Office）部长，在他的帮助下，菲林格尔从一个偶尔向《儿童研究期刊》投稿的撰稿人，迅速升至该期刊的编辑。[19]这些人物操控了德国儿童精神病学和康复教育，使之成为人们所称的纳粹儿童精神病学。

阿斯伯格后来称施勒德的方法对他的思考影响重大，1942年他还"怀着骄傲和敬仰之情"说自己是施勒德的学生。[20]对**民族**的忠心成为第三帝国的重中之重，施勒德及其同事等纳粹儿童精神病学家愈来愈注意到某些儿童，在他们看来这些儿童建立社会联结的能力较弱，无法与群体团结一致。这一新分类的发现使许多业内工作者开发出各样诊断，用以描述这些缺乏建立群体联结的儿童，这些诊断都与阿斯伯格对自闭性精神病态的定义相似，时间也更靠前。

纳粹儿童精神病学者运用术语"情感力"（Gemüt）表达他们概念中的社会情感。Gemüt是德语中一个出了名的难译词，词义随着时间剧烈演变。对于纳粹思想家而言，Gemüt指的是人用以与他人建立深厚纽带的基本能力，其中同时涵盖了形而上学意义和社会意义。拥有良好的情感力，对于人的个体价值至关重要，也对**民族**的整体健康至关重要。

"Gemüt"一词起源于18世纪，是"灵魂"（或说Seele*）的近义词。[21]随着"灵魂"概念逐渐世俗化，人们愈发关注个人情感，由此"Gemüt"成为德国文化中一个备受喜爱的术语。哲学家伊曼努尔·康德将Gemüt视为个人"先验能力"之所在，而"先验能力"由Geist（或

---

* Seele 即德语的"灵魂"。

说"精神")激发。* 在浪漫主义时期，Gemüt 则成为灵魂的最深层次。相比于人的 Geist，Gemüt 更加本质、更加感情化、更加非理性化。人们认为，音乐特别能够激发人的 Gemüt。于是 Gemüt 成为一个广为流行的修辞用语，以至约翰·沃尔夫冈·冯·歌德——这位备受敬仰的作家在 1826 年抱怨道："三十年内德国人不应该再说'Gemüt'这个词了，到那时这个词或许能够自我再生。目前它所表示的不过是——自我本身的也是他人的——一种对懦弱的放纵和沉迷。"[22]

的确，到了 19 世纪中叶，Gemüt 的词义获得重生。在每日的交谈中，该词失却了部分关于存在的、艺术的色彩，更多的是与积极的个人情感和社会情感相关。拥有 Gemüt 指的是内心生活丰富，与家人好友纽带坚固，性情温和友善。而随着"gemütlich"一词（惬意的或如家一般舒适的）被广泛使用，Gemüt 也就具有了非正式、日常的社会性含义。但是在哲学、艺术、文学和其他思想领域，Gemüt 依然更多地保有形而上学内涵。[23]

在莱比锡工作期间，阿斯伯格尤为迷恋莱比锡学派的整全心理学，即关注个体的 Ganzheit（或者说"整体性"）。其"性格学"的关键即情感力，意指一种无所不包的品质，与感觉、经验、意识、性格相连。[24] 一个人的情感力反映其自我价值。确实，费利克斯·克吕格尔（Felix Krueger）是莱比锡学派领导者之一，他于 1933 年就任德国心理学会（German Society for Psychology）会长时的第一次演讲就称赞了希特勒"情感力的深度"（depth of Gemüt，德语为 gemütstiefe）。[25] [类似地，宣传部长约瑟夫·戈培尔（Joseph

---

* 康德哲学中的"Gemüt"可理解为"内心"或"心灵"。

Goebbels）也盛赞希特勒"无与伦比的活力、他的热忱、他的激情、他德意志式的情感力（German Gemüt）"。] [26]

1934年在莱比锡，阿斯伯格还见到了心理学家、哲学家路德维格·克拉格斯（Ludwig Klages）。克拉格斯看重情感胜过理智主义，阿斯伯格对此表示欣赏，之后也认可这一偏重是自己思想的中心。克拉格斯将德意志式的"灵魂"（soul）观念和更加理性的西方的"精神"（mind）加以对比，而他的研究工作对于纳粹意识形态起了重要作用。[27] 纳粹整全心理学家运用基于种族的"人类学的"心理学，强调德意志灵魂的优越属性，与此同时，马尔堡的纳粹心理学家埃里克·延施（Erich Jaensch）创立了一个居高临下的种族分类说："北方融合型"（Northern integration type，即J型）是比"犹太-自由分散型"（Jewish-liberal dissolution type，即S型）更加优越的对立面，或称"相反类型"（antitype，德语为Gegentyp）。尽管在1944年那篇具有开创性意义的、论自闭性精神病态的博士后论文中，阿斯伯格极少引述他人观点——61页的论文中仅引用9位作者——然而他两次提及延施这一带有反犹性质的分类研究，且明显带有赞同之意。[28]

对专注犯罪学的精神病学家而言，情感力也是其领域的中心概念。阿斯伯格在1944年论文中突出强调了德国精神病学家库尔特·施奈德（Kurt Schneider）。施耐德提醒说，"情感力缺失精神病患（gemüt-less psychopaths，德语为 gemütslosen Psychopathen）"表现出"在利他性、社会性、道德性方面的情感缺陷"，不具备"同情心、羞耻心、荣誉感"。[29] 纳粹精神病学家弗里德里希·施通普夫（Friedrich Stumpfl）是遗传生物学和种族生物学界代表人物，同样强调情感力缺失的精神病患身上具有源自基因的凶恶危险性，和"自闭性冷漠者表现出的情感力缺失特征（Gemüt-lessness）"。[30]

虽说几个世纪以来"Gemüt"一词都带有某种民族主义色彩（德国人认为，他们比其他欧洲人拥有更多 Gemüt，尤其是与心胸狭隘、恪守理性的法国人相比），但国家社会主义笼罩下的 Gemüt 变得种族主义化。1938 年版的《迈耶百科词典》*对该词的释文为："德国人专属词，无法译为其他任何语言，涉及灵魂内在性的感觉，德国男人凭此感受他自身和他的完整存在，深植于他的种族情感和价值中。"[31] 党卫军首领海因里希·希姆莱（Heinrich Himmler）表示同意。希姆莱在那段宣扬"灭绝犹太种族"、恶名昭彰的演讲中，认为德国人"将我们自身所有无害之灵魂和情感力、我们的情感力状态（Gemütigkeit）、我们的理想主义灌输给外来民族"这样的想法是"完全错误的"。[32]

在第三帝国，情感力的内在性——所谓人自身的最深处——渐渐意味着有待发展、以实现社会整体利益的一种社会资质。《赫尔德词典》（Herder's Dictionary）在纳粹时期发行的版本解释为：一个拥有情感力的人会"赋予环境一种精神素质"，"体验到一种浩瀚无边、对其周遭自然世界和人类世界的共鸣感，使其与之融为一体"。[33] 情感力使个体与集体相融合，而这正是纳粹主义的关键构成部分。

与其他领域相比，纳粹神经病学界定情感力的角度更明显地带有社会化倾向。纳粹儿童神经病学家的目标并非培养青少年儿童的情感力，而仅仅是把它当作一种强化社会群体、使儿童合宜地社会化的手

---

* 《迈耶百科词典》（Meyers Konversations-Lexikon）是德国出版商约瑟夫·迈耶（Joseph Meyer，1796—1856）出版的一部百科全书。出版于 1936—1942 年的第八版带有纳粹主义色彩。

段。情感力成为一个工具，一个通向集体主义目的的个体途径。

保罗·施勒德认为，情感力意味着"人性之爱"。他强调儿童"服务社会的意愿"和"融入民族共同体"的重要意义，主张要实现集体的成功情感力必不可少。施勒德总结道，"情感力是人得以在群体中共同生存的必要先决条件"，因此情感力决定了个体对社会的价值。他说："一个人拥有情感力的富余程度，是作为人发挥其实际作用、社会价值的最重要决定因素之一。"[34]有缺陷的情感力对**民族**而言是危险的，所以施勒德建议将某些"缺乏情感力的"（Gemütsarmen）青少年拘禁并严加看管。[35]

施勒德对于人性格的态度深深影响了阿斯伯格，他在日记中特别谈及施勒德对"精神的本质性和丰富性"的关注。[36]虽然阿斯伯格觉得施勒德是根据个人喜好来系统列举人之性格的方方面面，但他也注意到施勒德的许多观点都以情感力为核心，阿斯伯格很欣赏这一概念。他在日记里写道："情感力含义丰富，这真是一个相当好的概念。"[37]

确实在之后，阿斯伯格对自闭性精神病态患儿与施勒德对缺乏情感力的儿童的描述几乎相同。施勒德断言，那些儿童"不知何为柔情，既不理解也不需要，他们不与人建立亲密的依恋关系，也不结识朋友"。缺乏情感力的青少年甚至还可能表现得"麻木、刻薄、退缩"。施勒德提醒人们注意这些儿童身上的成人特性：他们是如何更偏爱成人的陪伴，"常常显得特别不像个孩子，过于成熟早慧"[38]；而阿斯伯格也留意到了这一点。

阿斯伯格在莱比锡的时间恰好使他得以结识施勒德在情感力研究中最显赫的门生汉斯·海因策。从施勒德担任院长的1925年开始到1934年5月期间，汉斯·海因策一直都与施勒德密切合作。在施勒德开创性的著作《儿童性格与他们的异常情况》(*Childhood Characters and their Abnormalities*)中，海因策负责写作临床案例的部分。那时38岁的海因策*剃着光头，戴无框眼镜，在外形上与施勒德对比鲜明。阿斯伯格实习期结束后一个月，海因策也离开莱比锡，前往主持柏林大学医院儿童精神病科和波茨坦州立精神病院的工作，在那里海因策升任为主导第三帝国成人、儿童安乐死计划的头号人物之一。而到近乎二十年后的1962年，阿斯伯格依然会满怀深情地回忆起"在施勒德和海因策指导下的莱比锡研究所"。[39]

海因策在1932年发表《关于情感力的现象学》("On the Phenomenology of Gemüt")一文，后成为纳粹精神病学的检验标准。阿斯伯格在1944年论自闭性精神病态的论文中也重点介绍海因策的这篇文章。[40]海因策在文中贬斥那些情感力不充分的儿童，尤其是"表现出智力天赋的儿童"，指责他们"缺乏奉献心，缺乏对个人价值和物质价值的尊重，缺乏团体意识，缺乏怜悯心和同情心"。总而言之，他认为不合群的人和罪犯——甚至包括社会主义者、共产主义者——都缺乏情感力。海因策还提倡一种细致微妙地评估和治疗儿童情感力的方法，认为儿童分布于宽泛的情感力和智力谱系内，而阿斯伯格将持同样的主张。[41]

施勒德也教导自己的其他学生关注情感力的重要性，如海因茨·舒尔茨（Heinz Schultz）主要研究"轻度躁狂症患儿"的情感力缺陷。安娜·莱特（Anna Leiter）提出的新诊断名"情感力缺乏"（gemütsarm）后来将赢得关注。[42]施勒德坚定捍卫他这一学派的观点。当康复教育

----

* 即1933年。

领域的前领导者——犹太裔内科医生弗朗茨·克拉默和福利改革家吕特·冯德莱恩——于 1934 年在《儿童研究期刊》上合作发表论文质疑情感力的重要性和遗传可能性时，施勒德回以编辑一封公开信严词抨击克拉默和冯德莱恩二人。克拉默和冯德莱恩的论文《儿童期所谓 "情绪缺失，情感力缺失" 精神病态的发展》（"Development of 'Emotionless, Gemüt-less' Psychopathy in Childhood"）中 将 "Gemüt" 一词加引号表示，仿佛该词所指根本不存在。施勒德质疑两人的研究样本，指责他们曲解了自己与海因策对情感力的观点。[43]

克拉默和冯德莱恩用一页半的篇幅回应施勒德的指责，然而他们未能有机会证明自己的研究结论：冯德莱恩在那一年自杀*，克拉默与犹太裔同行汉斯·波尔诺（Hans Pollnow）一道移民去往美国。克拉默和波尔诺将继续研究并得出另一病症的定义，今天人们普遍认为他们的定义是注意缺陷多动障碍（attention deficit and hyperactivity disorder，ADHD）的前身。[44] 与纳粹精神病学在自闭症的概念下强调情感力的作用恰恰相反的是，克拉默在对 ADHD 的描述中抵制情感力的概念。

借由施勒德和海因策在体制内的职位优势，二人和其追随者提出了许多以情感力为中心的精神病学术语，数量多得令人眼花缭乱：儿童可能拥有不合宜的情感力，即带有情感力缺陷或情感力冷漠（Gemütdefekt, gemütkalt）；他们还可能有情感力缺陷、情感力缺失、情感力缺乏或情感力不足（gemütlos, gemütsarm, Gemütangel）等特征。未能拥有足够情感力不再只是抽象的特性，而是可以量化表示的

---

* 即 1935 年。

病征。在施勒德等人看来，各种情感力缺陷问题是可遗传的，预示了该儿童在未来对社会可能发挥的价值或产生的威胁。关于情感力也有很多正面的术语。要达到健康的情感力状态，即拥有情感力深度、情感力丰富度、资赋优异的情感力或是享有情感力的生活（gemütstiefe，Gemütsreichtum，Gemütsbegabung，Gemütsleben），就需要通过情感力护理或情感力教育（Gemütspflege，Gemütsbildung）等形式，集中地对情感力进行强化培养。

在 20 世纪 30 年代，许多学者都针对情感力的缺陷提出了各自的理论，这些描述个体与社会脱节的诊断与阿斯伯格未来所称的自闭性精神病态相符，且在时间上先于后者。换句话说，德国纳粹精神病学界早已广泛地把自闭症视为病症，而到纳粹主义入侵奥地利之后，阿斯伯格将会为其命名。

1938 年 3 月 12 日的早晨，德意志国防军从德奥边界滚滚而过，进入奥地利境内后见到的是欢呼迎接他们的民众。奥地利人聚集在德军坦克驶进维也纳的路线夹道欢呼。人们高涨的愉悦兴奋之情让包括希特勒在内的大部分人都感到吃惊。奥地利人毫不吝惜地向他们的侵略者敬礼致意，舞动着卐字旗帜，满溢着热泪高声喝彩。各阶层民众都表现出对纳粹兼并一事的狂热，因为他们渴盼泛德意志能够实现团结，获得主权，扫清第一次世界大战加诸的各样羞辱，唤起经济复苏，结束政治动荡。

在纳粹德奥合并之前，奥地利总理库尔特·许士尼格一直试图保护国家免受帝国侵略，他做出各样让步试图安抚希特勒，同意接受外交政策上种种约束，让国家社会主义德国工人党党员担任政府职务。

到 1938 年 3 月，许士尼格甚至同意纳粹狂热分子阿图尔·赛斯–英夸特（Arthur Seyss-Inquart）出任内政部长。许士尼格还试图坚持奥地利的些许自主权，宣布就加入帝国一事举行全民公投，将决定权交由奥地利人民。但是公投遭到希特勒阻止，而许士尼格也于 3 月 10 日辞职。希特勒旋即动身入侵奥地利。

身在维也纳的阿斯伯格，正处在德奥合并之后国家社会主义动荡的中心地带。4 月 10 日关于加入帝国议题的全民公投由纳粹势力主导，其疯狂的宣传造势使公共生活处于狂热的高峰。公众集会、营火会、游行——伴随着针对社会主义者、共产主义者、犹太人的大规模暴力和抓捕行动，并剥夺了上述人士的公投权利——使投赞成票的人士中有 99.73% 受其鼓动，选择让奥地利并入第三帝国。[45] 相较于德国的 6930 万人口，仅有 665 万人口的奥地利是纳粹政权实现欧陆统治这一扩张野心的第一站。

在之后几个月里，第三帝国想方设法重塑奥地利社会。对于 1933 年后的德国而言，国家社会主义化改造是一点一滴逐步实现的，但奥地利人面临的是一个突如其来又成熟完备的纳粹政府。随着全新的专用语、陌生的首字母缩写词、兴起的军国主义观念、之前没有的制服，以及那句"希特勒万岁"的口号渗透进日常生活，人们说话、思考、看待事物的方式在一夜之间都改变了。红色的卍字条幅和旗帜悬挂在大街小巷。纳粹党接管，或说是"调配"公共机构和私人组织。每一个男人、女人、儿童都被要求参加纳粹国中的某些组织——从国家社会主义妇女联盟到希特勒青年团。不管个人是否支持纳粹政权，国家社会主义的象征符号和实际措施左右了个人的日常行为。纳粹主义既来自外部强力又源于本地土壤，再造了奥地利的政治、社会、经济和文化。阿斯伯格所经历的，是一场革命性的巨变。

到了 1938 年的春天，奥地利对第三帝国的狂热稍稍平息。德国统治未能实现奥地利普通民众在经济上和政治上不切实际的期待。尽管失业率有了显著下降（1937 年的失业率为 22%，1938 年 13%，1939 年 4%，1940 年 1.2%），但生活成本上升了 22%。德国移民占去了最好的政府职务和商业岗位，将奥地利人排挤在外，奥地利国家社会主义者感觉遭到背叛。第三帝国并入过程草率而未经计划，导致商铺、房屋遭人打砸洗劫，街头暴力难以控制，心怀不满的纳粹党成员也参与领导了其中多次暴乱。1938 年 3 月到 12 月间逮捕的动乱分子有 1/5 是国家社会主义者。[46]

维也纳对犹太人的暴力行为尤为恶劣，很多人甚至认为维也纳是帝国内迫害情况最为严重的地方。民众当街攻击、殴打、羞辱犹太人，故意毁坏、洗劫犹太人的店铺、房屋，破坏、亵渎犹太教堂。维也纳拥有庞大的犹太裔人口，约占总人口数的 10%，而相比起来，德国犹太人口占比不足 1%，维也纳反犹主义也由来已久，无处不在且影响恶劣。维也纳的犹太族群内部差异大，所涉范围广，但在人们眼中，他们总在商业领域和社会地位较高的职业中占据不成比例的垄断地位，因此普遍对他们持有成见和怨憎之情。在 1938 年，达 20 万名犹太人居住在维也纳，而犹太人在维也纳商界人士中占比 1/4（银行业和新闻业内占 3/4），从事医生、律师职业的犹太人占比过半。[47]

1938 年 3 月奥地利被国家社会主义化吞并后，针对犹太人的暴行因此加剧，比德国 20 世纪 30 年代整个十年的情况还要严峻。不只有纳粹党员和准军事组织（SA 冲锋队和 SS 党卫军）唆使反犹暴力事件，普通民众也参与其中。1938 年 3 月德奥合并后维也纳发生的种种暴民袭击事件仅是一个前奏，不到一年后帝国范围内就爆发了大屠杀事件，即 1938 年 11 月 9 日 "水晶之夜"。那一夜维也纳人劫掠焚烧了 95 座犹太教堂，当局逮捕了 6547 名犹太人，将 3700 名犹太人押送达豪集中营。

生活在这样残暴野蛮环境中，阿斯伯格每一天或许都会路过画有反犹内容的街头涂鸦和遭到破坏的犹太房产；他也会看到犹太人迅速地被排挤出公共领域，从犹太人失业到禁止犹太人出现在公共场所；他还会看到 "疯狂的雅利安化行动"，数千犹太人的商铺房屋被无理没收，数万犹太邻居消失不见，那些人要么被阿道夫·艾希曼（Adolf Eichmann）的移民机构发配，*要么被驱赶到集中营。一个人不可能不知道自己正生活在怎样的一种体制之下。在 1938 年的维也纳，暴行和迫害比帝国其他任何地方都更显而易见。

作为一位虔诚的天主教信徒，阿斯伯格也应曾目睹帝国对教会的迫害。1938 年 7 月，纳粹政权抓捕神职人员，接管天主教报刊，遣散六千多家教会组织和天主教学校。红衣主教特奥多尔·因尼策（Theodor Innitzer）曾与纳粹政权合作，到 1938 年 10 月 7 日，因尼策也公开地反对纳粹主义。那日他在圣史蒂芬斯大教堂为天主教青年团成员举行玫瑰经弥撒，仪式吸引了 6000 到 8000 名会众，激化为第三帝国十二年统治期内规模最大的公开抗议事件。**然而天主教会也为它的不服从付出了代价，希特勒青年团第二天亵渎了因尼策的大主教宫，在接下来一周上街聚众大肆破坏、制造混乱。

新政权在维也纳掀起了前所未有的暴力冲突，而阿斯伯格默从了

---

* 1938 年，艾希曼负责将奥地利的犹太人驱逐出境。

** 在 10 月 7 日的弥撒布道词中，因尼策公开表示唯一的元首是耶稣基督。

这一新现状。1974年的一次采访中，他似乎要暗示他早年秉持的信念使他更轻易地接受纳粹的统治："纳粹时期来临了，我从之前的生活经历清楚地看到这一点，正如很多打了引号的'民族主义者'一样随波逐流。"[48]

阿斯伯格的工作环境发生了翻天覆地的转变。维也纳大学解剖学专家爱德华·佩尔科普夫（Eduard Pernkopf）被任命为医学院院长，他于1933年加入纳粹党，成为其狂热成员。佩尔科普夫立志要根据国家社会主义原则重整医学院，因此在接任院长一职的四天之后，即1938年4月6日，他身着冲锋队制服发表了就职讲话。在讲话中，他着重强调种族卫生在纳粹医学的中心地位，认为应增加人口中"从遗传学角度来说有价值的人"，并"通过绝育或其他手段灭绝那些遗传意义上的劣等人"。[49]

佩尔科普夫坚持要求医学院全体成员宣誓效忠阿道夫·希特勒，并在相关部门登记自己是否为"雅利安血统"。那些没有宣誓或被认定为"非雅利安血统"的人则被撤去职务。阿斯伯格接受了这个要求，而他的同事全部遭到人员清洗。医学院开除了78%的成员，大部分都是犹太裔，其中还包括3位诺贝尔奖得主。197位内科医生只剩下44位。[50]

维也纳大学其他部门总计开除了45%的人员。[51]全维也纳4900位医生的2/3，110位儿科医生中的70%被免去职位。[52]数千人移民（主要去了美国）或遭到驱逐。医学成为第三帝国中最纳粹化的职业之一，全体从业医生约有半数加入纳粹党。[53]

1934年至1940年间超过3/4的精神病学家和精神分析学家因为种族或政治原因离开维也纳，造成相关领域格局发生巨大改变。特别是享誉深远的维也纳精神分析学界蒙受毁灭性伤害[54]，维也纳精神分析学会（Vienna Psychoanalytical Society）成员强烈抗议第三帝国政权统治，其成员有 84% 是犹太裔。纳粹军队进入奥地利边境的一天之后，学会委员会聚集到西格蒙德·弗洛伊德的公寓，决议鼓励成员移民他国。学界已形成国际网络，准备协助援救：国际精神分析学会（International Psychoanalytical Association）会长欧内斯特·琼斯（Ernst Jones）和法国精神分析学家玛丽·波拿巴（Marie Bonaparte）亲自前往维也纳便于安排工作，而其他身在国外的学者向他们的维也纳同行提供资金支持、联络方式、工作职位、签证和担保书。在一到两个月时间内，大部分维也纳精神分析学者都得以移民出国，在欧洲其他各地或在美国成功开始新的研究探索。其年 82 岁的西格蒙德·弗洛伊德和女儿安娜也在英国重建了颇有影响的学术圈。[55]

维也纳精神分析学会中有 124 名前任及现成员经历了德奥合并时期，106 名成员因其宗教信仰和政治倾向与帝国敌对而面临迫害。当中绝大部分人移民出国，10 人死于隔坨区或集中营，仅有 5 人留在奥地利，其中最有名的是奥古斯特·艾伦霍恩（August Aichhorn）和奥托·珀茨尔。艾伦霍恩坚持进行研究，但是淡出了公共生活。而私底下他在家中带领了一小群精神分析学者，他们反对国家社会主义统治，也反对国家社会主义式精神治疗的政治化目标。这群人中有些因参与反抗运动而被当局杀害。1930 年珀茨尔加入纳粹党并且继续主持维也纳大学精神病–神经学诊疗所的工作，一直到 1945 年为止。[56]

柏林精神分析研究所（Berlin Psychoanalytic Institute）清除了犹太成员之后，并入德国精神治疗综合医学协会（German General Medical Society for Psychotherapy），这一决策出自 M. H. 戈林（此人

是帝国元帅赫尔曼·戈林的堂亲）的设想。与精神分析学这门"犹太科学"正相反，精神治疗的纳粹变体旨在使个人心理健康适应于政权的价值观，指引病人关注当前问题，而非像精神分析师那样探索病人的过去。精神治疗师受派遣发挥实际作用，在诸如希特勒青年团、德国少女联盟等纳粹组织中担当顾问。德国精神治疗综合医学协会还扩大其适用范围，用以对军队职务、专业职业进行领导能力定性。不过事实上，尽管戈林研究所*接受了纳粹强制管理，其中依然包容了荣格派、阿德勒派和弗洛伊德派的精神分析学者。[57]

纳粹兼并奥地利摧毁了奥地利康复教育领域的两大分支，这两个分支的实践方法与阿斯伯格的疗愈教育诊室并不相同。特奥多尔·黑勒是奥地利基于教育的传统康复教育流派（Heilpädagogik）带头人，而他是一名犹太人，于德奥兼并之际自杀身亡。社会主义者卡尔·柯尼希（Karl König）是名犹太人，而且天生残疾，双足畸形。他主张和他人眼中重度残疾人士共享共产主义式生活。柯尼希及其同事迁居苏格兰，在那里成立了乌托邦式的坎普希尔居住区（Camphill residential community），提倡"自我与另一自我"以不带评判的方式"相遇"，"消解"他在独裁政权的统治中看到的"对人性内核的威胁"。[58]

汉布格尔的儿童医院和阿斯伯格的疗愈教育诊室历经了德奥合并，以及接连的人员清洗和重组改造，得以安然存续下来。犹太裔成员安妮·魏斯和格奥尔格·弗兰克尔早已移民，在当局看来阿斯伯格和他带领的诊室成员足够可靠。这并不是意味着阿斯伯格认同帝国的全部政策，他依然是位积极的天主教信徒，没有加入纳粹党。但他也

---

* 柏林精神分析研究所合并后又名戈林研究所。

迅速地接连加入第三帝国的其他组织以保全他的职位：1938 年 4 月加入德国劳动阵线（DAF），1938 年 5 月加入国家社会主义人民福利组织（National Socialist People's Welfare Organization，NSV）。尽管身居他所在的职位可能会被寄望于参与这类组织，阿斯伯格却已超越了通常的从属关系。1938 年 5 月，阿斯伯格开始为纳粹国工作，他以一个精神病学专家的身份服务于市少年法庭系统。他还申请成为希特勒青年团的顾问。1938 年 6 月他申请加入国家社会主义德国医生联盟（National Socialist German Physicians's League，NSDÄB）。这不是一个单纯的医生职业协会，而是纳粹党代表性的"作战组织"，致力于依照纳粹党原则管理内科医生群体，还参与迫害犹太裔医生。[59]

经历了第三帝国时期，阿斯伯格及其同事不仅得以幸存，甚至蓬勃发展。[60]众多犹太裔内科医生、精神分析师遭受驱逐，造成的行业空缺为阿斯伯格等人增加了发展机遇。阿斯伯格和同事们，以及整个疗愈教育领域都在纳粹统治下获得了举足轻重的地位。纳粹兼并奥地利之后，汉布格尔在一场正式演讲中指示，作为第三帝国的一名医生"必须成为一个真正的国家社会主义者。他必须彻底贯彻国家社会主义在生活方式和健康领域的行为原则"。[61]在这样的新环境下，阿斯伯格提出了将儿童分门别类的新方法。

纳粹兼并奥地利之前，阿斯伯格曾提醒应避免在儿童期做出诊断。他在维也纳大学儿童医院所做的两场讲座中，第一场是在 1937 年 10 月，题为《精神异常的儿童》（"The Mentally Abnormal Child"），讲稿发表在《维也纳临床周刊》。他在其中明确说："方法各有不同，因为个性各有不同。不可能对一种诊断建立一套严格的标准。"[62]一年后的 1938 年 10 月，他于同一地点做了一场同名讲座，并发表于同一种刊物，而在这场讲座中，他引入了自己的诊断：

> 这类表征明显的儿童，我们将之命名为"自闭性精神病态患者"——因为自我（autos）封闭导致他们与环境联系的收缩。[63]

阿斯伯格为什么颠覆了原先观点？无疑，他对自闭性精神病态的诊断顺应了时代。纳粹兼并奥地利，随之而来的是存在的理想形态。个体要加入民族共同体需满足种族、政治、生物等各样全新标准。此外还有衡量精神的新标准：儿童应要与集体保持一致，融入集体。[64] 阿斯伯格于 1937 年的开放式言论确实不适用于 1938 年纳粹儿童发展标准。

倘若没有纳粹入侵，阿斯伯格或许永远不会这样预想出自闭性精神病态诊断。他在 1938 年的演讲与其说是一篇科学研究，更像是篇政治和社会声明。该文写于德奥合并后几个月，可视作应对由第三帝国引发的惊人巨变的一种尝试。文中给出的不仅是一个医学诊断，似乎更是对前所未有之现实的诊断，巩固了某种连贯的判断准则，而阿斯伯格可能借此观察这个处于变化中的世界。

阿斯伯格还可能正在一个更大的平台上考量自己的事业发展。纳粹儿童精神病学家们已经稳固了他们的国际名声。阿斯伯格的前任导师保罗·施勒德新近当选为国际儿童精神病学协会（International Association of Child Psychiatry）第一任会长。协会于 1937 年 7 月在巴黎召开第一次会议，这次会议还是当年世博会的一部分。巴黎会议规模盛大，吸引来自 49 个不同国家的 350 位与会者，还采用了最先进的耳麦技术进行同声传译。第三帝国代表团成员有恩斯特·吕丁、汉斯·海因策，维尔纳·菲林格尔被列为发言人但他并没有出席。弗朗茨·汉布格尔是来自奥地利的官方代表。阿斯伯格不在出席名单上，不过凭他与汉布格尔的亲密程度，他一定知悉这么一场盛会，或许也期望自己能置身于这些重量级人物当中。[65] 在巴黎，儿童精神病学国际协会计划下一次会议将在施勒德的领导下于第三帝国举行，尽管这场计划中的会议不曾举办过。

阿斯伯格在 1938 年论自闭性精神病态的演讲中，最开篇的第一句话就是他对帝国改造社会这一宏大目标的颂扬："我们正身处于一个对我们的精神生活大规模重塑的进程中，其中涵盖了精神生活的方方面面，尤其是在医学的领域。"阿斯伯格接着称赞纳粹的理想主义，措辞带有明显的亲纳粹政权色彩，这既不是 1938 年奥地利科研论文写作的规定甚至也不是惯例。在第二句话中他建议要根据国家社会主义的指导原则彻底改革医学，宣称个体应服从国家，医学要服务于民族共同体。用阿斯伯格的话来说："整体大过局部，**民族**重于个人，这个新兴帝国的基本观念必将深刻全面地改变我们对于这个民族最宝贵资产——即它的健康——的态度。"[66]

阿斯伯格似乎在讲稿的第二段对绝育政策表示认可。他承认，帝国已改变了健康卫生领域的常规措施，并认可医生现在应要为推行种族卫生法规尽一份力。"作为内科医生我们必须肩负全责，承担我们这个领域内正在产生的任务。"[67] 他援引的是帝国的绝育法规，纳粹《遗传病后代预防法》（"Law for the Prevention of Genetically Diseased Offspring"）。他认定帝国医生的"责任"是阻止"不健康的基因材料传播"，现在这份责任还包括上报可能带有遗传问题的人，要求他们接受强制绝育。然而，阿斯伯格也力主医生在甄别哪些人需要接受绝育时应谨慎操作，应该将人作为个体看待，而不是凭借测试和数据做判断。[68]

今天许多人阅读阿斯伯格 1938 年的演讲稿时会忽略他帝国式的修辞，认为修辞只是遵照强制要求，意图暗示他在文章的其他部分推翻了纳粹的信条。阿斯伯格在讨论个案研究之前提醒道："不是所有不合标准的、'不正常'的，就必须是'劣等的'（minderwertig）。"[69] 文章也以他的警示作结："非正常人在一开始看来无可救药，但永远不要放弃对他们的教育。"儿童可能在治疗过程中显露出不同能力，而"这些是无法被预见的"。他接着说，医生"有权利也有义务"对每一个孩子集中地投入精力和情感，因为那些"不合标准的，身患残障的"儿童"需要经验、爱，和教育者的全心投入"。[70] 或许阿斯伯格这些善意话语反映了他的真实想法，但同时他充满怜悯的表述与他的导师弗朗茨·汉布格尔及整个纳粹儿童神经病学极富同情心的言辞如出一辙，这样温情的修辞一直是该领域的特色，哪怕在其最凶残的时期也是如此。

我们不清楚阿斯伯格是否对所有的孩子都抱有这样慈爱的情感。阿斯伯格会称赞那些智力水平较高、"特殊兴趣惊人成熟""思考方式不同寻常"，因而"表现极佳""成就卓著"的自闭症青少年[71]，但他也提醒，很多儿童"因自闭症产生的独特思维可能是荒谬、怪异、无用的"。后者的"社会性预后表现不良"，甚至"不具备学习能力"。[72]

阿斯伯格将自闭性精神病态定义为"对环境的适应性障碍"，在他看来，这会导致"直觉功能的失效：扰乱他们对状况的理解，妨碍与他人的联系"。[73] 阿斯伯格因此认为,自闭症患儿缺乏社会联系。"没有人真的喜欢这种人"。他强调说,他们"与任何人都没有个人关系"。自闭症青少年"常常是不合群的人,与所有儿童群体脱节"。总而言之阿斯伯格称:"社群拒斥自闭症患儿。"[74]

然而最令人惊讶的是,阿斯伯格以"精神病态"为该症状命名,他在诊断定义中强调患儿带有恶意和反叛,这与那个时期精神病态的概念正相一致。精神病态诊断诞生于19世纪中叶的德国,原先适用于关押在精神病院和监狱中的人,到20世纪20年代逐渐被广泛使用,开始指代那些威胁到社会秩序的人,例如"不合群的人"、流氓、无业游民。福利、教育、刑事司法机构越来越多地采用"精神病态"这一语义模糊的精神病诊断名来孤立那些讨人厌、不服管教、带有犯罪倾向的儿童。新闻报刊也在报道少年罪犯或福利相关的文章中运用该术语。[75]

在精神病学领域,有关精神病态的主流典型概念出自库尔特·施奈德。在施奈德的定义中,"带有精神病态个性的人就是那些带有非正常个性的人,他们的不正常使自己身其受害,或连累社会受害"。[76]精神病态患者缺乏如文明礼貌、道德感、无私心、联结感等合宜的社会情感,这种欠缺可能导致犯罪。在第三帝国统治下精神病态术语的定义愈发扩大,患病的后果也愈发严重,被判定为不合群的青少年可能被收容和监禁。[77] 阿斯伯格1938年论文从第三段开始便以这种对精神病态患者的普遍理解作为文章框架,意图"阻止他们的反社会行为和犯罪行径给民族共同体造成负担"。[78]

阿斯伯格以一位7岁半的佚名男孩作为展示症状表现的案例,这部分个案分析充斥着上文谈及的社会威胁论。他在分析中推断该名儿童"与世界的联系受限",因为这个孩子缺乏一种对周围的人和环境的"直觉性理解能力",但他以大量笔墨刻画该男孩所谓的恶劣性格。据阿斯伯格所言,该名少年自小便"接连不断地"表现出"令人火大的纪律问题"。[79]这个男孩"体型巨大,举止粗野,行动笨重",透着股"五大三粗的笨拙感",阿斯伯格评价道:"他不听从其他人的意愿,事实上,不遵从别人的要求、激怒他人会让他感到一种恶毒的愉悦。"据阿斯伯格所说,这个男孩"对其他孩子尤其充满恶意,仿佛是块斗牛用的红布,四处挑衅"。[80]男孩就读的学校无法"管教"他,"他会制造麻烦、与人扭打,把整个班级闹得一团乱。"据阿斯伯格所想,这类表现正符合自闭症儿童的特征,即"缺乏对权威的尊重,完全不具备理解纪律规范的能力",以及"漠然地表现出恶意"。[81]阿斯伯格总结说这些特征构成了"一种精神病态的个性"。[82]

在阿斯伯格的世界落入纳粹掌控之前,他并没有提出过自闭性精神病态的定义,而当他提出这个定义时,他所遵照的是第三帝国的修辞手法和价值取向。阿斯伯格是否只是在表面上传递帝国的价值观,为了能生存下来,保住他的饭碗,或者使事业发展,这又有什么关系呢?正是阿斯伯格的话语,而非他心底的想法和信念,影响了七十多年以后我们对自闭症诊断的概念。

1939 年 7 月,即纳粹兼并奥地利的一年后,阿斯伯格参加了于日内瓦召开的第一届国际康复教育大会(International Congress for Curative Education)。此次会议召集了来自 32 个国家共 300 位精神病学家、心理学家、教师、社会工作者、政策制定者。阿斯伯格,一个 33 岁的年轻助理教授,并没有在日内瓦会议上发表演讲。他满怀热情地把与会者描述成"一流的儿童精神病学家和儿童心理学家,各自领域的先驱者"。

尽管这是一次国际级的会议,但包括保罗·施勒德和维尔纳·菲林格尔在内的第三帝国发言人依然在宣扬纳粹的信条,并在会议上获得了主导地位。会议的高层组织者,来自维也纳的康复教育专家安东·马勒(Anton Maller)吹嘘着新价值的优越性:"德意志帝国的掌权击溃了所有单纯基于同情和慈善的原则,在奥地利也是如此。这些东西已经与民族共同体无关。"[83]

至关重要的是对人口进行筛选。马勒坚称,因为"健康基因池的衰弱意味着**民族**的堕落",儿童保育专业人士要做的是确保"劣等遗传材料理应清除"。

阿斯伯格眼见着、耳闻着帝国的同行为纳粹精神病学确立了致命的方向,不久他也将开始参与那些实现他们可怖愿景的行动。

第四章　将生命登记造册

维也纳儿童医院的一张老照片里，一个年轻人正神色自得地坐在保健汽车（Health Car）的驾驶座上摆着姿势，他是黑里贝特·戈尔博士（Heribert Goll），与阿斯伯格一样接受汉布格尔指导的博士后同学。他要驱车前往多瑙河下游茨韦特尔，到一些人烟稀少的区域进行基本医疗服务，向当地母亲提供健康咨询。还有一张照片拍摄的是保健汽车在覆盖着白雪的山路上勇敢无畏地行进，另外一张是纳粹人民福利（Nazi People's Welfare，NSV）的护士和一位身形健硕、穿着佃兜服的妇女微笑地看着一名健康的幼童。[1]

哺育咨询机动服务（Motorized Mother Advising）是弗朗茨·汉布格尔主持的代表性项目之一，他委任阿斯伯格协助管理，足见他对阿斯伯格的信任。[2] 早在 20 世纪 20 年代，汉布格尔通过美国联邦基金（American Commonwealth Fund）*参与了一个与此类似的外展服务，而现在他对这一服务项目做了相应调整，以满足纳粹目标。汉布格尔说："一所第三帝国的大学儿童医院，不应仅仅治疗患病的儿童，也要照料健康的儿童。"而他将这一原则极端化。他麾下的医生在乡间照顾身体康健的青少年人，收获了"实践的"经验，同时拒绝向那些体弱患病的孩子提供医疗护理。经阿斯伯格举荐，黑里贝特·戈尔接替他管理这一项目，戈尔强调保健汽车的相关成员"只在紧急情况下"才会对患病儿童提供治疗。[3]

从 1939 年 10 月到 1940 年 7 月阿斯伯格在任期间，汉布格尔的哺育咨询机动服务执行外出任务 77 次，为 5626 名 14 岁以下婴幼儿童检查身体。该计划宣称其服务工作降低了佝偻病发病率和婴儿死亡率，使该项目为奥地利其他地区树立了模范。[4] 不过汉布格尔也注意到有些当地人对从维也纳而来的保健汽车感到不安，他在记述中谈及"一些母亲在一开始对新的服务项目抱有一定的不信任感"。[5]

妈妈们理应小心提防，因为汉布格尔的哺育咨询机动服务不仅是一项卫生服务，还充当了纳粹政权的耳目。保健汽车特别配有三个座位，因而儿童医院的医生总会在一位帝国福利工作者和一位纳粹人民福利护士的陪伴下出行。[6] 若遇上他们认为身患残疾或带有基因缺陷的儿童，以及在他们看来其父母因社会、经济原因不适合承担抚养之责的儿童，他们便会记录下来。随后保健汽车的成员会与地方公共卫生办公室协调，将诸如"遗传病患者、酗酒者、肺结核或其他传染疾病感染者"记录在案。[7] 在 1940 年的一次走访时接受检查的 1137 名

---

* 联邦基金会由美国慈善人士安妮·哈克尼斯（Anne Harkness）成立于 1918 年，主要资助领域是公共健康事业。

儿童中有 62% 的儿童被认定为带有明显的棘手状况，比方说"双脚过于肥大"（8 个孩子），"遗传性智力低下"（24 个孩子），"父亲酗酒"（3 个孩子）。

青少年的信息收集整编而成的名录随后将立即运用于儿童谋杀计划，计划于 1940 年 8 月底在维也纳斯皮格朗地的医疗机构开始，此时是在阿斯伯格从哺育咨询机动服务管理职位卸任的一个月之后。斯皮格朗地医疗历史记录中的一份样本显示，超过 1/5，即 22% 的被害儿童来自多瑙河下游地区，其中正包括了汉布格尔服务计划所覆盖的区域。[8] 取其中一例作说明，玛丽·费希廷格（Marie Fichtinger）生来身体右侧麻痹，茨韦特尔地方行政官员于 1942 年夏天建议她接受收容，玛丽的父亲签下了同意书。斯皮格朗地资深内科医生海因里希·格罗斯（Heinrich Gross）断定玛丽"白痴程度严重"，"生理发育相当迟缓"，之后玛丽的情况便被上报至帝国委员会，申请批准处死这个女孩。玛丽死于新年的前夜。[9]

结束了在汉布格尔哺育咨询机动服务的工作之后，阿斯伯格于 1940 年 9 月 4 日在德国儿科医学学会第四十七次年度会议上发表了演讲。在这篇题为《论儿童保育中的教育治疗法》（"On Educational Therapy in Childcare"）的演讲论文中，阿斯伯格表示：尽管曾有各样推进儿童发展工作的不同方法，但他相信在纳粹主义之下将只有一种方法。他解释说："之前，对于儿童抚育存在着不同目标，有哲学的、政治的、宗教的，各样目标彼此竞争，但现在，国家社会主义制定了其儿童抚育工作的目标，只此一个，坚定不移。"[10]

阿斯伯格接着说，他"非常赞同"第三帝国针对儿童发展的"独一目标"。他宣称，特殊教育的宗旨正是"使这些儿童与国家社会主义国家相配"。[11]

他认为，要实现"相配"，有一些儿童需要从根本上接受改造，甚至调整他们的性格。阿斯伯格正在颠覆自己两年以前的观点，那时的他说医生应该"给予青少年人信心，让他们相信自己并非患病，他们能够掌控自己"。[12] 而在他 1940 年的演讲中，阿斯伯格断言"教育可以有选择地塑造理想的品性，提供某些环境就能——当然是在一定限度内——改变性格"。他宣扬着改造儿童的憧憬，这篇发表于《神经学家》(The Neurologist)的儿科医学会议报告长达四个段落，其中总结性段落都用来描绘他的展望。[13]

德奥合并之后，阿斯伯格当即开始谋求第三帝国统治下的职业地位和各类组织的成员身份，故而他的工作不仅仅受造于纳粹理想，也接受了纳粹体制的影响。帝国的工作委任支撑起他的职业世界。在儿童医院，弗兰茨·汉布格尔认为阿斯伯格相当可靠，足以继续做他的博士后学生，并留任疗愈教育诊室的主任，管理哺育咨询机动服务工作。对于汉布格尔而言，成为部门的管理者意味着一项重大责任，要对帝国保持忠诚。汉布格尔在 1939 年的一次讲座中坚称："一所大学各个部门的代表要员需要是坚信不疑的国家社会主义者。"[14]

阿斯伯格选择留在汉布格尔领导下的医院里，根据纳粹党档案记录，除了他以外，医院其他医生都是纳粹党员。[15] 他不加入纳粹党的决定可能代表了他与之对立的政治立场（确实，这在战后保全了他的名声），但其实阿斯伯格的选择也与他大部分的奥地利同侪没有不同。尽管第三帝国过半数的医生成为纳粹党员，奥地利 2/3 的医生却没有加入纳粹党。在维也纳，10 位内科医生中有 7 位不愿接受这一身份。[16]

　　阿斯伯格的同事约瑟夫·费尔德纳一个不经意的评价，或许能透露出一些阿斯伯格与国家社会主义的关系。费尔德纳在审读阿斯伯格的某篇论文时建议他的修辞少一些亲纳粹政权色彩——"这或许过于纳粹了，与你的声名不符。"[17]费尔德纳的建议暗示了众所周知阿斯伯格不是一个纳粹狂热分子，也暗示了阿斯伯格正试图让自己看起来像个纳粹狂热分子，以至有些做过了头。阿斯伯格的论文中确确实实渗透了亲纳粹政权色彩，甚至体现到了微小细节上，如在文档上签下"希特勒万岁"，而这完全是要求之外的举动。[18]

　　阿斯伯格的极度宗教热忱也引起了纳粹党官员的注意，因为第三帝国并不支持宗教活动，视之与纳粹意识形态无法共存，甚至视之为威胁。纳粹政权迫害、关押教职人员，亵渎教堂，强迫民众停止举行宗教仪式。阿斯伯格的党内档案文件中有一封党卫军信件，其内容显示了对其宗教信仰的关注："阿斯伯格医生来自神职人员的圈子，在德奥合并前一段时期（1933—1938）*坚定地从事宗教相关事业。"同一份文件还记录着阿斯伯格曾是天主教性质鲜明的社团新地社的成员和天主教圣卢卡斯行会的秘书。[19]不过，在纳粹奥地利做一个虔诚热心的天主教信徒并不一定就代表了反对帝国统治。毕竟，90.5%的奥地利人口都是天主教信徒。这是一种伞式的综合信仰，信众包括各种各样具有不同政治、宗教立场的人。亲纳粹的天主教信徒认同纳粹政权的保守价值观和反布尔什维克主义，而反纳粹的天主教信徒和亲纳

粹的信徒仍可能在一起望弥撒。与他们一同的或许还有这样一类奥地利人，他们在德奥合并之前并没有表现出宗教热忱，他们开始参加宗教活动是为表达自己的抗议。德奥合并以后教会活动的参与度在事实上有所提高。甚至在仅有 1/3 人口是天主教信徒的德国，大部分登记在案的天主教信徒都会定期去教堂活动，参与人数仅在战时几年有所下降。[20]

国家社会主义官员很快就确认阿斯伯格的天主教信仰并不影响他在政治上的可信赖度。1939 年的一份党内报告中认为：阿斯伯格是一个"典型的笃信（天主教的信徒）"，但在纳粹主义因极端暴力行径而在奥地利遭禁的那些年里他并"不反对"纳粹主义。[21] 另一份 1940 年的报告证实阿斯伯格是"一个虔诚的天主教信徒，但未表现出天主教所带有的政治倾向"。纳粹党相关人员审查、清除了阿斯伯格过度宗教狂热的嫌疑，并得出结论："他与那些带政治倾向的天主教群体没有共同利益。"[22]

纳粹党与政府官员对阿斯伯格的可靠度越来越越抱有信心。阿斯伯格的地区党内档案文件（district party file，德语为 Gauakt）很薄，其评定结果都一致认为阿斯伯格忠于政府。每一年纳粹党官员都再一次确认"他的品格和政治倾向没有问题"。[23]

在纳粹种族卫生问题上，阿斯伯格同样被认定是可靠的存在。在 1940 年 11 月的一份纳粹党评估当中，某位党卫军少校确信阿斯伯格"从未主动做出反对纳粹党的行为，即使他在隶属的儿童医院——这里只聘用国家社会主义医生——能轻易获取资料并将之曝光"。[24] 和大多数类似文件一样，此处用语隐晦，会被"曝光"之物的所指可能有很多，比如医院参与对儿童进行绝育、在儿童身上进行医学实验、将儿童移送斯皮格朗地接受刚刚启动的安乐死计划。阿斯伯格在维也纳实施种族卫生举措的中心地带工作，通过他对国家的贡献自然而然地证明了自己值得信赖。

......

1940 年 10 月 1 日，阿斯伯格自荐为维也纳公共卫生办公室的医学专家。公共卫生办公室是评断个人对政权的价值，决定他们个人命运的帝国中央机构，阿斯伯格以此进一步拓展与纳粹政权的勾结。阿斯伯格在德奥合并后就已开始为纳粹政府工作，他在少年司法系统、行为矫正学校提供服务，他的诊室也成为政府运作的重要部分。到 1940 年 8 月 7 日，《新维也纳日报》（Neues Wiener Tagblatt）赞扬阿斯伯格的疗愈教育诊室，称其为维也纳城市的"咨询机构"，与"整个市政福利部门通力合作"为儿童提供治疗。[25]

两个月之后的 1940 年 10 月，阿斯伯格甚至更进一步深入政府运作的中心，向公共卫生办公室提交正式"申请"，自荐成为城市"疗愈教育、儿童精神病问题相关"的"内科专业医生"。阿斯伯格将会为维也纳学生福利部（Department of Schoolchild Welfare）给行为矫正学校、特殊教育学校的青少年作能力评估。阿斯伯格的申请一经公共卫生办公室主任马克斯·贡德尔（Max Gundel）批准，他便报名一周十二小时的工作时间，据他估计这将占去他 1/4 的时间。[26] 这份工作报酬丰厚，他一年能得到 1920 帝国马克，这相当于帝国一个全职工人的年收入。[27]

公共卫生办公室是纳粹优生学实践的关键部门。1933 年 7 月，即希特勒上台六个月后颁布的《卫生保健体系联合法》(Law on the Unification of the Health Care System)通过这些办公室重建并集中管理卫生保健事业。一共有739个公共卫生办公室散布帝国各地，从城市到乡村，牵涉人员极广，包括党卫军官员、内科医生、护士、律师、生物医学人员，等等。他们接受委任负责的领域覆盖卫生服务、计划生育及"遗传和种族关照"，监控帝国公民的社会生命、生物生命、种族生命。[28]

维也纳市政议员马克斯·贡德尔是纳粹种族卫生理念的狂热支持者，维也纳卫生和民族保健部 (Department for Care of Health and the Nation) 的部长，他管理市公共卫生办公室，将城市卫生、福利、种族卫生系统划入其管理范围内。他指挥抓捕、驱逐了数千人，以额外的努力加速维也纳犹太人的运输，他还积极发起维也纳安乐死计划。在1940年，作为负责斯皮格朗地的第一任市政管理者，贡德尔和埃尔温·耶克尔柳斯、维克托·布拉克 (Viktor Brack) 一起参与了初期商议，讨论安乐死计划将采取的杀人手段[29]，耶克尔柳斯是斯皮格朗地的第一任医疗主管，布拉克则筹划了整个帝国安乐死计划的事宜。

对公众而言，维也纳卫生办公室的使命，也可以说是全帝国卫生办公室的使命是向公民大力提供预防性保健和家庭护理服务。卫生办公室倡导"积极的"优生学观念，保障理想公民的生活康乐，鼓励他们生育，包括向孕妇提供医疗护理，育儿建议，关于家政、卫生的指导，甚至还包括母乳收集。然而，积极优生学往往伴有阴暗的一面，消极优生学暗藏其中。例如，发放婚姻贷款是为鼓励生育，但公共卫生办公室同时也会筛查申请人是否有"遗传性疾病"。1938年是维也纳实行婚姻贷款计划的第一年，市公共卫生办公室就拒绝了682人的婚姻贷款申请——当年申请总数有 4300 人——因为他们认定这些人带有生理缺陷,他们甚至彻底剥夺了这些人的结婚权利。[30]

公共卫生办公室还负责主管帝国强制性绝育计划。在当时,欧洲各国和美国均支持绝育,1907 年至 1939 年间,美国有 29 个州为超过 3 万人实施非自愿性质的绝育手术 *,然而第三帝国把绝育措施推向新的极端。1934 年至 1945 年间,纳粹政权对多达 40 万人实施绝育,相当于育龄期人口的 1%。[31]奥地利绝育计划规模较小,1940 年,即在纳粹吞并之后两年才开始推行,受害者人数有 6000 名。[32]原因是安乐死杀人计划几乎在同时启动,很多本会接受绝育的奥地利人遭到杀害。

理论上说,公共卫生办公室针对的是可能带有基因或其他不同状况的个人,例如"遗传性低能"、精神分裂症、躁狂抑郁症、癫痫症、亨廷顿舞蹈症、遗传性失明和失聪、"重度身体畸形"和酗酒。医生、护士,以及教师、社会工作者会举报他们认为有缺陷的个人,这个过程被系统化,成为告发的标准形式。[33]虽然被检举的个人会被归入不同的医学名目之下,但检举常常更多是与社会偏见有关,针对的是那些穷困或未能满足中产阶级规范的人。检举的阶级维度可能是绝育计划未在帝国民众间引起太多疑议的一个原因。

遭到检举的个人将被传唤到帝国 200 个遗传卫生法庭(Hereditary Health Court)中的某一个,由一个 3 人专家组在短短几分钟内决定其基因价值。一旦被认定为带有缺陷,他们就会被送往诊所——其中 10% 的人须由警察押送——一般他们在那里会接受输精管切除手术

---

* 1907 年,美国印第安纳州率先通过第一部绝育法,各州也相继推出类似法律。一直到 1977 年,优生绝育政策才被纷纷废除。

或输卵管结扎手术，有人把手术称为"希特勒剪"（Hitler cut）。[34] 数百人会因手术并发症丧命，其中多数为女性。

数据估计绝大数人是因为所谓心智缺陷而接受绝育。在计划推行的最初几年里，官员将过半受害者归类为"低能"，约 1/4 为精神分裂症患者，位列第四的是癫痫症。[35] 在之后的儿童和成年安乐死计划中，这些病症将成为遭杀戮的主要类别，官员如此作为的意图或许可以视作针对精神疾病的大屠杀，其目的是消灭人口中带有某几类精神特征的人。举例来说，纳粹政府将大约 22 万到 26.95 万名带有"精神分裂症"标签的人绝育或杀害——这代表着帝国中此类诊断患者总数的 3/4。[36]

阿斯伯格支持帝国的绝育法。他在 1938 年的论文《精神非正常儿童》中公开表示赞同，之后他的地区党内档案中多份报告确认"他服从种族保健和绝育相关法律中的国家社会主义观念"。阿斯伯格的忠诚不仅仅体现在原则上，还体现在行动上。另外一份报告证实："就种族和绝育相关法律中的几个问题，他遵从国家社会主义观点。"[37]

在其论著中，阿斯伯格像许多纳粹种族卫生学者一样并不持先天决定论，但是他同汉布格尔一样认为儿童是由基因和环境共同塑造的。阿斯伯格针对这一影响进行双生子研究，就研究结果撰写论文，发表于 1939 年 1-2 月期的《基因学医生》（*Der Erbarzt*，英译为 *The Genetic Doctor*）。《基因学医生》是创办于 1934 年的纳粹主义权威期刊，旨在发布纳粹种族卫生政策，为医生执行绝育法提供建议。[38] 双生子研究是纳粹医学的重要实验手段，一般用于表现生物特征如何决定一个人的社会价值。阿斯伯格和黑里贝特·戈尔对一对同卵双胞胎姐妹进行观察，据他们说这对姐妹同时感染偏身舞蹈症病毒。阿斯伯格称，其中一个姐妹"更聪明、更成熟，具有更丰富的精神生活"，而她的偏身舞蹈症症状表现更加严重。阿斯伯格认为其原因是"具有更优良的大脑组织"导致她更容易受到病症的影响。两人得出结论：个体间"最本质的差异和最关键的天赋受到环境的影响"。[39]

渐渐地，阿斯伯格的优生学倾向的措辞变得越发苛刻。1940年9月11日《小民报》(*Small People's Journal*)刊登了一篇对阿斯伯格的采访，阿斯伯格把他眼中身患残疾的儿童比作废物。他吹嘘自己能够矫正那些被认定为不可矫正的青少年，他这么解释道："用粗糙的筛子来筛，很多有用之物就会漏过筛网，掉进污泥桶中。换个细点儿的筛子，节约有效地使用——对人类的灵魂亦是如此！"而后，"慢慢地，慢慢地，其中一部分人就成为有用的人。"他这样说。[40]

1941年到1942年间，阿斯伯格认同道：有些人是"社会的负担"，"这些类别的人过多地繁衍将不利于**民族**，所以任务就是将这类人从生殖繁育中排除"。阿斯伯格确实也说过，有些个体能够接受矫正，在更大范围的**民族**有机体中找到立足之地，对于这些人就不需要"考虑"绝育。[41]然而阿斯伯格在警告不要滥用绝育手段的同时，也在原则上肯定了绝育手段。

对于公共卫生办公室而言，执行强制绝育和其他遗传和种族保健措施是一项庞大工程，意味着要收集、核对数百万人的信息，追踪他们生活的各个方面，在这样一个实行诊断式统治的国家中将他们分门别类。纳粹政府从一开始就非常热衷于收集其公民的信息。每一个人都拥有一本血统通行证(Ahnenpass，英译为 Ancestor Passport)，这本48页的小册子罗列了四代家谱以证明其雅利安血统。此外还有雅利安血统证书(Ariernachweis，英译为 Aryan Certificate)同样也用于证明个人的雅利安血统。纳粹政府将 1933 年、1939 年两次人口调查收集得来的人口信息系统化。政府利用 IBM 霍列瑞斯穿孔制表机等最先进技术，采取了"犹太人"或"吉卜赛人"等普查名类，以便日后准确地锁定这些将遭迫害和驱逐的人。

帝国还记录了公民生活其他诸多层面的信息。劳动证书（Labor Book）记载了个人工作经历，健康记录证书（Health Record Book）追踪这个人的身体状况，民众登记册（Volkskartei，英译为 the Registry of the Populace）逐条罗列了个人工作技能和种族身份，个人身份号码（Personal Identification Numbers）使即刻查询公民信息成为可能。[42] 在纳粹国家，每个人的生活都在接受评估，抽象成为小册子、分类卡和数字。

公共卫生办公室广泛地深入帝国公民的生活，是收集数据的基础场所。其工作人员能够采集到个人的医疗记录、家族历史、学校报告、福利访问记录、犯罪记录、社会和经济状况，将信息汇总入一份遗传索引（Erbbiologicsche Kartei，英译为 Hereditary Index），将个人生命提取成标准化的表格和文件。[43] 一些公共卫生办公室一早就开始了汇编工作，1938 年 3 月 23 日帝国颁布的《实行遗传名录的若干指导》（"Guidelines for the Implementation of the Hereditary Inventory"，"遗传名录"的德语为 Erbvestandsaufnahme）则将此工作体系化。在奥地利，1939 年的某次会议发布了建立遗传名录的指令，共有 250 人与会整编。[44]

阿斯伯格诊室这类大学诊室会被指派全力协助遗传名录的收集工作，将病人的医疗档案上交公共卫生办公室。作为回报，公共卫生办公室会给大学诊室提供获取病人其他类信息的权限。[45] 尽管已经在体系化方面下了功夫，但官员接手的仍是含义模糊的记录和诊断。阿斯伯格等医疗专业人员被要求"在很可能存在的诊断名后括注一个问号，在存疑的诊断名后括注两个问号"。[46] 遗传名录的汇编工作渗入了相关人员的主观判断，甚至是臆断。

维也纳遗传名录中编入了来自不同机构提供的主观声明。1940 年《维也纳内科医学档案》（*Vienna Archive for Internal Medicine*）向内科医生这样解释："建立遗传名录的一个主要任务就是汇编和评估个人疾病史、在校记录、警察报告等档案中体现的重要信息，而这些信息现在分散在各处。"该记录表示"遗传名录主要限于带有消极特性的个人"（这确实是公共卫生办公室中很多人的意图），但同时还存在某些虚伪说辞，认为遗传名录是实践积极优生学的可行工具。[47] 一些人主张，"不能仅将"遗传名录的作用"视作为了消灭不健康人群，更应是为了有组织地促进具有宝贵价值的人群的发展——是为了德意志民族的利益"。但是积极优生学同样需要进行详尽的分类，从大学和各高等教育机构收集记录。[48]

维也纳公共卫生办公室成员将身体、心理、社会、经济、种族等不同关注点混合到一起，把那些被认定为存在认知障碍和生理障碍的人登记造册，一同归入档案的还有"不合群的人"、酗酒者、妓女、性传染疾病患者、犹太人、混血犹太人、"吉卜赛人""叛逆的青少年"。他们还经常把类名组合使用，形成复合分类名目。生物方向的类名大多都是社会意义和种族意义上的标签，而在事实上，被贴标签的大部分人在生理意义上是健康的。[49]

维也纳城市的遗传名录实现了惊人之举。公共卫生办公室成员在 1944 年春天前将 76.7 万人登记造册，这个数字相当于城市总人口数的 1/4，成为帝国最庞大的数据库之一。共有 70 多人参与了登记工作，将各人的出生记录、青少年办公室记录、病史档案、前科记录、斯泰因霍夫精神病院（Steinhof）就诊记录、纳粹党内档案、城市妓女和酗酒者登记处档案中的信息整编到一起。在维也纳的名录登记处，至少有 1.2 万名青少年人被认定为残疾人士，至少有 4 万"来自边缘家庭背景的问题儿童和精神病患儿"，这些青少年中有许多人归属于阿斯伯格的管辖范围。[50]

帝国其他地域的公共卫生办公室也同样整编出了规模庞大的遗传名录。莱茵河地区（Rheinland）* 将至少 125 万人的信息登记造册，相当于该地域总人口的 16%。图林根州编入人数为 170 万，相当于地区人口数的 1/5。汉堡的城市名录最为全面，总共登记了 110 万人，覆盖了总人口数的 65%。汉堡遗传名录工程也最为宏伟，超出了传统的档案整理，将意外保险公司和体育俱乐部等单位纳入信息采集的来源。[51] 到 1942 年，帝国卫生部部长莱奥纳尔多·孔蒂（Leonardo Conti）估计名录已将 1000 万名，即 12% 的帝国公民汇编成册。[52]

在遗传名录的编纂者心目中，这些名录都有一个最终"实用性"目的：它们将作为"遗传和种族保健措施实施的基础"。[53] 换言之，这些带有个人色彩的记录能决定个体是接受治疗或是遭受淘汰。政府机关基于档案记录决定帝国公民的命运，在细查档案后判断是否发放婚姻贷款、批准婚姻许可、施以强制绝育、进行抓捕、收押入劳动营、驱赶至集中营，最终，是否实行安乐死。这样一份档案记录将每一个公民量化，对他或她的社会、经济、生理、心理属性进行评估，给出

---

* 莱茵河地区指德国西部、莱茵河中段流域的地区，并无明确界线。

一份针对他们人生的综合判断，一个针对他们整个人的性质诊断。

遗传名录的编撰是纳粹诊断式统治的具体例证，一项以纸张为载体的大规模定制行动。然而，这些纸面文件仅是准备工作，将生命整编成册为帝国更为宏伟的使命——为集体生活重塑个人——奠定了牢固基础，而阿斯伯格在纳粹精神病学领域的同行共同支持并推动着这一使命的实现。

第五章　致命理论

　　格哈德·克雷奇马尔（Gerhard Kretschmar）出生于 1939 年 2 月 20 日，他的父母理查德和莉娜·克雷奇马尔均是农场帮工。他双目失明，只有一条腿和一只手臂是完整的，还患有癫痫症。他的父母把儿子称作"怪物"，写信给希特勒请求允许杀掉他。希特勒派了私人医生卡尔·勃兰特（Karl Brandt）到莱比锡给婴儿做检查。勃兰特断言 5 个月大的格哈德是个"白痴"。这个婴儿可能被注射了巴比妥酸盐，三到五天以后的 1939 年 7 月 25 日便死去了。教区记录中记载他的死因是"心脏衰竭"。

　　格哈德的死是纳粹儿童"安乐死"计划的第一条记录。从他的案例可以看出，所谓"安乐死"其实是个误称，大多数遇害儿童都没有致命疾病，本可以拥有完整的生活。参与计划的医生却将这些儿童判处死刑，因为他们说这些儿童会白白消耗国家，并且 / 或者危及德意志民族的基因池。帝国已不满足于对基因上的"污点人群"施以强制绝育，于是采取了更为激进的措施——杀死被认定为不合格的儿童。

1939年7月，格哈德·克雷奇马尔死后几天，希特勒召集了15位精神病学家到帝国总理府商讨一项系统化的儿童谋杀计划。1939年8月18日帝国内政部颁布法令，要求内科医生、护士、助产士须上报3岁以下、他们认为带有心理或生理残疾的婴孩，包括如"白痴"和"所有形态的畸形"这类定义宽泛的诊断。这些儿童将进入帝国37所"特殊儿童病室"中的某一所接受观察，之后往往会接受药物死刑。为了激发医生护士合作的积极性，每上报一名儿童他们将获得相应报酬，还可因杀害儿童在安乐死中心领到奖金和津贴，这笔收入被斥为"脏钱"。[1]

儿童谋杀计划最初仅限于婴幼儿，本是基于仔细检查并经过慎重审议的一项科学性项目，是帝国卫生保健体系的组成部分。医疗工作者每上报一例残障儿童，这名儿童的档案都会被转交至严重遗传性和先天性疾病科学登记处（Scientific Registration of Serious Hereditary and Congenital Illnesses）的帝国委员会复审，该机构位于柏林，是帝国总理府下的一个傀儡机构。委员会的3位医疗"专家"随后会授权某家帝国"特殊儿童病室"处死该儿童。1939年，保罗·施勒德的明星学生汉斯·海因策领导的戈登国立研究所（State Institute Görden）位于勃兰登堡，他在这里成立了帝国第一所杀人中心，在这里，儿童谋杀的执行基础是所谓合乎科学的个人化观察。[2]虽然估算结果差异极大，但在1939年至1945年间，约有5千到1万名青少年因安乐死计划遇害。

海因策还作为一名T4计划的"专家"批准成人安乐死谋杀。该计划因其柏林总部所在地址——蒂尔加滕路4号（Tiergartenstrasse 4）

而得代名 T4。成人安乐死计划的组织混乱无序，这与个人化、体系化的儿童安乐死计划大为不同。成人谋杀计划于 1939 年 10 月启动，迅速成为针对精神病院和医院病患的大规模筛选和成批量驱逐，将他们赶至帝国 6 个首要的杀人中心，以药物和饥饿为主要谋杀手段。T4 计划规模的扩张随即催生出帝国第一间毒气室。

在维也纳，可以毫不夸张地说，成人谋杀计划的高效为儿童谋杀计划扫清道路。斯坦因霍夫精神病学研究所（The Steinhof Psychiatric Institute）34 幢缠绕着常春藤的楼阁平铺于缓坡之上，这里是欧洲最大的新艺术派复合式建筑群之一。维也纳市的成人安乐死计划在此处执行。斯坦因霍夫于 1907 年开始运营，是欧洲规模最大的一所先进的现代化精神病院。病院选址极佳，虽位于维亚纳城市外缘，却处在 47 路有轨电车线沿线的一个停靠站点，很是方便。斯塔因霍夫精致高雅的建筑，还有 356 英亩华美繁茂的绿地，是一个适合休息养神的理想之地，吸引了富裕人士到此休养。然而在第三帝国统治期，这里却成为病人最可怖的梦魇。

1940 年至 1945 年间，斯坦因霍夫精神病院通过饥饿、故意忽视，或将病人大规模转移至林茨市（Linz）附近哈尔海姆城堡（Hartheim Castle）毒气室等手段，杀害了 7500 多条生命。[3]1940 年夏天以来，当斯坦因霍夫的工作人员开始将 3200 位病人驱逐进毒气室，他们也清空了房间来容纳数百个孩子。1940 年，维也纳市在位于斯坦因霍夫西面楼群的斯皮格朗地成立了维也纳城市青年福利机构（Vienna Municipal Youth Welfare Institute），机构隐匿于 1 号、3 号、5 号、7 号、9 号、11 号、13 号、15 号、17 号楼的砖墙和双层窗户之后，其中容纳量达 640 床位。孩子们在 15 号楼被杀害，而在 17 号楼接受看管的孩子极有可能被判处死刑。[4]

斯皮格朗地的杀戮开始于 1940 年 8 月 25 日。在第三帝国统治期间至少有 789 个孩子在这里死去，官方提供的死亡原因中有 3/4 是死于肺炎。[5] 这看起来似乎是一个正常的死因，但事实上是医务人员给儿童注射巴比妥酸盐所致的蓄意谋杀。被注射巴比妥酸盐后，青少年的体重会降低、发烧，传染易感性提高，而后往往会导致肺炎。* 鉴于孩子们营养不良，患病却得不到治疗，大量其他疾病也可能导致死亡。斯皮格朗地的第二任主管恩斯特·伊林（Ernst Illing）在战后庭审证词中解释："这件事被掩藏起来，外界没有人会知道这些死亡是如何加速发生的。在死亡之前有一个疾病渐进恶化的过程。"[6]

不过，儿童对药物的反应也各不相同，有的孩子很快就会死去。斯皮格朗地的医生把谋杀当成一个反复实验、尝试错误的科研过程，他们在战后审问中述说要完善杀人措施是多么费时。斯皮格朗地的第一任医疗主管埃尔温·耶克尔柳斯主动提出，标准剂量的鲁米那**往往不会致儿童死亡："早先时候，我有几次会在灭杀现场，为的是观察这个过程会否导致任何形式的痛苦。在我们的实践中有两例病儿中毒却未致死的情况，原因是鲁米那用量不足。"耶克尔柳斯透露说，医生们因此采用了一种复合注射剂，由吗啡、二烯丙基巴比妥酸、莨菪碱混合而成。[7]

1942 年，41 岁的伊林接替了耶克尔柳斯的主管一职，他证实说："死亡因人而异，取决于儿童的年龄，以及我们是否需要先安抚他。死亡有时仅在几个钟头内或几天以后就发生了。"在伊林的监督下，

---

* 肺部作为呼吸系统的一部分最容易与感染源接触，又因营养不良、免疫力下降而患病。
** 鲁米那是一种镇静剂，又名苯巴比妥。下文提到的佛罗那同为巴比妥类镇静剂。

儿童常常拿到研成粉末的鲁米那或佛罗那药片，"掺着糖、糖浆或其他好吃的食物，这样他们就不会尝出药片的坏味道"。但伊林也接着说，"一旦儿童濒临死亡，就不能指望他们会吞咽药片了，只能转用注射的手段。"[8]

1940年8月15日，阿斯伯格的导师弗朗茨·汉布格尔将一个病人从维也纳大学儿童医院移送斯皮格朗地，这是最早一批受害者之一。12个月大的维克托·施特尔策（Viktor Stelzer）表现出抽搐、肌肉痉挛，此外，人们还认为他双目失明。一张斯皮格朗地的照片上的维克托有着胖乎乎的脸颊，双眼紧闭，他的头发就好像桃子表面的绒毛一般。1940年11月14日，阿斯伯格在疗愈教育诊室的前同事恩斯特·耶克尔柳斯，作为斯皮格朗地的主管向柏林的帝国委员会建议处决该婴儿。两个半月后维克托死了，明面上的死因是肺炎。[9]

斯皮格朗地的另一位早期受害者是两岁大的赫尔穆特·格拉茨尔（Helmuth Gratzl）。这名幼童的父母上报说，赫尔穆特在两个月大的时候患上癫痫。他们觉得癫痫发作的症状虽然已经平息，却给男孩造成了心理和生理上的损伤，此外还有肠道和膀胱功能障碍。1940年8月31日，斯皮塔尔-德劳卫生办公室批准将赫尔穆特移送至斯皮格朗地。在那里，赫尔穆特表现得焦躁不安，时常哭闹。他还发了烧，排出"稀泥状粪便"。医疗人员每天给他喂食三至四次鲁米那，将他推上死亡之路。而他的母亲仍然在给斯皮格朗地的医疗人员写信，详细说明如何才能最好地照顾这个男孩，比如要注意他的保暖，要给他吃苹果以利通便。10月20日赫尔穆特死了，报告上的死因为肺炎。两天以后，耶克尔柳斯与赫尔穆特的父亲见面，告知他：他的儿子"天生带有严重的智力障碍，全身主要脏器退化"。赫尔穆特的父亲根据档案文件所言接受了孩子的死亡。"死亡对他和家庭来说，只不过是一种解脱。"他说。不管这件事是否真实，不管父亲是否真心如此认为，这些儿童杀手就是这样包装他们的工作的——他们带来的是解放。[10]

确实是如此，斯皮格朗地的医疗人员迎合了父母希望摆脱孩子的希望，公然吹捧死亡带来的好处。1940 年 8 月 8 日，葆拉·席尔（Paula Schier）的母亲在格蒙登卫生办公室的指示下将她 13 个月大的女儿送到斯皮格朗地。档案记录中有一张这个婴儿的照片，她端坐着，露出了小小的肚脐眼，嘴里吃着根管子而眼睛看着镜头的方向。一个月后的 9 月 7 日，葆拉死了。耶克尔柳斯给孩子的父母写信说自己为他们做了一件好事："你和孩子现在都能免受许多苦。"因为葆拉患有先天性白痴（唐氏综合征），所以她"永远也不会走路，也学不会说话，将长期给你们带来负担"。[11]

然而，儿童安乐死计划的真正意图绝不是为了让父母生活得更轻松一些，而是为了清洗帝国的非理想人口。儿童杀手之间交流对话则大相径庭。

1940 年 9 月 5 日，即小婴儿葆拉·席尔死在斯皮格朗地的两天前，德国儿童精神病学和康复教育协会（German Society for Child Psychiatry and Curative Education）在维也纳召开了第一次会议，将纳粹儿童精神病学作为一项独立领域，建立其宏大的实验。纳粹精神病学改造儿童的行动与纳粹改造人性的企图紧密相连。他们对所谓的劣等儿童的塑造和灭绝，正反映了政权对所谓劣等民族的塑造和灭绝。

大会吸引了逾 500 名与会者，他们聚集在维也纳大学精神病-神经学诊疗所的大型演讲厅——这里位于维也纳第九区*的一幢庄严的帕拉第奥式石质大楼，西格蒙德·弗洛伊德的旧居与此地相隔不远，直至他于两年前搬离。这个机构原是一家建于 1853 年的疯人院，而现在却囊括了第三帝国儿童发展方向的领导人物，其中"大多数人身着军装"。[12]

其年 68 岁的保罗·施勒德组织了这次会议。1934 年阿斯伯格在施勒德手下实习时，受到施勒德的深刻影响。而到此时，施勒德已被公认为帝国儿童精神病学之"父"，由他带领着新兴成立的德国儿童精神病学和康复教育协会。协会诞生于巴黎会议和日内瓦会议之后，旨在融合儿童精神病学和康复教育这两个领域，并使之体现帝国集体主义和优生主义原则。[13]确立纳粹儿童精神病学的这一目标终于在维也纳会议时走向成熟。

纳粹儿童精神病学者希望他们的学科能够得到更加广泛的认可，获取更大的权力。他们协调帝国在不同领域内与儿童相关的计划，使诊疗所、学校、福利系统、法院、绝育措施和安乐死计划等多个方面相互配合，以合乎科学的手段将之合法化。纳粹儿童精神病学家还很乐意为那些看起来并没有严重心理疾病的儿童提供治疗，以此提高本领域的声名。儿童精神病学者通过为社会制造富有生产力的工人、士兵、公民，向纳粹政权表明他们具备的潜在作用。

施勒德作为当天第一个发言人发表了演讲，他带着明显的柏林口音宣告："儿童精神病学不是要治疗精神病患。少数真正生了病的人应归医生负责。我们的目标则要更远大。我们要的是理解、辨认出那

---

* 维也纳被划分为 23 个辖区，第九区位于维也纳市中心，又名阿尔瑟格伦特区（Alsergrund），是医疗、教育、科研机构的聚集区。

些不服管教、表现异常的儿童，恰当地评价他们、指导他们，有目的性地教育他们，使他们融入群体。"[14]

施勒德解释说，纳粹国关注儿童与群体行为之间的偏差。他告诉维也纳会议的与会者："今天对基于性格学的教育评估的需求无处不在，从学校到少年法庭都是如此。"施勒德提出，纳粹儿童精神病学能在培养儿童社会化一事上为政权统治作出巨大贡献，展现精神领域上的特殊应用。"我特别关注希特勒青年团和德意志少女联盟。"他解释道，因为那些"进入他们队伍之中的'问题'儿童"。[15]

施勒德强调，纳粹儿童精神病学和其他医学领域一样是基于优生选择。遗传学具有决定性作用；从遗传学的角度来说，那些偏离常规的儿童当中，有些已经无药可救，另一些通过环境改变和合宜的指导可能还能矫正。施勒德认为，关键是要辨认这两种儿童的类型，好将他们安置在不同的机构中，向他们提供不同的资源。他提醒说，正向的矫正"不会以同样的方式、随机地运用于所有'问题'儿童身上，应要以专业的方法，经常性地挑选出有价值可教导的儿童，并以同等的严格态度，有针对性、有意识地抛弃那些被认为几乎没有价值、不具备教育潜质的儿童"。[16]

34岁的阿斯伯格还够不上这次维也纳会议中的重要人物，他既没有受邀发言，在与会者中也不怎么出名，但他参加了会议讲座，听得十分认真，至少认真得足以在期刊《精神病学家》（ Der Nervenarzt ）发表会议报告。作为精神病学和神经学领域的著名期刊，与第三帝国其他期刊相比，《精神病学家》较少受纳粹种族卫生学的影响，具有更多实质性的内容。[17]然而，阿斯伯格公开赞同会议中阐述的学说，这些观点已渗透进他对自闭性精神病态的概念，无法避开它们单独解读了。

阿斯伯格在会议报告中重申施勒德对"没有价值、不具备教育潜质"儿童的冷酷无情，甚至更进一步。"通过性格的早期诊断去除那些明显不具备价值和教育潜质的儿童之后，"阿斯伯格写道，"这项工作还能够显著地帮助那些受创或不具备完全价值的儿童融入正常劳作的**民族群体**。"[18]

阿斯伯格提醒，要注意施勒德方法除却优生学和实用性之外的形而上学维度。他强调纳粹精神病学至少意味着"关怀问题儿童的精神，关照儿童的灵魂"。[19]这一委任赋予精神病学家控制儿童的强大权力，毕竟要治疗一个儿童的灵魂，意味着评判该儿童的存在本身，决定他或她的命运。

第三帝国公共卫生领域的最高长官汉斯·赖特尔在会议致辞中认可国家控制儿童的原则。[20]时年59岁的赖特尔自1933年以来任帝国卫生部部长，推动儿童发展事业中带法西斯主义指令的实施。他声称，儿童不仅仅属于父母，还属于国家，"属于整个**民族**"，塑造全体国民的任务"对德意志民族的未来具有决定性的意义"。赖特尔也自然而然地变得精于清除非理想人口。他在第三帝国统治期参与了强制绝育、大规模屠杀、人体医学实验；布痕瓦尔德（Buchenwald）集中营[*]中250名囚禁者死于他的某次斑疹伤寒实验。[21]

赖特尔仅仅只是维也纳会议上那一群可鄙甚至嗜杀的参会人物之一。14位会议发言人中的大多数曾经或将会犯下谋害儿童的罪行，只

---

[*] 布痕瓦尔德集中营是德国图林根州魏玛附近的布痕瓦尔德所建立的集中营，也是德国最大的劳动集中营。

有 3 人——其中两人来自瑞士——人们所知不曾支持儿童收容、强制绝育、人体医疗试验和人口灭绝等措施。这些人中的大多数已被历史遗忘，但是阿斯伯格写道，自己感受到了演讲者们的启发和影响，称赞他们"真诚的奉献心和实质性的工作"所表达的"集体主义情感"。[22] 这就是阿斯伯格周遭的知识界，他将把 1944 年自闭性精神病态的诊断建立在这些信念之上。

儿童精神病学和康复教育大会是维也纳儿科科学周展示中最有炫耀性的一部分，介于德国儿科协会（German Society for Pediatrics）第四十七次年会和德国精神治疗综合医学协会第三次会议之间。[23] 儿科科学周是一项重大任务，主办方甚至设法说服了国防军批准正在服军役的医生请假参会。弗朗茨·汉布格尔负责现场的后勤工作，为此推迟了维也纳大学新学期以腾出足够房间。汉布格尔对这一任务非常上心，他在科学周的开幕词中宣告这项事业将造就"优生学意义上富有价值的家庭"，以实现"阿道夫·希特勒的生物性国家"。[24]

举办儿科科学周的报道被恶意地与另一条报道并排刊登，同载于《慕尼黑医学周报》（Munich Medical Weekly），而另一条报道是汉斯·海因策主管的戈林国家研究所青少年精神病科，即帝国第一所实施儿童安乐死计划的杀人中心宣告成立。[25]

此外，儿科科学周的举行正处在第三帝国历史的关键期。1940 年 9 月，帝国在各条战线上重塑欧洲格局，因为进展顺利而感到飘飘然。纳粹政权侵略波兰，发起第二次世界大战，正在瓜分欧陆的东半部土地，将犹太人驱赶进隔坨区。纳粹政权还控制了从挪威到法国的西欧地区，并已做好准备在不列颠之战（the Battle of Britain）[*]中实施闪电战^{**}突袭。1940年的帝国，看似一切皆有可能。

会议举行的一周时间里，维也纳发生了许多事。在贝尔维第宫（Belvedere Palace），第三帝国和意大利外交长官约阿希姆·冯·里宾特洛甫（Joachim von Ribbentrop）和加莱阿佐·齐亚诺（Galeazzo Ciano）签署了《第二次维也纳裁决》（The Second Vienna Award）^{***}，将北特兰西瓦尼亚从罗马尼亚割让给匈牙利。甚至还有更多的显贵要员为了维也纳秋季博览会聚集来此，参观国家展馆中陈列的从制造技艺到滑雪板再到刺绣等国家水准的制品。[26]纳粹政府将维也纳推举为国内的时尚设计之都，据他们说这里的"维也纳时尚""直接源自民族的深处"。在那一时节的维也纳，臂膀强健、剃着薄八字形眉毛的模特们炫耀着各自用负鼠毛或狼皮制成的大衣。[27]

帝国也在重新设计儿童。同一周的时间里，维也纳还有另一场著名集会，巴尔杜尔·冯·席拉赫（Baldur von Schirach）^{****}将希特勒青年团移交给新任领导人。假若阿斯伯格在会议的清晨翻开当日的报纸，他将会读到席拉赫告诫帝国的少年们要体会社会精神，要带着"对这个社会无私的忠诚""时时刻刻通过不可分割的纽带彼此团结"。[28]在纳粹主义统治之下，一个人不仅要服从集体，还必须感受到自己就是集体的一部分。

---

* 1940年至1941年间，纳粹德国打败法国后计划入侵英国，对英国发动大规模空战，纳粹空军对英国南部进行轰炸。

** 第二次世界大战期间德军的一种常用战术。

*** 《裁决》签署的具体时间为1940年8月30日。

**** 巴尔杜·冯·席腊赫（1903—1970），希特勒青年团的领导者，1940年被任命为维也纳总督。

但是，那些感受不到群体纽带的儿童怎么办呢？儿童精神病学和康复教育大会正是为解决这个问题而召开的。会议对外宣布的使命是建立社交性，"使不服管教的青少年儿童迎合"并融入"民族共同体"[29]，而这意味着要决定哪些青少年具备成为**民族**一分子的能力，要如何培养他们，要如何使被认定为不合群的青少年变得社会化。第三帝国关乎的正是相适应、共团结、从外到内的一致性。[30]

维也纳会议吹嘘"与会阵容强大，令人意料不到"，有帝国内政部、帝国卫生部、帝国国民教育和宣传部的官员，还有其他众多政府、党内组织人员。[31] 与他们共同参会的还有医生、心理学家、特殊教育工作者、教师、福利工作者、日托工作人员，以及一些来自瑞士、匈牙利、中国、智利的国际来宾。

维也纳学术界的权威专家汇聚于此，其中包括维也纳大学校长、医学院院长。两位维也纳最具声望的精神病学家支持这次会议。奥托·珀茨尔主持会议，而诺贝尔奖得主朱利叶斯·瓦格纳-尧雷格则是会议的官方赞助人，与会者都向这位 83 岁高龄的"老前辈"致以"尤为热烈的欢迎"。[32] 然而能够清楚地看到，这次大会依然处于纳粹政府的操控之下。人们或已知情，或有猜测，那位传奇的精神分析学家、弗洛伊德追随者中留在维也纳的少数人之一的奥古斯特·艾伦霍恩拒绝了参会并演讲的邀请。艾伦霍恩不是纳粹政府的支持者，所以当艾伦霍恩看到精神治疗综合医学协会 M. H. 戈林在邀请函中表示将"从政治立场出发""逐字校读"自己的演讲稿时，一定不会感到高兴。[33] 不过，还是有许多其他的杰出人士参会，来填补艾伦霍恩的缺席。

协会在建立纳粹精神病学领域时，旨在塑造一种新型的人，能够在身体上和精神上与一个新型的社会密切相连。协会呼吁要建立彻底全面的手段，使"医生、教育者、政府官员（在学术理论上和实践操作上）通力合作"，把传统精神病学、康复教育学、特殊教育、内科医学、国家法纪全部囊括其中。[34] 因此，即使参会人士均来自不同专业领域，但是他们都立足于四项共通准则：**民族优先、优生选择、整体治疗、社会精神培养**。

而尽管参会者们在原则上达成宽泛的共识，但在现实中这样的实践应该是个什么模样依然悬而未决。可接受矫正与无法接受矫正的儿童之间的界线在哪里？国家应当如何处置被认为没有价值的儿童？不同从业人士支持不同的解决方案，有的坚持施以矫正，有的提出将其监禁，甚至有人认为要将之消灭。

也非所有维也纳参会人士都对第三帝国抱有相同程度的热情。有的人只是乐于参加科研学术会议，好为他们各自刚刚起步的专业领域博得认可和尊重。但是，这次会议是第三帝国的产物，由第三帝国所塑造。会议论文充斥着纳粹观念，写作者混杂着一群科学家和杀人犯，内容夸夸其谈、前后矛盾。但是我们必须严肃地对待它们，就如阿斯伯格那般认真。[35]

库尔特·伊泽曼（Kurt Isemann）或许比其他参会者更加清晰地阐述了儿童"社会感受"（Gemeinschaftsgefühl）的概念，也与日后阿斯伯格对自闭症精神病态的定义最为相似。伊泽曼向维也纳会议的听众说明，儿童发展的目标"最为重要的是要改造个人性格，唤醒其服务社会群体的意识"。[36]

53岁的伊泽曼是一个开明且平易近人的人。他的一个同事形容他"行动缓慢沉重，动作笨拙"，"不需身着高级内科医生的制服就能表现出一种庄重"。人们常见他在户外身穿便服，甚至还戴着运动帽。[37] 20 世纪 20 年代至 30 年代时的伊泽曼抱有乐观积极的展望，相信儿童有能力克服自身障碍，认为应当正常化地看待他们的身体障碍。他于 1930 年写道，当一个孩子对自己感到失望苦闷时，医生应该安慰这个孩子，告诉他或她说："确实，一定有什么出了毛病……但你不必感到听天由命。而且，你也没有像你想得那样不正常。"[38]

伊泽曼吸收了形而上学术语"情感力"的概念，用以描述精神病学领域中的社会精神。在伊泽曼的诺德豪森青少年疗养院里，他的成员会举行夜间祈祷仪式来实现"情感力发展"（Gemütsbildung），仪式上青少年会坐在烛光中分享童话故事，进行宗教探讨，讲述冒险故事。伊泽曼竭力主张道，要帮助那些"有社交困难"的儿童，"我们必须保护他免受他自己的影响，让他能再一次相信自己，再一次感受到群体生活的快乐"。[39]

而十年之后，也是伊泽曼接触国家社会主义理念六年以后的维也纳会议上，他的话语变得严厉苛刻。他告诉听众仅有一部分儿童可以被矫正：只在"一部分个案"身上才能实现"社会价值的融合"。伊泽曼列举了被证实为不可矫正的案例：表现出"情感力缺乏"（Gemütlosigkeit）的儿童"缺少塑造情感方面重要关系的复杂机能"；另一类型的儿童"情感的一面被完全藏匿在幕布之后"，他们的"预后可说希望渺茫"。正如伊泽曼在会议上所说，"一类是让人从未感受到一种坚实的内核，而另一类则让人认为这种感受在他们身上根本不存在"。[40] 在一年前日内瓦的第一届国际康复教育大会上，阿斯伯格应该也听伊泽曼做了类似的演讲。在那次会议上伊泽曼也曾谈到一类儿童"不具备社会化生活所需的正常的心理素质"，会"放弃或拒绝与群体发生联系"，带有"自闭性（Autismus），反对社群且虚弱无力"。[41]"自闭性"是一个众所周知的描述词，用以形容明显的、往往与精神分裂症相关的退缩症状，而伊泽曼在此处却不同寻常地用该术语表述更为轻微的症状。

虽然阿斯伯格在研究里吸收了许多与伊泽曼相同的概念和用词，但他在会议纪要中并没有提及伊泽曼有关社会性依恋的观点。他对伊泽曼要点转述只有简单的几句："任性无常必须符合某些性格学或精神病学的特征，某些性格的紊乱时刻；脑部疾病遗留症状有时会对这些问题起作用。"[42]

维也纳会议上另外一位发言人——安娜·莱特——同样提出了阿斯伯格将在三年后论自闭性精神病态的文章中采用的观点。针对儿童社会精神不足的概念，莱特甚至引入了一个正式的诊断术语，"情感力缺乏"（Gemütsarm）。[43]莱特在莱比锡与保罗·施勒德共事达十二年之久，阿斯伯格 1934 年在莱比锡实习时应与她有交集。莱特是会上唯一一位女发言人，那时的她似乎还不是业界的重要人物，但施勒德很是认可她对情感力和社会精神的研究。而且莱特比阿斯伯格更加引人注目，安乐死计划领导者汉斯·海因策等许多业内知名人士都援引她的论著，将她的研究与施勒德的研究相关联。评论者赞赏她提出的"情感力缺乏"诊断，将她和库尔特·伊泽曼的观点（而非阿斯伯格的观点）联系起来。[44]

莱特在发言中强调自己研究的广泛性，是以她十多年以来对 465位儿童的调查为基础。她描述调查对象时所用的术语，之后同样也被阿斯伯格采用。在莱特看来，接受调查的儿童"没有喜悦和忧伤，热情或激动"，而他们"在服务于缺乏情感力的自身利益时显得智力高度惊人，狡猾，足智多谋"。莱特将这些儿童诊断为"情感力缺乏"，他们"缺乏同理心、同情心，不具备爱的能力，最主要的是缺乏尊敬和忠诚等情感"。如阿斯伯格一般，莱特也集中关注那些"智商正常"，"甚至智力超常"，但"不具备与人一同协作、共同经历之能力"的青少年。[45]

　　莱特在德意志少女联盟（BDM）中应用"情感力缺乏"这一诊断服务第三帝国，少女联盟是与希特勒青年团对应的女生组织。莱特认为"对社会而言，个人拥有情感力有着决定性的重要意义"，因此她协助"甄别、评估那些不服管教、不合群、反社会的青少年儿童"。作为少女联盟的小组领导，莱特强调"依恋""爱邻人"等品性，目的是要树立"同志式的精神"。莱特与施勒德及其在莱比锡和德累斯顿的成员一道开设课程和"长期座谈会"，给少女联盟的其他小组领导进行性格学培训，训练她们学会辨认那些不合群的孩子。[46]

　　然而，莱特与阿斯伯格和伊泽曼的不同之处在于针对情感力缺乏的儿童时采取的方法。阿斯伯格和伊泽曼强调一部分儿童能在帮助和教导下拥有情感力，但莱特则强调不可教导的儿童带有的危险性。她提供了一连串反映犯罪预测、"同志式情感缺乏"的遗传可能性的数据，将青少年的父母、兄弟姐妹的情感力进行量化（她的某组数据显示，情感力缺乏儿童的父母有 36% 可能本身也缺乏情感力）。[47]莱特提醒听众，缺乏情感力的青少年具有犯罪的风险，因此她主张"及早行动根除带有反社会倾向的青少年"。她建议推行儿童收容措施："尽早对这些儿童实行防御性监禁，这总的说来是为了全民族的利益，因为他们会成为难以承担的负担和风险。"[48]

　　阿斯伯格在会议报告中描述了莱特的研究，但他回避了莱特对采取监禁举措的呼求。他简单地写道，莱特"描绘了施勒德对'缺乏情感力'和'具备情感力'青少年儿童的分类，遗传生物学，一般行为，以及始终无法以教育方式对该类型儿童施加影响，并讨论其研究发现的必要结论"。[49]

然而，主张对被认定为缺乏社会性情感的儿童采取预防性监禁的，远不只莱特一人。帝国顶尖的儿童精神病学家维尔纳·菲林格尔也曾谈及将这类青少年隔离到他所谓的劳动聚居地（labor colony）。52 岁的菲林格尔是布雷斯劳（Breslau）*颇有影响力的精神病学和神经学教授，1920 年于图宾根的大学医院建立一所儿童精神疾病观察病室，是德国最早的一批儿童精神病观察病室之一。[50]菲林格尔与纳粹政权及暴行的关系颇为矛盾，但他也同其他享有国际声誉、地位举足轻重的内科医生一样，在不知不觉间被动地陷入了纳粹种族卫生政策、强制绝育措施、人体医学实验和谋杀行为之中。

菲林格尔属于政治极右派，支持国家社会主义的许多观点，不过他加入纳粹党的时间（1937 年）却相当晚，据称他以精英的姿态，与他所认为的下层社会群众运动保持着距离。菲林格尔曾加入准军事组织钢盔团（Stahlhelm），但当 SA 纳粹冲锋队接管该组织时，他便退出了。据菲林格尔的儿子所说，菲林格尔似乎认为这一组织很"愚蠢"。[51]

菲林格尔还对自己与种族卫生措施之间的关联闪烁其词。1934 年至 1940 年间，菲林格尔作为贝特尔精神病院（Institution of Bethel）**的精神科主任，负责对"遗传性疾病患者"实施绝育。但他反感医生和法院决断时操之过急，仅用几分钟时间便仓促决定对病人施行绝育，

---

* 今波兰西南部城市，波兰语名为弗罗茨瓦夫。
** 该精神病院成立于 1867 年，位于今德国西部城市比勒费尔德附近。

决断的根据是模棱两可的诊断和"非典型病例"。所以尽管菲林格尔遵照法律上报符合绝育标准的病人,但是据说他会弱化病人的所谓缺陷,让遗传卫生法庭不得不放过他们。但在原则上,菲林格尔依然支持绝育计划,他在哈姆和布雷斯劳两地的遗传卫生法庭供职。菲林格尔还鼓励自己的病人(一些青少年人)主动申请接受绝育,作为对**民族**的奉献。在第三帝国,年满10岁就可自愿接受绝育,而年满14岁就可执行强制绝育。菲林格尔说,截至1935年4月,贝特尔精神病院中512例绝育要求中约有60%是接受者"自愿"提出的。菲林格尔称,需求量如此之高,"以至我们医院无法满足全部的绝育请求。每一周,我们只在一天进行绝育手术,只能完成有限数量的手术。于是,这就产生了激烈的竞争"。[52]

菲林格尔在维也纳的会议上概括了一个以群体感受为基础的宏大图景。菲林格尔断言,"克制以自我为中心的倾向,唤醒并提倡关于群体的理想观念,我们称之为情感力培养(Gemütspflege)",如果儿童欠缺了这一过程,"就可能变得任性无常"。[53] 他认为纳粹式集体主义有助于心智健康,帝国提供了仅此一种却强而有力的模式,指导人们如何存在于世。在之前,菲林格尔还解释道,"对儿童教养过多地灌输自由和个人主义的概念,缺失了共同的理想",其后果就是20世纪20年代权威倒塌,产生了相当一大批问题儿童,那时人们"常常将他们和精神病患者搞混"。而后菲林格尔夸耀说,所幸国家社会主义观念将治愈这类心智障碍。在纳粹主义统治下,"权威政府和青年领袖已使问题青少年儿童中疑似精神病障碍的数量减少"。[54] 但他仍然提醒说,对于某些儿童,要"在精神上——常常还有肉体上——阻止他们传染健康、有价值的民族同志是不可能的"。[55]

因此，菲林格尔认为，问题程度最为严重的儿童理应接受保护性的监管。他们可能成为不合群的人或罪犯，而为了给他们的犯罪行为予以惩戒，帝国需制定"一部预防性监禁法（Bewahrungsgesetz），及时地安置那些几乎不可能被教化的青少年"。尽管当时已有很多人支持某种形式的预防性监禁法，但菲林格尔更为极端，认为法律应当规定将不合群的儿童"无限期地关押在劳动聚集区，或直到他们证明自己适宜自由生活后再将他们放出"。[56]

阿斯伯格在会议记录中略去了菲林格尔大力提倡儿童拘禁这一点，如同他也未提及莱特的类似观点。相反，阿斯伯格单独记下菲林格尔的一个最仁慈的观点，即他认为应"个性化地评估病例"。[57] 阿斯伯格的记录一方面体现了他本人思想倾向较为温和，另一方面证明了菲林格尔在纳粹国中的立场模棱两可。

甚至在第三帝国统治期间，菲林格尔在涉及纳粹谋杀计划时同样表现得立场不定。1941 年 3 月，菲林格尔被列为 T4 成人安乐死计划中官方"医疗专家"，全帝国大约有 40 位这样的专业人员。在职务上，他应当评估计划执行对象的档案，但事实上，他似乎有意避免在其中发挥太大的作用，避免作出决定性的处决判断。菲林格尔以类似的态度对待与人体医疗实验的相关行动。他本身没有进行人体实验，但他向同行提供了 6 位布雷斯劳的精神病患用于进行肝炎研究。二战后，菲林格尔依然成为德国最顶尖的儿童精神病学家之一，他还在 1950 年受邀前往美国白宫参加会议。然而，当他与 T4 安乐死计划的关联在 1961 年时被公之于众后一切就结束了。他从因斯布鲁克哈弗莱卡峰（Hafelekar）嶙峋的峰顶上跳下，人们怀疑他是自杀身亡。是阿斯伯格和他同事确认了尸体身份。[58]

菲林格尔无疑正是他所处时代的造物。和包括阿斯伯格在内的许多受人尊敬的科学家一样，菲林格尔对第三帝国的诸般禁令并不感冒，最终却依然选择顺从。菲林格尔出于个人角度、职业角度、政治立场对纳粹行为怀着矛盾心态，但是他依然参与了系统化的杀戮计划。于是，菲林格尔在维也纳会议上的警示或许很是恰当，他在演讲中提醒人们要注意模棱两可的危险性，提防"缺失与道德价值的内在联系，缺乏坚定的目的性、诚挚之心，不具备有深度的情感力（gemütstiefe）"的危险性。[59]

两位非帝国公民的会议发言人对儿童发展的态度形成了鲜明的对比。约瑟夫·施皮勒（Josef Spieler）和安德烈·雷蓬（Andre Repond）均来自瑞士，他们倡导的方式较为温和，不太合乎标准规范。除此以外，他们有着与众不同的个人经历。根据已知的信息，施皮勒、雷蓬，以及库尔特·伊泽曼是 14 位会议发言人中仅有的 3 位没有公开赞同儿童预防性监禁、强制绝育、人体医疗实验和灭杀行为的人。话虽如此，施皮勒在维也纳会议召开的七个月之前秘密加入纳粹党，被瑞士政府怀疑是纳粹间谍[60]，而雷蓬之后将与意大利独裁者贝尼托·墨索里尼最疼爱的长女埃达（Edda）越发亲近，原因是埃达因丈夫被父亲暗杀而于 1944 年逃往瑞士*，居住在雷蓬的马莱沃精神病医院（Malévoz psychiatric hospital）。尽管埃达·墨索里尼曾经是领袖（il Duce）**的亲密顾问，被认为是坚强、积极、成熟的法西斯主义"新女性"的典范，雷蓬却认为她受父母虐待、创伤、父亲的问题所苦

---

* 埃达的丈夫加莱阿佐·齐亚诺（Galeazzo Ciano）发动政变，解除墨索里尼一切职务。纳粹德国解救了墨索里尼并将其扶植为傀儡政权。在纳粹德国的干预下，墨索里尼于1944 年 1 月 11 日以叛国罪处决齐亚诺。埃达营救丈夫失败，于 1944 年 1 月 9 日逃往瑞士。
** 特指贝尼托·墨索里尼，相当于纳粹德国的"元首"。

而虚弱无力。[61]

施皮勒在维也纳会议上传递的信息很简单：应仅仅将儿童之间的差异看作差异。施皮勒演讲主题是选择性缄默症，尽管这一表层主题很浅显，但他在演讲开头和结尾都劝诫听众不要对儿童作出非黑即白的判断。至于治疗手段，施皮勒认为："要禁止所有形式的强迫和强制。更重要的是理解、鼓励、建立信任的桥梁。"施皮勒告诫精神病学者和教育者应当带领儿童实现"向着正常状态的流态转变"。[62]

安德烈·雷蓬在这次会议中则更加与众不同。他说到自己效仿美国精神卫生实践，在瑞士开展他的治疗工作，试图通过早期干预和照料促进儿童精神健康，最终预防精神疾病。[63]雷蓬德还是精神治疗的拥护者。第三帝国的医生倾向于把精神治疗当作一种内向型方法，与精神分析学有着令人不安的相似之处，而精神分析学普遍受到帝国医生的蔑视。尽管帝国的精神治疗被认为不像精神分析学那样依赖推断，也不那样激进，而阿斯伯格却在 1942 年写道，精神治疗可能是有效的，但仍然存在不知不觉转化为精神分析的"危险"可能。阿斯伯格轻蔑地认为精神分析太过"理性"。他曾在 1939 年合作撰写评论，尖刻地批评夏洛特·布勒关于儿童的"观点全都过于非人性化，皆是基于单纯的准确计算"，这样"浮于表面的"方法会错失"精神生活的本质"。阿斯伯格还在 1942 年愤怒地表示西格蒙德·弗洛伊德只看到"严重异常的歇斯底里、强迫偏执的神经过敏，或精神错乱的疯子"，而忽略了"神性和人性的一切"。[64]精神治疗在 M. H. 戈林的领导下在第三帝国获得了更多尊重，即便如此，戈林于儿科科学周的次日在自己主持的德国精神治疗综合医学协会会议上承认，人们依然把无意识视作一种"犹太人的发明"。[65]

施皮勒和雷蓬德正常化的治疗手段，与其他的帝国发言人所倡导的方法在基调上存在巨大分歧，这正揭示了第三帝国儿童精神病学已经围绕着纳粹理念成形。

特殊教育专家在维也纳会议上并不享有儿童精神病学家那般的声望，但其中四位发言代表在演讲中都强调了同样的主题：使儿童融入**民族**的集体，分离出他们认为会给国家造成损耗的儿童。

20世纪20年代以来，特殊教育工作者越来越陷入优生学的理念。有些人出于科学理想和政治信念，也有些人是出于策略性考量，因为他们意识到，这一时兴的学科能够帮助尚且年轻的特殊教育职业提升社会重要性和合法性。然而，到20世纪30年代早期，特殊教育职业似乎陷入重重危机。经济萧条迫使特殊学校在1932年关闭，1933年9月纳粹政府解散了德国特殊学校协会（German Association of Special Schools），将特殊教育设置在国家社会主义教师联盟的管辖范围之下。[66]

第三帝国逐渐将所谓的残障儿童边缘化，吝啬于提供资源照料残障儿童。特殊教育工作者感受到了威胁，竭尽全力地表明他们的工作之于**民族**而言非常重要。他们把自己描绘成民族共同体的看门人，判定儿童究竟是否属于共同体的仲裁者，最终公开拥护强制绝育和安乐死措施。和其他众多领域的专业人士一样，特殊教育工作者参与推行纳粹政策，并不因为政府大范围强制施行政策，而是它利用了人们为工作的不确定性及各样潜在观念而担忧的心理。对个人和行业整体而言，协助第三帝国实现其优生目标就成了在帝国找到安身立命之地的方法。而对于种族卫生手段的热忱支持者来说，纳粹主义则给他们提供了机会去实现自己最激进的灭绝主义愿景。[67]

特殊教育工作者和儿童精神病学家一样，不希望仅仅接触那些他们认为有严重障碍的儿童，他们试图通过使公众注意到优生学的另一面，提高本职业在帝国的地位。他们呼吁人们关注他们对所谓轻症患儿所做的工作，说经由优质的特殊教育，那些他们看来障碍程度较轻的儿童能够成为民族共同体的一分子。特殊教育教师尝试以**民族**为目标，从各个方面培养儿童。举例来说，希特勒青年团首创的由听障少年（Gehörgeschädigte）组成的 G 字队（Bann-G），由身障少年（Körperbehinderte）组成的 K 字队（Bann-K）。爱德华·贝希托尔德（Eduard Bechthold）于 1934 年创建由盲眼少年组成的 B 字队，他夸耀说，那些少年带着与众不同的黄色臂章，上有三个黑色圆圈套在一个倒三角中，这些少年将会是"新精神的旗手"。[68]

随着帝国军事力量壮大和战争的推进，越来越多被视为轻微残障的青少年作为热血青年被国家征召进帝国劳动服务团（Reich Labor Service）和军队。帝国特殊教育领域的代表弗里茨·茨旺齐格（Fritz Zwanziger）向特殊教育教师发出战时"召令"，要求他们"整编一份特殊的档案"，将有关他们之前的学生参战的信息整理出来，包括新闻剪报、上级文件、军事死亡报告。[69]

然而，对于茨旺齐格认为无法接受帮助、给民族共同体造成负担的儿童，他会抱以严厉的批判态度。正如他在维也纳会议中说明，《帝国义务在校教育法》（Reich Compulsory School Law）曾在 1938 年施行了一项"负向筛选"，要求标准学校中所有受教育能力欠缺的儿童转而就读特殊学校，这么一来"现在的德国特殊学校汇集了反向挑选出来的儿童"。他认为需要在筛选过程中进一步削减学生数：将"无法接受教育的学生"彻底从学校教育中清除出去。[70] 来自慕尼黑的特殊教育教师埃尔温·莱施（Erwin Lesch）认为应当尽早安排儿童分开接受标准教育或特殊教育。他主张在儿童 7 岁以前，由教师和精神病学家组成的跨学科队伍对儿童进行分类。[71]

爱德华·贝希托尔德是纳粹党的忠实拥护者，强调纳粹优生学在特殊教育中的作用，宣称："我们整个教育工作都是以种族生物学为目标。"他坚持主张特殊教育者应推动青少年自愿接受强制绝育，表示接受绝育的儿童能够获得"情感力和道德力量"，建立比一般儿童更强韧的社会纽带。他说，因为接受绝育所做的"牺牲"并不总是那样容易的——特别对于女孩而言，她们必须放弃成为妻子、母亲的未来——青少年将在社会环境下，在"有着稳定群体、同志之谊、工作的学校大家庭中"蓬勃发展。[72]

卡尔·托尔诺（Karl Tornow）和贝希托尔德同样强调集体主义情感的优生学。其年 39 岁的托尔诺已经是帝国特殊教育领域权力最大的人物，是纳粹政府种族政策部（Office of Racial Politics）的领导。当国家摒弃了残障儿童，也很可能会放弃负责照料残障儿童的专业人士时，托尔诺已经行动起来，力图将各个分散领域整合。他协助把负责失明、耳障、身障或心理障碍儿童的照料员纳入特殊教育这一综合领域之下。他还力促维也纳会议的听众采用他的术语"特殊教育"（Sonderpädagogik）来命名新的儿童精神病学和康复教育协会，理由是康复教育（Heilpädagogik）"负载了太多历史意义，已然不适应时代。这个术语显得个人化、自由化、人道主义化"。反之，采用"特殊教育"这一术语后将赋予他的职业领域和儿童精神病学一样的声名。托尔诺甚至认为协会理应更名，因为 Heilpädagogik 一词的前缀"Heil"意味着"实现救赎"，而"这一含义下的'Heil'一词"应留用于"Heil Hitler"*，以"向元首（Fhürer）致敬"。[73]

托尔诺显然是个教条主义的空想家。他曾与人合写一本《遗传与命运》（*Erbe und Schicksal*），这卷书并不厚，自诩是为特殊教育学生和教师而编的一本现代教科书。然而这本书并不是在支持残障儿童，而是鼓动他们接受绝育的宣传手册。书中内容以简单易懂的语言，印刷在优质的厚纸上，内含几十张图片，所谓于**民族**无用的人丑陋怪异的照片，与有益于民族的人容光焕发的照片形成强烈对比，后一类还包括两张托尔诺自己孩子的照片。书中警告说如果带有所谓遗传缺陷的学生没有自愿接受绝育，那么政府也会找上他们："官方可能已知晓特定家族中的遗传性疾病，将找到带有遗传缺陷的人。"书中还提供了175个讨论题，例如"为什么说针对精神缺陷提供的金钱或其他福利支持常常没有任何用处"及"为什么说这个孩子最好在年轻时夭亡"，其后还附以答案。[74]

托尔诺在维也纳会议的演讲中希望新的协会能够领导一场"真正的哥白尼式革命"，国家不再以残障儿童的需求为中心，而是残障儿童的命运以国家的需求为中心，将**民族**的健康置于首位。[75] 当然了，社会康乐优先于个人幸福并不是什么新鲜观点。德国及其他地区与儿童发展领域相关的专业人士一直以来都在强调儿童的社会效用，即造就有价值的劳动者和公民，以及保护社会免受儿童未来可能出现的消极怠工、精神疾病、犯罪行为、劣等基因拖累。但纳粹儿童发展方式还增加了一个更深层的维度，它要求人们能够具备恰当的情感，促进

---

* Heil Hitler 即希特勒万岁。

国家实现社会联结的目标。

对于托尔诺而言，特殊教育既是精神性的也是实用性的。他认可"任何的特殊教育，目的都是尽可能多地使学生发挥民族主义（völkisch）效用"；而使儿童具有集体主义精神，拥有"一种团结、活跃、彼此联结的态度，与之前时代纯粹孤立的思考方式形成对比"，这一点也至关重要。[76] 这是纳粹主义的基本原则，即一种"整体的，同属于一个有机体和统一体的，将分裂孤立的个体痛苦而散碎的精神团结到一起"的感受。[77]

阿斯伯格的会议记录并未过多涉及特殊教育者的演讲内容。[78] 他写作该报告是为向医疗期刊《神经学家》投稿，而非为了特殊教育的受众。而且阿斯伯格可能也不会认同特殊教育者演讲中的粗鲁措辞，他对儿童精神病学者侧重智力的优生学更感亲近。但是，不论是儿童精神病学家或是特殊教育者，他们想表达的优先性是相同的，即**民族健康、优生选择、整体治疗、社会精神**。学术的论文与浮夸的鼓吹背后传递的是同样的讯息。纳粹儿童精神病学，正如维也纳会议上定义的那样，既有如保罗·施勒德这样的人也有如卡尔·托尔诺这样的人，两种类型的人混杂在了一起。

第三帝国的官员也参加了维也纳会议。尽管有些人可能会觉得他们在一场学术会议上出现颇为奇怪，但这于他们所在的新社会中是合理的——纳粹儿童精神病学需要法律的强制力。被判定为不合群的，或有潜在犯罪倾向的儿童将由国家接管，接受惩戒性措施。

德国精神病学长期以来都支持犯罪学理论，吸纳了 19 世纪晚期关于"天生犯罪人论"的观点*。到 20 世纪后，福利体系和少年司法系统逐渐将精神病学纳入日常实践之中。与科学的关联性使精神病学家的诊断具有更大的权威性和合法性，给原先归咎于道德败坏和环境因素的行为提供了内在性和生物性的诊断。精神病学家会预判哪些儿童长大后不具备生产能力，具有犯罪倾向，或于社会有害。[79] 他们的预报给预防措施提供了科学依据，无论儿童是否犯下罪行。精神病学家的诊断是具有终身效力的预后。

纳粹政府治下，国家史无前例地有权基于这些预感采取行动。会议发言人赫贝特·弗兰克（Herbert Francke）是柏林地区法庭的首席法官，他为帝国司法权的膨胀感到洋洋自得。他认为，因为"比之建立在 19 世纪自由主义的法律，现代刑法给予法官更大的自由裁量权"，纳粹法官理应"洞察违法者的性格"，并"根据科学依据，分辨出哪些少年犯具备将来成为危险惯犯的潜质"。"合适的教育措施或早期预防性监禁（Bewahrung）"都将"避免"犯罪。[80] 精神病学家会嗅出预犯罪的可能，并提前加以惩戒。

当然，许多精神病学家都同意预防性监禁措施，安娜·莱特、维尔纳·菲林格尔、阿洛伊斯·施米茨（Alois Schmitz）均在各自的演讲中表示支持。预防性监禁这个观念在第一次世界大战之后成为政治辩论的话题，几乎从左到右的每个政党都参与其中，还包括女性运动中的重要人物。[81] 1921 年草拟的预防性拘禁法初稿事实上是为抑制卖淫现象。尽管魏玛时期儿童拘留措施在原则上拥有广泛的支持，但 20 世纪 20 年代末期政治分歧和经济危机阻碍了一部综合性的预防性监

---

* "天生犯罪人论"这一概念最早由意大利犯罪学家龙勃罗梭（Cesare Lombroso）于 1876 年出版的《犯罪人：人类学、法理学和精神病学的思考》一书中提出。

禁法的通过。[82] 预防性监禁措施与阶级和犯罪相关，来自中产和上层阶级的支持者试图控制那些长大后可能会成为"不合群的"底层儿童。

而纳粹政权提供了将问题儿童拘留的新机会。纳粹政府有权将他们带离父母的身边，这一点已是前所未有，政府还大大地扩展了问题青少年的定义。维也纳会议的发言人瓦尔特·黑克尔（Walther Hecker）是负责帝国儿童福利的行政官员中最为强硬的一个，他自1930年起担任杜塞尔多夫地区委员和莱茵兰地区*惩教和青少年福利（Correctional Education and Youth Welfare）工作的主管，于1934年夏天在莱茵兰成立帝国第一所青少年预防性监禁中心。[83] 帝国的许多地区行政官员紧随其后，纷纷于汉诺威、汉堡、图林根、巴登、柏林等地成立拘禁中心。[84] 最终在1939年，纳粹高级领导人员莱因哈德·海德里希（Reinhard Heydrich）呼吁建立青少年保护营。保护营地的环境如成人的集中营一般艰苦，甚至由党卫军负责管理，用于拘留那些据称做出反抗、不合群表现，或者犯罪行为的青少年。第一所保护营负责关押13至22岁的男孩，地址位于下萨克森州莫林根，于1940年维也纳会议召开的一个月前开始运作。1942年勃兰登堡市乌克马克县开设了关押女孩的营所。几年下来，这些营所大约收押了2500名青少年，而奥地利是被移送人员主要的来源地。[85]

帝国预防性监禁计划是根据具体情况临时推进的。受制于官僚体制的内讧和混乱，政府直至1944年才真正编纂出一套统一的儿童监禁法。[86] 在这以前，一些官员认为监禁中心显然可以在现行法律体制下运作，其他一些官员则将监禁中心视作权宜之计，以待帝国推行统

---

* 德国西部莱茵河沿岸地区，尤指西岸地区。

一的政策。

黑克尔在维也纳会议上援引了最新的精神病研究成果来支持儿童监禁措施。尽管他是一位政府官员，但他在讲话中援引 7 位不同的精神病学家。"作为一个外行，如果我没有弄错的话，"他提出，"目前的研究现状是，大家几乎全都认同负面预后不仅取决于家谱和人格结构，也受不合群行为的影响，即菲林格尔所说的'综合性格'。"黑克尔特别强调了菲林格尔关于"情感力冷漠"的儿童的概念。[87]

黑克尔根据有关群体精神的"最新研究成果"，将缺陷儿童划分成四类。他告诉维也纳会议的与会者，应该对最后一类儿童采取监禁措施："不合群的儿童需要接受预防性监禁，他们当中可能有天生的流浪汉，因为种族（吉卜赛人）或某些影响全身的缺陷而带有无法控制的冲动。"黑克尔对此是极为认真的。1943 年，他费心确保他的管辖区内的"吉卜赛人"，甚至"混血的吉卜赛儿童"，都已被驱逐到奥斯维辛集中营。[88]

阿斯伯格在会议报告中传达了黑克尔的讯息。他的会议纪要强调了黑克尔"作为管理者的经验，即'通过儿童的遗传素质和教育成就来调整公共替代性教育'"，说明"具有积极价值的可教育型儿童"必须如何"与那些不可教育、应接受预防性监禁的个例分离开来"。[89]阿斯伯格看到，维也纳会议是如何把纳粹儿童精神病学的极端治疗方案奉若经典。

······

有些出乎意料的是，维也纳会议以阿斯伯格的研究作为结束。当弗朗茨·汉布格尔总结当天最后一场发言时，他单独点名自己的学生，认为阿斯伯格是第三帝国研究新方法的典范。汉布格尔最后的几句发言恳切地希望嘉宾遵循阿斯伯格的模式："一个运作良好的儿童中心能够提供这么多益处。其他诊室应该效仿阿斯伯格在维也纳儿童医院疗愈教育诊室所确立的护理模式。"[90] 这便是维也纳会议的结尾：阿斯伯格代表了第三帝国的新兴纳粹儿童精神病学科。

保罗·施勒德热情地向与会众人告别，感谢他们能在"这样长时间的会议中全程保持关注"。[91] 他宣告，1940 年德国儿童精神病和康复教育协会第一次会议很有幸吸引到来自儿童精神病、特殊教育等领域和纳粹政府等诸位高层人士与会，此届会议是一次伟大的胜利。

维也纳会议的成功举办，其影响甚至到第三帝国终结之后依然存在。战后主要的青少年精神病学家赫尔曼·施图特（Hermann Stutte）将自己的事业归功于这次会议。会议上的演讲"学术水准卓越，作为该领域的初学者，它给我留下的印象是有决定性意义的，决定了我今后选择这一职业"。[92] 即使是对纳粹政权持谴责态度的参会者在数十年后也表示很珍惜会议中所谓"经验主义的"内容。之后一代的著名精神病学家曼弗雷德·米勒−屈佩尔斯（Manfred Müller-Küppers）阅读了本次会议的记录，于 2001 年写道："会议论文中的大部分都无可挑剔，仅有某些文章表现了尴尬的意识形态倾向。"[93]

德国儿童精神病和康复教育协会未能再召开下一次会议。第二届会议原定在 1941 年 10 月 8 日维尔茨堡举行，不料施勒德于 1941 年 6 月 7 日去世。帝国 T4 成人安乐死计划的几个主要人物将决定施勒德的接替人。他们已凭着管理、资助成人精神病学机构，即由恩斯特·吕丁领导的德国神经学家和精神病学家协会（Association of German

Neurologists and Psychiatrists），积累了施行成人谋杀的制度性权力。此时，这些人将德国儿童精神病学和康复教育协会设想为实施儿童安乐死的工具。

T4计划领导者赞成汉斯·海因策成为施勒德的继任者，尽管施勒德自己指定了维尔纳·菲林格尔做接班人，前者是狂热的儿童和成人安乐死计划带头人，后者则是T4安乐死计划谨慎的评估员。T4计划的"顶尖专家"就最终人选进行了冗长的商议，他们是维尔纳·海德（Werner Heyde）、保罗·尼切（Paul Nitsche）和赫伯特·林登（Herbert Linden）（尼切和海德先后担任T4计划的领导），安乐死计划的设计者维克托·布拉克，以及恩斯特·吕丁和汉斯·赖特。然而到最后，这些人还没有任命施勒德的后继者，协会便解散了。

或许在这些安乐死计划领导者的心目中，纳粹儿童精神病学的方向再清楚不过：青少年人要么被团结，要么被清洗。因为已经没有什么需要讨论的，也就不必再召开一次会议了。

第六章　阿斯伯格与杀人体制

1941 年末，阿斯伯格创立维也纳疗愈教育协会（Vienna Society for Curative Education），该协会被视作已解散的德国儿童精神病和康复教育协会的继任组织。同为协会创建者的，还有他的三位凶残至极的同行——维也纳公共卫生办公室主管、斯皮格朗地的市政主管马克斯·贡德尔，斯皮格朗地的医学主管埃尔温·耶克尔柳斯，维也纳大学儿童医院院长弗朗茨·汉布格尔。耶克尔柳斯出任协会会长，阿斯伯格则是第二副会长。[1]

总的说来，四人旨在促进维也纳儿童治疗的同步进程，在帝国的庇护下引导儿童发展事业的工作。新协会将通过开设特殊课程、讲座、组织设施参观，协调不同领域的从业者，包括学校教师、特殊教育教师、儿童精神病学家、福利工作者、特殊机构主管、护士、医疗人员。正如耶克尔柳斯所主张的，"无论是直接或间接与这些未成年人相关的"儿童发展事业从业者"将团结起来"。[2]

协会或许还服务于另一个阴暗的使命。鉴于维也纳疗愈教育协会的创立者中有两位——耶克尔柳斯和贡德尔——负责管理斯皮格朗地，学者怀疑协会在背地里秘密发出儿童安乐死指示，至少，协会的创设使市内儿童相关机构与斯皮格朗地更加紧密地联系在一起。[3]

1941年12月10日，耶克尔柳斯在协会会议上发表的会长就任演讲便奠定了一种近乎致命的基调。他的开场透着欢欣愉快，强调疗愈教育的重要性，以及自己与协会其他创建者——汉布格尔和阿斯伯格——亲密的私人关系：

> 大学儿童医院被选作我会举行会议的地点，这并非一个巧合。毕竟，我们的东道主汉布格尔教授数十年来一直满怀热情地进行系统的疗愈教育实践，很多时候他仿佛就是旷野之中的呼声。尽管作为他的学生，我们已经走上了各自不同的道路，但这所诊室，尤其是疗愈教育诊室依然是我们的精神家园。
>
> 在这样一个场合，我回忆起我们的阿斯伯格博士正是在这里发表了那场关于疗愈教育的讲座，讲座鲜明有力：他强而有力、令人信服地说明，当今，在第三帝国，我们同时面临大量的新任务和短缺的劳动力问题，所以我们不应当无视那些"被边缘化了的人"。[4]

耶克尔柳斯称赞汉布格尔和阿斯伯格，这是他唯一提到的两个名字，而与此同时，他还表达了关于"不值得活的生命"的观点。当他论及重度残障人士时，他建议说：

> 这个孩子不属于教育机构或医院，而应当被保护起来。对我而言，这意味着保护民族共同体免受这些不幸家伙的拖累。
>
> 虚假的多愁善感在这里并不适用。如果我们在特殊教育机构中负重前行，这只会危及疗愈教育事业，而这项事业是那样重要却依然备受误解。这样将阻碍整个系统运作，而那些无法受教的儿童也没得一丁点儿好处。[5]

阿斯伯格已与耶克尔柳斯相识很长时间了。两人几乎同龄，同为汉布格尔指导的博士后学生。20世纪30年代初期，两人在疗愈教育诊室共事五年，在最后两年阿斯伯格还是耶克尔柳斯的上级。20世纪40年代以来，两人作为维也纳公共卫生办公室的医学专家也发生过交集。耶克尔柳斯是精神疾病、瘾君子、精神病患者福利院（Welfare for Mentally Ill, Addicts, and Psychopaths）的主管，任职期间他将病患移交遗传卫生法庭接受绝育裁决，建议把病患收押到斯坦因霍夫等疗养院，病患在那里将可能面临处决。[6]

到了1941年末，阿斯伯格与耶克尔柳斯共同建立维也纳疗愈教育协会时，耶克尔柳斯所做的几件杀戮行径已使他在维也纳恶名远扬。他作为两家安乐死机构的主管，监督处死了斯坦因霍夫大约4000名成年人及斯皮格朗地100名儿童。在斯坦因霍夫，他是"元首官署"

（Chancellery of the Führer）*在当地的"代表"，负责协调挑选和驱逐工作，将数千成人送往林茨的哈特海姆城堡毒气室。[7]

谋杀行动从一开始就引来公众的关注和愤怒。1940年10月，人群聚集在斯坦因霍夫楼群前（也包括斯皮格朗地所在的几幢楼）抗议安乐死计划，直至警察和党卫军介入才将人群驱散。在另一次抗议事件中，约200名遇害病人的家属聚集在斯坦因霍夫附近的一家酒店，组织书信抗议运动，致信柏林以阻止谋杀，集会再一次因警察介入而解散。1940年秋天，格拉茨共产党分发非法传单，抗议安乐死谋杀。

众多维也纳人把耶克尔柳斯叫作"斯坦因霍夫大屠杀的凶手"[8]，对此维也纳官方媒体迅速做出回应。为了提升斯坦因霍夫的形象，1940年10月20日奥地利《人民报》（Volks-zeitung）刊载了一长篇热情洋溢的文章，描述斯皮格朗地楼群田园般的环境："孩子们正在独立病房的各个花园中欢闹。秋日的阳光下，男孩女孩们在教养员的监护下高兴地奔跑玩耍。"一篇对"主治医生"（很可能是耶克尔柳斯）的采访中描绘斯皮格朗地的医疗成员兼备包容心和同情心。"'我们这里的孩子和其他所有的孩子一样。'这位主管微笑着说……'在我们的帮助下，他们将很快能重回社会！'"[9]

然而这些夸张不实的零散篇章尚不足以平息有关谋杀的传闻。维也纳的主流报纸《人民观察者》（Völkischer Beocachter）刊文对谋杀行动予以直接否认。据该文所言，有关"毒气室里的大规模屠杀"，以及医生、护士执行致命实验、注射致死药物等报道纯属"愚蠢的谣言"。这些谣言发自"罪性、愚昧、狂妄"，据文中说谣言是由"罪犯

---

* 元首官署是纳粹党内机构，是希特勒的私人官署，成立于1934年11月。元首官署负责处理包括希特勒私事在内的各项事务，在纳粹安乐死计划中发挥关键作用。

所造，蠢人所传，这些人是在妨害国家的社会结构"。文章作者保证，他曾亲自与马克斯·贡德尔一同游览斯坦因霍夫，他们在那里与"许多颤抖苍老的手"相握，"那手上无法消退的硬茧证实了他们孜孜不倦的工作"。[10]

但是，这些文章无法阻拦公众知晓谋杀行动。1941年夏，英国广播公司（BBC）报道了在斯坦因霍夫发生的事件，使耶克尔柳斯的恶名传到了帝国之外。同年9月，英国皇家空军在维也纳上空投下传单，传单中授予耶克尔柳斯"手持注射器的领主"封号，警告说："耶克尔柳斯身着医生的白大褂，手持他的注射器，徘徊在维也纳疯人院斯坦因霍夫的走廊中。他没有给病人带去新生，他带去的是死亡。"[11]

耶克尔柳斯决心将安乐死视作一项持续的公共政策加以实施，他还在帝国层面的杀人体制中发挥作用。他帮助起草了一份有关安乐死的帝国法律，详细说明儿童谋杀的诸条件，并使之合法化，虽然最终这份法律未能成形。[12]耶克尔柳斯还是维也纳的两位帝国T4计划"专家"之一，负责复审、批准成人谋杀，纳粹国内约有40位这样的专家。耶克尔柳斯的判断很明显具有灵活性，并乐于接受贿赂。据他的同事所说："他会出具'虚假报告'，并为之收取高昂的费用，使个别病人免于驱逐、免受处决。这是一个公开的秘密。"[13]

而在坑害受害者时，耶克尔柳斯也是个不受拘束的自由派。他主动搜寻残障儿童，将他们从别的儿童机构带回斯皮格朗地，并向同事吹嘘自己开展了"这样一系列的查访"。不过，耶克尔柳斯的狂热也招来了一些摩擦，他的同事抱怨他的寻人考察花费昂贵，毕竟他驱车行驶了1107千米之远，累计行车成本巨大。

斯坦因霍夫的前任主管阿尔弗雷德·毛奇卡（Alfred Mauczka）

描述他："耶克尔柳斯博士是一个很有能力且极有野心的人，但他想要一次性解决太多问题，这常常使他陷于某种程度的消耗过度和摇摆不定。"著名神经学家、精神病学家及大屠杀幸存者维克托·弗兰克尔（Viktor Frankl）则以更强硬的措辞形容耶克尔柳斯："他是我这辈子见过的唯一一我敢称之为阴险狡诈的人，一个魔鬼般的人物。"[15]

耶克尔柳斯在纳粹帝国中的活跃度使他与希特勒的妹妹葆拉订婚。葆拉曾写信给耶克尔柳斯为她的一位远房表亲阿洛伊西娅·法伊特（Aloisia Veit）*求情。法伊特是斯坦因霍夫的长期病患，被诊断患有精神分裂症，将在 T4 计划中接受处决。很显然，耶克尔柳斯面对葆拉·希特勒的请求仍不为所动，坚持将法伊特送进了哈特海姆毒气室。然而，1948 年 7 月，耶克尔柳斯告诉苏联审讯员，葆拉邀请他去自己的公寓。"我们之间建立了友好的关系，"耶克尔柳斯回忆道，"而后又适时地发展为亲密关系。"据说，葆拉于 1941 年 11 月征求希特勒的同意希望嫁给耶克尔柳斯，但希特勒表示反对。耶克尔柳斯受到了高度关注，1941 年 11 月 30 日高层官员海因里希·希姆莱和莱因哈德·海德里希在电话谈话中讨论要拘捕耶克尔柳斯。耶克尔柳斯声称，1941 年 12 月，盖世太保在他前往柏林的路上将他逮捕，官员逼迫他签下一份声明承诺与葆拉断绝关系。[16]

尚不清楚希特勒为何反对这桩婚事，或许希特勒不想让心爱的妹妹嫁给一个职业杀手。不论是何种情况，对于希特勒而言，逮捕确实是他摆脱一个不合心意的妹夫的有效方法。于是耶克尔柳斯被指派前往波兰执行一项"特殊任务"，大概是要利用他在 T4 计划中的专业

---

* 阿洛伊西娅·法伊特是希特勒祖母的姐妹的重孙女，于 1940 年 12 月 6 日遇害。

知识协助成立最终解决方案的第一批灭绝营（建立贝尔赛克、索比堡、特雷布林卡等地的早期灭绝营主要依靠的是 T4 计划的人员）。但耶克尔柳斯拒绝了这一任务，转而被派往东面服军役。[17]

与阿斯伯格一同创立维也纳疗愈教育协会的第二个人是他一直以来的导师，弗朗茨·汉布格尔。如果说耶克尔柳斯是维也纳安乐死计划的公共形象，是运营谋杀机构的人，那么汉布格尔就是在幕后为维也纳的谋杀铺就基础设施的人。他是阿斯伯格主要的工作伙伴，这一关系为期长达十四年，阿斯伯格在此期间发表的任何成果几乎都有汉布格尔的署名。[18]虽然阿斯伯格在文章中极少引用其他学者，但他一直以来都对汉布格尔的研究表示赞美并详加阐述。对阿斯伯格而言，赞美导师有助于他个人职业利益，然而，他的顺从和敬仰似乎是发自真心的。即使在战后，汉布格尔去世几十年以后，阿斯伯格也依然把自己人生哲学归功于汉布格尔。1977 年，当阿斯伯格回忆第三帝国时，他说：

> 我和汉布格尔曾有过长时间、漫无目的的交谈，关于上帝，关于世界，尤其关于引导人们、治疗人们等议题，就仿佛希腊哲学家带领他们的学生那样信步闲谈，我们知道这正是将思想释放和理清，以达到某种韵律。青年时期的投入，一切都得到澄清和收效——在德国青年运动美妙的群体间，在对自然、世界、精神的体验中。[19]

在纳粹时期，阿斯伯格与汉布格尔间具有启发性的交谈，与许多接受他们治疗的儿童可怖的现实形成对比。

汉布格尔凭借大学儿童医院院长一职的影响力成为第三帝国时期维也纳最有威望的医生之一。他轻易地进入政权多头政制的内部，建立起医疗机构、政府官僚、党内部门、儿科医学协会之间的网络。置身于传统医学和国家社会主义激进举措的交汇处，汉布格尔使自己成为一个能够在多领域左右权力分配的权力掮客。他还与其他权力掮客保持广泛的联系，其中甚至有帝国卫生部部长莱奥纳尔多·孔蒂。

与热情性急的野心家耶克尔柳斯不同，汉布格尔是深思熟虑的，他借助自身影响塑造体制，而非作为活跃的个体代理人。历史往往不会注意到汉布格尔行使的权力。今天也极少有人听说过他，无论是作为安乐死计划的加害者还是作为内科医生。但是汉布格尔所行产生了持续的影响，其重要性只有随着时间的流逝才能为人所见。汉布格尔借由多种策略来宣扬激进的纳粹种族卫生目的：他对现有职业组织进行调整，并新成立若干机构组织；他发表了无数文章，开设了无数讲座，组织了无数会议；他在儿童医院发起若干有关生物选择的新项目；他培养了一批纳粹医学领域的学生和成员，其中至少有两人在安乐死计划中发挥突出作用。[20] 汉布格尔的故事揭示了在如耶克尔柳斯等可见的加害者之外，那些不可见的体制性角色的重要性。

汉布格尔拥护纳粹优生学的两面，他提倡帮助那些可以恢复为民族共同体一分子的儿童，灭杀那些无法成为民族共同体一分子的儿童。他发表了多篇文章，详细说明对母乳哺育和儿童抚养的建议，主张要让儿童接触新鲜空气、阳光和做运动。[21] 同时，汉布格尔还写说要让"体质差"的儿童死亡。他认为"过多地照顾劣等者会使劣等基因材料"在**民族**中"传播"，还会导致医生在儿童疾病上花费过多时间。"30%—40% 的出生率，10% 甚至 15% 的死亡率，"他宣称，"要比 18%—20% 的出生率和仅有 3% 的死亡率来得好。"汉布格尔甚至认为不要给早产儿提供营养。[22]

汉布格尔早在第三帝国以前就提倡纳粹种族卫生的这一双向使命，而后他在国家社会主义中找到了推行这一使命的手段。汉布格尔的儿童医院把许多青少年转到斯皮格朗地。592 份斯皮格朗地遇害儿童的医疗档案样本显示，该院移送了 44 名儿童，占总数的 8%，其中有很多人还是由汉布格尔亲自移送的。[23] 因为其他病例档案信息不完整，以及汉布格尔还会对转诊其他机构的儿童做出毁灭性的诊断，所以真实数字可能要高得多。

当阿斯伯格在诊室大厅里有效地开展工作时，汉布格尔也在儿童医院内监督数场在儿童身上进行的医学实验。一个医学生将儿童和婴儿置于极端温度变化下，测量可能产生的反应。汉布格尔的一位博士后学生，也是阿斯伯格的同事，埃尔马·蒂尔克（Elmar Türk）利用早产婴儿研究维生素 D 对佝偻病的影响。蒂尔克知道早产儿尤其容易患佝偻病，所以他故意暂停疾病预防措施，使实验对照组的 15 位婴儿中的 13 位患上佝偻症。[24]

汉布格尔对蒂尔克在儿童身上开展致命的肺结核实验特别感兴趣。1941 年，蒂尔克选择了若干婴儿作为自己的实验对象，他判断这些婴儿"产伤损伤严重，无法独立生存，智力白痴"。他给其中两个婴儿注射了预防肺结核的卡介苗（BCG），然后让另外 3 个婴儿全都感染了"恶性结核杆菌"。他将婴儿们送往斯皮格朗地接受观察，最终也在那里接受尸检。两个接种疫苗的婴儿在一个月时间内便死去，死因却不是肺结核，据称是死于肺炎——这是斯皮格朗地主要的官方死因。3 个未接种疫苗的婴儿在四个月痛苦折磨后挺过了肺结核，却仍然死去了。[25]

一年后，蒂尔克再次开展他的肺结核实验。他为一个 3 岁半"智力白痴、感染梅毒的"幼儿接种疫苗，而没有给 1 岁半"因脑积水导致白痴的"阿道夫·古特曼（Adolf Guttmann）接种疫苗。当蒂尔克将小阿道夫移送至斯皮格朗地接受观察时，他给负责该男孩死亡及死后尸检的主管发了一封令人毛骨悚然的所谓"愿望单"："我请求你在这个孩子死的时候通知我，这样我也许可以出席尸检，我打算执行几项不同的组织学检查。"当这个孩子还活着的时候，斯皮格朗地的成员就要为阿道夫的情况做专门记录，并定期为他拍摄 X 光片。因此蒂尔克补充说："我希望你们不会因此增加太多负担。"阿道夫到斯皮格朗地之后，医疗成员报告说这个男孩"很安静，也很平静，当有人抚摸他的脸颊时他偶尔会笑起来"。[26] 阿道夫在到斯皮格朗地的两个半月后遇害。[27]

汉布格尔也亲自参与蒂尔克致命的儿童实验，因为汉布格尔在其早期职业生涯中也投入大量精力在肺结核研究。他和蒂尔克并没有掩盖他们采取的研究方法，正相反，他们在公开发表和医学论坛中宣传他们的方法。汉布格尔甚至吹嘘他们使用儿童进行试验的方法是具有开创性意义的。他宣称："BCG 的保护作用一直以来在豚鼠身上试验已知有效，直到现在才在人类身上得到证实。"[28] 汉布格尔因人体 BCG 试验成果受到认可——"他是帝国第一人"——甚至在战后依然如此。[29]

汉布格尔的博士后学生黑里贝特·戈尔曾于 1939 年与阿斯伯格合作发表论作，他也在儿童医院对婴儿进行人体试验。戈尔解释说，在汉布格尔的监督下，他所选的"只有那些不适合生存的婴儿"。[30]
戈尔1941年发表在《慕尼黑医学周报》的论文中，他切断对婴儿维生素A的供给，测量维生素A对角膜软化症发展的影响，而角膜软化是失明的一个常见致病原因。角膜软化症会使角膜及覆盖眼白的薄膜干燥，一段时间后可能会出现名为毕脱斑的泡沫样斑块、溃疡、感染，以及眼部破裂。戈尔连续数月停止给这些婴儿供给维生素A之后，其中很多人确实出现了角膜软化的早期症状。在之后的第二项实验中，戈尔试图将角膜软化症传染给婴儿，他将一名患病女孩的眼睛分泌物放入4个健康儿童的眼中。当这一方法失败以后，他限制细菌范围后重复实验，结果再次失败。

在戈尔1942年发表于《慕尼黑医学周报》的论文中，他进一步提高了研究的赌注：他停止给20个婴儿提供脂肪和维生素A，为期长达三百天。婴儿死去之后——可能是被直接杀害的，也可能受虐待而死——戈尔在尸检中检查了他们的肝脏。6个月大的安娜·米克（Anna Mick）被选中接受研究实验。尽管她患有脑积水和头部褥疮，但她的健康状况仍属于"强健"。她在食用戈尔规定的饮食后便日渐虚弱，她躺在儿童医院中，医疗人员戳刺她的眼睛和身体来获取体液和组织的样本。不到四个月时间，安娜因"身体越发虚弱"死去。[31]

阿斯伯格的同事在儿童医院进行人体试验，而他在其间工作，一定知晓他们采取的致命手段，毕竟他们还在重要刊物上加以宣传。在日常生活中，他都会路过那些被注射药物、被感染、被禁食的婴儿。

在纳粹主义的维也纳，当汉布格尔的门生确实不是一件小事。儿童医院与斯皮格朗地有着密切的机构关系和人员联系，许多接受汉布格尔指导的学生，包括耶克尔柳斯、蒂尔克、戈尔都追随汉布格尔从事致命的工作。汉布格尔所有博士后学生因在纳粹政权中的共谋关系，均于 1945 年后被吊销了大学任教资格证书，失去在大学授课的许可（但不包括阿斯伯格）。汉布格尔 11 个学生中有 9 人在 1945 年后丢了职位（依然不包括阿斯伯格）。随着第三帝国的终结，"汉布格尔派"大大削弱且声名扫地，以致他们对战后儿科医学和精神病学的学术影响微不足道，今天他们甚至不怎么为人所知。[32]

阿斯伯格不加入纳粹党的决定使他免于名誉受损，他也是汉布格尔的学生中唯一在战后成名的人。但是，阿斯伯格与导师之间也和汉布格尔其他学生一样地亲近，即使他不是导师最亲密的学生。而实际上，汉布格尔的儿子甚至表示，在汉布格尔心目中阿斯伯格最受喜爱，声称阿斯伯格是"与我父亲最亲近的学生，在性格上也最与他相似"。[33]

阿斯伯格在 1941 年与弗朗茨·汉布格尔、埃尔温·耶克尔柳斯、马克斯·贡德尔一同创立维也纳疗愈教育协会，他是在与维也纳儿童谋杀事件的三位主要犯罪者合作。要想在这些领域活动，阿斯伯格必须表现出他的积极性及非凡的可靠性。阿斯伯格对此知情，就如他在后来承认的那样，他对安乐死计划完全知情。[34] 他与儿童安乐死计划的领导者之间的亲密关系是他主动，而非被动的选择。

维也纳疗愈教育协会的一次会议上，阿斯伯格公开力劝同行将他所谓的儿童"棘手病例"移交斯皮格朗地。他在听众面前声称，情况良好的青少年应在病室内接受"动态观察"，为他们再现一个真实的"自由环境"："而对于所有棘手病例而言，只有接受长期的静态观察才是合适的，就如儿童医院中（我的）疗愈教育诊室或斯皮格朗地惩教所做的那样。"[35]

将"棘手病例"送到斯皮格朗地的建议可能本是出于好意,意指儿童在他的同行耶克尔柳斯负责的机构中能够接受良好照顾。但因耶克尔柳斯所行广为人知,而阿斯伯格也知晓安乐死计划,那么阿斯伯格的发言就有了具体的语境和潜台词。他的观众听到的可能是大不相同的讯息。

不仅如此,阿斯伯格所说的还是杀人体制中的语言。在斯皮格朗地,"长期的静态观察"并不是指救治、治疗、教育或干预等积极看护,而是指静态评估。这听来仿佛是个温和的词组,但它也是谋杀过程中的一个代号。对一个孩子的受教育能力和他对**民族**的价值进行"静态观察",这是筛选流程中的一步,将决定该儿童的命运是生是死。[36]

阿斯伯格随后在维也纳协会成员面前提及"优生学问题",指出对儿童进行"适宜的评估""已经"是"他们接受'救治'过程中的良性环节"。[37]人们同样可以从表面来衡量这句话,认为他在提倡给予儿童严谨的看护。但"救治"(或者说 Behandlung)同样是一个委婉语,安乐死计划成员用该词表示谋杀某个儿童。[38]奇怪的是,阿斯伯格用引号圈住了这个词,这或许意味着他确实在暗示"救治"一词的隐含义,尤其当该词是紧接在斯皮格朗地接受"长期的静态观察"的建议之后出现的。不管怎么说,维也纳协会是由恶名昭著的斯皮格朗地领导者负责管理,而耶克尔柳斯的就职讲话也为他提出"不值得接受照顾的儿童"做了铺垫。鉴于维也纳公众普遍知晓安乐死计划,很多在场听众或许也清楚将"棘手病例"转诊斯皮格朗地的可能结果,以及纳粹政权消灭所谓缺陷儿童的期望。

无论阿斯伯格是否有这一意图,他都正在使用儿童安乐死计划的具体发生地点、用语措辞、实施过程。无论阿斯伯格是否有这一意图,疗愈教育大会上的同行可能都已经从他的发言中推断出了这层含义。

······

阿斯伯格与其余几人共同创立的维也纳疗愈教育协会在 1942 年 3 月，即盖世太保逮捕耶克尔柳斯的三个月后停止集会，但是阿斯伯格所在的疗愈教育领域依然与斯皮格朗地保持着联系。当月，市政管理官员将斯皮格朗地的维也纳市青年福利机构（Vienna Municipal Youth Welfare Institution）指定为疗愈教育领域的官方机构，更名为斯皮格朗地维也纳市疗愈教育诊室（Vienna Municipal Curative Education Clinic at Spiegelgrund）。1942 年某期《人民观察者》（Völkischer Beocachter）特意吹嘘在该诊室工作的"疗愈教育专业人士"数量之多。[39]

除此以外，《人民观察者》也将疗愈教育与对严重残障儿童的筛选与驱逐关联起来。报纸中报道，疗愈教育专业人士给人"一种很有信服力的印象——他们的科研工作值得信赖，有利于**民族**"，因为他们使得"遗传性残障后代得以预防，保护他们免受不合群人士之害"。报纸还暗示了儿童灭杀。斯皮格朗地"为富有生产力的民族摆脱重负，那些在帝国快速发展、愈加伟大的背景下，显得完全有悖自然的存在"。[40]

值得注意的是疗愈教育在纳粹安乐死计划中的重要地位，毕竟曾经它在维也纳主流精神病学和精神分析学界处在那样边缘化的位置。随着领域的关注重点从矫正扩展至筛选和灭杀，疗愈教育便在第三帝国脱颖而出。在纳粹优生学实践措施中，死亡成为一个可行的"救治"

选项。

疗愈教育从业者人数相对较少，在儿童安乐死的参与者中却占据着不成比例的重要地位。根据一份相关表格显示，维也纳的疗愈教育界的 7 位著名医生中有 5 位是儿童安乐死的主要行凶者：汉布格尔和耶克尔柳斯，以及斯皮格朗地的玛丽安娜·蒂尔克（Marianne Türk）、海伦妮·约克尔（Helene Jockl）、海因里希·格罗斯。这一比例较之于维也纳精神病学界其他规模更大的学派都要高出许多。[41]

海因里希·格罗斯是最为臭名昭著的人物之一，他于 1940 年 11 月中旬到斯皮格朗地就职，此时儿童灭杀的势头正起。他年仅 26 岁，一年以前刚从维也纳大学医学院毕业，在多瑙河畔伊比斯的精神病学机构工作了一小段时间。在斯皮格朗地，格罗斯在比他大 10 岁的医学主管耶克尔柳斯手下工作。和耶克尔柳斯一样，格罗斯早在纳粹党还是奥地利的一个边缘恐怖组织时起就已经是一个狂热的纳粹分子了。他于 1932 年加入希特勒青年团，1933 年加入冲锋队，之后一路晋升，1938 年以前成为冲锋队高级小队队长。

格罗斯到斯皮格朗地工作的七个月后，即 1941 年 6 月，他前往德国，在康复教育支持者汉斯·海因策的指导下接受为期六周的培训。海因策是全帝国从事儿童安乐死计划的为首三人之一，他将不同谋杀手段教授给满怀抱负的安乐死执行医生。

格罗斯接受海因策的训练后回到维也纳，斯皮格朗地的死亡率提高到三倍还多，从 1941 年上半年的 22 人到下半年的 72 人。[42] 海因策的教导显然颇有价值，六个月后的 1942 年 1 月，格罗斯再次回到戈林研究中心接受更多指导。格罗斯还效仿海因策，采集、保存受害者的大脑。当格罗斯在斯皮格朗地收集儿童大脑用以他的个人研究时，海因策正在分配数百个成人和儿童的大脑，供德国内科医生研究使用。格罗斯穿戴着军装从事医疗工作，斯皮格朗地的孩子称他为"大镰刀"或"狰狞的持镰死神"*。[43]

斯皮格朗地的第二任主管恩斯特·伊林也接受了海因策的训练。伊林像海因策一样，在莱比锡大学度过他早期的事业生涯，而后于1935年跟随海因策到戈林研究中心。伊林在海因策手下工作了七年，参与了帝国最早一批的儿童谋杀行动。伊林高度训练有素，海因策和维也纳公共卫生办公室发掘了他，使他接任耶克尔柳斯成为斯皮格朗地的医疗主管，那时他38岁。他的任期从1942年7月1日开始，直到1945年4月。[44]

阿斯伯格作为维也纳大学儿童医院疗愈教育诊室主任，以及维也纳疗愈教育协会共同创始人之一，在该领域里承担要职，对该领域的潜在发展目标予以支持。在安乐死计划中，他虽未身在担当要职的疗愈教育从业者之列，但他在这一杀人体制中接受委任，身居高层，与如耶克尔柳斯、汉布格尔、贡德尔等体制领导人物有所联系。阿斯伯格不像他的纳粹儿童精神病学同行那样积极从事儿童安乐死行动，但他亦是成员之一。

而儿童安乐死已大范围渗透维也纳医学界，远不限于疗愈教育领域，医生默许甚至欣然接受安乐死措施。伊林在1945年10月的证人陈述中，描述了维也纳的内科医生是如何欣然地清除掉病房中被他们视作残疾的儿童。他单独点名汉布格尔和阿斯伯格所在的儿童医院：

---

* 指手持长柄大镰刀，身披黑色斗篷，骷髅死神的形象。

我的诊室总是人满为患，因为其他诊室，如福利诊室、格兰青儿童医院、大学儿童医院均把那些治愈无望的病例移交或想要移交到我这里，显然他们认为因上文所述指令（安乐死执行命令）的缘故，我的诊室能够合法地执行安乐死，而他们自己则未获此许可。我十分确信，这些机构领导者都知晓安乐死计划和上文所述指令。[45]

阿斯伯格曾公开鼓励同行将身患"疑难病症"的儿童移送至斯皮格朗地，他本人也照这一建议执行。[46]阿斯伯格究竟向斯皮格朗地移送了多少儿童，这一数目极难估算。斯皮格朗地789位遇害儿童中仅有562人的病例记录，而且大量记录并不完整。病例的档案常常稀少零散，记录要么是草草写就，要么是记在零零碎碎的纸片上，难以辨认理解。转诊记录上没有完整显示全部内科医生的名字或诊室名称。然而现有文件已表明，阿斯伯格参与了移送数十个孩子至斯皮格朗地，以致他们死亡。

1942年的阿斯伯格是维也纳市一个七人委员会的"疗愈教育顾问"，该委员会对古金保健机构（Gugging care facility）的儿童进行"可教育能力"评估。奥地利学者赫维希·切赫（Herwig Czech）揭露了阿斯伯格专家小组在一天内审阅了210名儿童的档案，并将他们安排到据称适合他们残障水平的特殊教育学校。委员会小组认定，210名儿童中有35名——包括9个女孩和26个男孩——"不具备接受教育或实现成长的能力"。依照委员会书面要求，这些青少年被送往斯皮格朗地"接受耶克尔柳斯行动（Jekelius Action）"。

"耶克尔柳斯行动"即处决指令。阿斯伯格所在委员会移交的35

名青少年全部遇害。古金是斯皮格朗地的病人的主要来源。古金移送至斯皮格朗地的 136 名儿童中有 98 名遇害，遇害儿童年纪在 2 岁半至 16 岁之间。死亡率有 72%，这意味着已知的 789 名斯皮格朗地遇害儿童有 1/8 来自古金。[47]

阿斯伯格除了在城市遴选委员会的工作，还作为一名医疗顾问，为纳粹行政机构建议向斯皮格朗地移送病人。鉴于他供职于维也纳公共卫生办公室、少年司法系统、青少年办公室，以及管理维也纳儿童收容系统的国家社会主义人民福利机构（NSV）等机构，他与斯皮格朗地有多重的联系。[48] 如果学校、法庭、希特勒青年团、纳粹人民福利机构需要关于某个儿童的专家意见，阿斯伯格就会对其进行评估。而他似乎多次提出转诊斯皮格朗地的建议。需要再一次说明，经由阿斯伯格安排转诊斯皮格朗地的儿童的具体人数仅从零散的记录中难以估计；但是，他的建议分散在病历之中[49]，而他的观点影响重大。当阿斯伯格认为费德里希·K. 和卡尔·Sp."不具备接受教育的能力"，两个男孩所在的教养院便"尽可能早地"将他们"转移"到斯皮格朗地。[50]

除建议将儿童转诊到斯皮格朗地之外，阿斯伯格还将儿童送进维也纳各样儿童机构，并出具了非常不利的诊断结果，此举意味着把他们送上了一条可能通向斯皮格朗地的道路。父母和学校找到阿斯伯格寻求诊断评估时，他有权力将儿童带离他们的家庭，有权力决定他们的医疗记录。人们都知晓因消极诊断进入收容系统将面临的诸般危险。虐待、受饿、暴力在维也纳儿童收容所中很是常见，不仅只在斯皮格朗地中是如此，尽管移送斯皮格朗地的威胁最大。在一份 312 个样本中，死于斯皮格朗地的儿童有 2/3 是从其他机构移送过来的。[51] 例如，阿斯伯格给一名斯皮格朗地遇害儿童的诊断是"身体内几乎所有器官都有缺陷"。[52] 这样的用语在纳粹国会被解读作谋杀许可。

　　医生最先将儿童送往什么机构也有关系。阿斯伯格将一些青少年人送到位于弗里斯绍（Frischau）的圣约瑟夫儿童收容所和位于维也纳森林的普雷斯鲍姆特殊儿童收容所。这两家收容所是排在古金之后，将儿童移送斯皮格朗地数量最多的机构。普雷斯鲍姆和圣约瑟夫分别收容了多达 120 名和 70 名青少年，而这两家机构针对的是"弱智、无法接受教育的儿童，以及白痴和精神疾病患者"。[53]

　　阿斯伯格送往圣约瑟夫和普雷斯鲍姆的几名儿童最终都被移送斯皮格朗地并被杀害。其中有一例，阿斯伯格安排将患有癫痫的希尔德加德·兰德奥夫（Hildegard Landauf）送进圣约瑟夫的收容所。1943年 1 月，16 岁半的她从圣约瑟夫被送进斯皮格朗地第 15 号死亡之楼。5 月 4 日，希尔德加德——作为斯皮格朗地实验对象之一——忍受了脑 X 射线造影术痛苦的过程，而十二天以后，斯皮格朗地主管恩斯特·伊林向柏林建议将她处死。他告诉帝国委员会，希尔德加德"预计将接受持续的收容和照顾，已经不再具备可教育的能力，预期无法参与工作"。一个月后她死了。她的母亲得以到斯皮格朗地看望她，但她的父亲彼时正在拉脱维亚作战无法归来，而据说父亲十分疼爱希尔德加德。

　　另外一名受害者是 3 岁的理查德·德劳什科维奇（Richard Draskovic），他患有唐氏综合征，以及白喉、百日咳、支气管炎病史，他还经常感冒。阿斯伯格将理查德送往普雷斯鲍姆进行收容，他随后被移送斯皮格朗地。在斯皮格朗地的照片里，理查德有着一张温和的脸庞、一缕金发，以及病态般消瘦的身形。到达斯皮格朗地的八天以后，耶克尔柳斯向柏林申请处决理查德的许可，因为他"无药可救"。[55] 这个男孩明面上的死因是肺炎。

父母亲照顾孩子的能力和意愿可能会影响阿斯伯格决定是否将儿童带离他或她的家庭。当贝尔塔·福切克（Berta Foucek）的母亲来见阿斯伯格时，她很明显从一开始就没有想要这个女孩，曾经多次试图堕胎。她发现自己的女儿难以照料：贝尔塔右侧身体瘫痪，还患有癫痫。贝尔塔的父亲因患肺结核去世之后，贝尔塔的母亲意识到自己成了单亲妈妈，她便带着贝尔塔去见阿斯伯格，阿斯伯格批准将贝尔塔送到圣约瑟夫接受收容。贝尔塔从圣约瑟夫被送往斯皮格朗地，并于 1943 年死亡，据说死于肠胃炎和肺炎。[56]

3 岁的乌尔丽克·迈尔霍费尔（Ulrike Mayerhofer）的案例也表明阿斯伯格可能将儿童父母亲的意愿纳入考量。乌尔丽克的母亲带着这个女孩看了维也纳若干位医生，这些医生可能都没有批准收容。阿斯伯格检查之后，在记录中写道，乌尔丽克"严重自闭，从外界非常难以接近"。值得注意的是，阿斯伯格的用词"严重自闭"，毕竟他之后会声称自己从未在女孩或女人身上见到自闭性精神病态的完全症状。或许他是将"自闭"作为形容词使用，抑或他认为乌尔丽克的情况不是由器质性病因导致的。无论是哪种情况，阿斯伯格都做出了判断："因为这名儿童在家里会造成巨大负担，特别是考虑到其他健康的兄弟姐妹，建议对她进行收容。"阿斯伯格将乌尔丽克送到圣约瑟夫收容所，而后者于 1944 年 4 月将她送到斯皮格朗地。当斯皮格朗地接收乌尔丽克时，玛丽安娜·蒂尔克医生在乌尔丽克的档案中写道："这名儿童极其消瘦、虚弱，无论谁叫她都没有回应，对声音刺激没有任何反应，但是并不能确定这一情况是因为失聪还是因为心智功能较弱。"一个月后的 5 月，伊林主管向柏林写信申请处决乌尔丽克的许可。他报告说，这个女孩不愿待在床上，但她"时常站在角落"，还说"不可能有望改善或治愈"。伊林提交报告的一个半月之后，乌尔丽克死了，据说死因是肺炎。[57]

阿斯伯格的病室也会直接将儿童送到斯皮格朗地。经病室工作人员建议转院到斯皮格朗地的儿童中，至少有 7 人存活，至少有 2 人死亡。汉布格尔的儿童医院和阿斯伯格的诊室被认为是儿童转诊的一个来源。[58]

那些没有死于斯皮格朗地的儿童当中，有一些人可能也已被阿斯伯格诊室打上了死亡标记。工作人员将青少年直接送到斯皮格朗地主管们的手中——当埃尔温·耶克尔柳斯拜访阿斯伯格诊室的时候将儿童直接交给了他，或直接将儿童送到恩斯特·伊林的死亡之楼。[59]

现有证据表明，阿斯伯格建议移交斯皮格朗地的儿童中至少有两人死亡。两名遇害的女孩都身患重度残障。2 岁半的赫塔·施赖伯（Herta Schreiber）是 9 名儿童当中年龄最小的，她罹患脑膜炎和白喉。阿斯伯格给这名幼童作了评估，得出结论：将赫塔"长久地安置在斯皮格朗地是绝对必要的"。1941 年 7 月 1 日，他的诊室将赫塔送往第 15 号楼，也就是死亡之楼。

在斯皮格朗地，照片里的赫塔在哭泣，一头深色的头发被削去，直盯着相机镜头。据说，赫塔的母亲流着眼泪哀求玛格丽特·许布施（Margarethe Hübsch）医生，说："如果孩子无法救治，那她死了会更好，因为不管怎样她在这个世上都微不足道，会成为其他人的笑柄。"许布施解释道："她还是其他好几个孩子的母亲，她不希望女儿成为笑柄，所以她死去的话会更好。"[60]赫塔的母亲至少也向阿斯伯格表达了部分的情绪，因为他往斯皮格朗地的转诊指示中写道："这名儿童在家中一定会给她的母亲带来难以承受的重负。"[61]8月8日，耶克尔柳斯将赫塔的记录提交给位于柏林的帝国委员会以获得处决这个女孩的许可。在阿斯伯格将她转诊的两个月后不久，赫塔死了。肺炎是赫塔的官方死亡原因。[62]

5岁的伊丽莎白·施赖伯（Elisabeth Schreiber）也在阿斯伯格建议将她转到斯皮格朗地之后死去。伊丽莎白的母亲说，女孩出生后第二年患了鼻伤风，这使得伊丽莎白无法说话，且带有"肌肉运动躁动"（motor unrest）。这家人有5个孩子，居住在一间小公寓内，据说家里已经无法再照顾她了。阿斯伯格和地区青少年办公室建议将伊丽莎白送往斯皮格朗地。[63]女孩暂时去了圣约瑟夫儿童收容所，斯皮格朗地的医生海因里希·格罗斯在某一次"筛选之行"时挑中了她的档案。1942年3月23日，伊丽莎白经集体转诊来到斯皮格朗地。照片里的她看起来很冷静，头发剪得很短，前额的刘海弯弯曲曲地缠在一起。[64]

在斯皮格朗地，伊丽莎白表现出与人建立联系的渴望。一名护士在日常报告中写道，这个女孩只能说一个词"妈妈"，但她尝试着发出其他声音或用手势来交流。伊丽莎白"天性友好，对照顾者表现出十分的亲昵和讨好"。她还"非常敏感，很容易就落泪。而且，如果对她严厉对待，她就会哭起来，想要护士的怀抱"。然而女孩拥抱的却是杀害了她的人。这样看起来，她的照顾者一边给予她拥抱，一边给她注入致命的巴比妥酸盐。格罗斯向柏林的帝国委员会报告伊丽莎白以获得处决她的许可，诊断认为她患有"最严重的先天性弱智"。伊丽莎白接受了多次腰椎穿刺，很可能是作为斯皮格朗地医疗实验的受试者。而后她很快便死去了。她的身体躁动减轻，9月13日她的医疗记录显示："她睡了一整天，只在要进食时清醒过来。"9月29日她被诊断患上肺炎，第二天便死了。她的大脑被采集装瓶，保存在格罗斯医生放置在斯皮格朗地地下室的逾400个儿童大脑标本当中。[65]

这样看来，阿斯伯格总计参与了至少44个孩子往斯皮格朗地的转诊——最少有9名青少年从他的诊室转出，其中2名死亡，有35名青少年由他的市政委员会判定接受"耶克尔柳斯行动"并死亡。考虑到他在多个市政办公室担当顾问，以及记录的不完整性，阿斯伯格建议移送斯皮格朗地的儿童总数可能还要更多。

而这些青少年人并不仅仅是一些统计数据，也不是一组抽象症状。阿斯伯格曾亲自给他们当中许多人做了检查，触摸他们的身体，与他们面对面说话。他和他的工作人员是如何判定这些孩子——并决定他们的命运——是一个可怖且危险的过程。

第七章　女孩们，男孩们

克里斯蒂娜·贝尔卡（Christine Berka）是因表现出所谓的"社会敌对行为"而被送到阿斯伯格诊室的。她将近 14 周岁，留着与下巴平齐的棕色直发，还有一双棕色的眼睛；虽然克里斯蒂娜来自维也纳，但她和第三帝国其他许多孩子一样，曾为躲避盟军的轰炸，从这座城市撤离到某个营地避难。她同时也在躲避一段糟糕的关系——她的继母很是乐意摆脱这个女孩。[1]

1942 年 5 月，下奥地利州的营地主管卡罗利妮·赖夏特（Karoline Reichart）把克里斯蒂娜开除。她把克里斯蒂娜描述成一个社会弃儿。克里斯蒂娜"常常独来独往，郁郁不乐"，无法建立人际关系。赖夏特说"没有人想和她做朋友"，或与她同住一个房间，还说克里斯蒂娜"会对她的同伴怀恨在心"。[2] 这位主管表示，此外还有另一个问题：克里斯蒂娜会偷其他女孩的东西。她"总是未经征询就用别人的肥皂洗澡，她还会穿别人的衣服，哪怕她的同伴拒绝借给她"。此外，克里斯蒂娜还从格雷特尔·埃德（Gretl Eder）那里顺了一卷绿线（从克里斯蒂娜的换洗衣物中发现），从希尔德·卡佩克（Hilde Capek）那里偷了一卷白线（在克里斯蒂娜的沙发下找到），以及从莉莉·皮希勒（Lilli Pichler）那里拿了一个削铅笔刀（在克里斯蒂娜的寝具里发现）。令人心酸的是，克里斯蒂娜把她偷过的物件中最好的一些东西——肥皂、蕾丝和一本书——送给厌弃她的继母。[3]

赖夏特曾要克里斯蒂娜在其他女孩面前逐条罗列自己的罪行，这个过程"耗了半天的时间"，克里斯蒂娜的继母不得不来到营地接受讯问。继母当着29个人的面斥责克里斯蒂娜的"全部行为"。这个家庭出了丑，赖夏特幸灾乐祸地说："现在这对父母会感到不愉快。"[4]她向地区福利办公室报告克里斯蒂娜，办公室随后将她送至阿斯伯格疗愈教育诊室接受评估。

阿斯伯格的诊室对克里斯蒂娜的评断甚至更为严厉。一份观察报告里的手写笔记说她"无所顾忌，偷窃成性""道德行为不端"。这个女孩"不服从""不看也不听"。因为克里斯蒂娜的性格"封闭、内抑""很难接近她"，而她也"永远不会顾及其他孩子"。[5]

然而，克里斯蒂娜档案中的零散片段却显示，她其实感受到了情感的依恋。她为诊室画过一张美好得令人向往的画：绽放程度各异的蓝色矢车菊生长在红色郁金香边上，两只黄色的蝴蝶正彼此靠近。地上长着颜色鲜艳的矢车菊，三枝茎干向外伸展，而一对郁金香则插在一个带红色圆点的壶中。[6]克里斯蒂娜对自己的未来也怀着热切的憧憬。当写下自己未来职业目标时，克里斯蒂娜怀着充满渴望的真诚，想要与他人、其他地方建立联系：

首先，我要和农民一起度过义务劳动年[*]。义务年之后，我要参加速记课程、打字课程然后进入办公室工作。最最重要的是，我想要和农民们一起，与他们在房子里一同居住、在田地里一同劳作。或者和小孩子在一起，我喜欢和他们一起玩，喜欢照料他们，与他们一同散步，午饭后安顿他们睡午觉。在家里我能帮忙，烹饪、打扫、购物，做各样细碎小事。那是我的愿望。或者成为一名体育老师。我喜爱运动。尤其是器械或者球类运动。我特别不喜欢学校。我喜欢功课。以及写作和速记是我最爱的科目。[7]

这些话表现出一个满是活力的女孩，对团体、学校、工作、家政和运动充满强烈的兴趣。考虑到克里斯蒂娜与她继母之间糟糕的关系，或许其中最感人的是她想要在一个幸福家庭中照顾孩子。

阿斯伯格在发表的论作中提倡要进行定性评估，尊重每个孩子，将他们看作"一个独特、不可复制、不可分割的存在"，珍视"其个性在内心最深处的本质"。他说，在他诊室中的照顾者都思想开放，欣赏儿童在游戏中表现出的细微差别。1940 年 9 月 11 日《小民报》（*Das Kleine Volksblatt*）刊登了一篇关于阿斯伯格诊室的文章，其中特别强调了激发儿童想象力的重要性：病室"漂亮、宽敞、明亮，有着华丽大窗户的房间里"满是"巨大的玩具娃娃，甚至还有给男孩们的斗牛士玩偶，以及一整个图书馆的童话和童书"。[8]

鉴于这样的措辞，克里斯蒂娜的图画和文字本应被阿斯伯格纳入

---

[*] 1935 年，纳粹德国颁布《国民劳动服役法》，推行义务劳动制度，规定男子年满 18 岁必须服半年劳役，女子年满 21 岁服三个月劳役。

对她的诊断考量。[9] 然而 1942 年 7 月 14 日，阿斯伯格却认定克里斯蒂娜具有"社会敌对人格，将会产生深远影响"。他说，"很难从外界"对她"施加影响"，她"天生不具备太多温暖的情感"。阿斯伯格认为，克里斯蒂娜"在很多场合下都显得令人厌恶，粗俗而无礼"。[10] 他不相信克里斯蒂娜正在努力克服情感或精神上的困难：这就是她的性格品质。阿斯伯格用他硕大、潦草的字（虽然他生来是个左撇子，但被教会用右手写字）写下克里斯蒂娜的官方诊断，她患的并非某种精神疾病，而是一种"性格变异"。她为人"以自我为中心、粗鄙、逆反又卑劣"。[11]

七周的评估之后，阿斯伯格要求将克里斯蒂娜移送到某家惩教所。阿斯伯格记录道，克里斯蒂娜表现出"严重的犯罪征兆"，她的继母"拒绝接受她"。[12] 阿斯伯格的诊室将女孩转送到特勒辛费尔德教养院。十个月之后的 1943 年 5 月，特勒辛费尔德教养院有意让克里斯蒂娜出院回家，阿斯伯格的诊室则拒绝了解除对克里斯蒂娜的监管、让她出院的请求。诊室未考虑再进行一个周期的观察便做出解释："通过诊室长期的观察，我们已足够了解这个女孩，并不认为她的个性在她离开这里后这么短的时间里会有什么实质性改变。"[13]

诊室的报告不仅不足以代表克里斯蒂娜——这个能画出生机勃勃的花朵、写下对未来诸般憧憬的孩子，他们还把她同阿斯伯格描述过的其他孩子一般看待，未做任何区别。克里斯蒂娜是作为一个个体来到疗愈教育诊室的，原因是她的个人情况，她与所在营地苛刻的主管、和继母的个人相处关系。但是，克里斯蒂娜离开阿斯伯格诊室时，却成了某种普遍类型——"以自我为中心"和"社会敌对"型，就如许多被纳粹精神病学机构裁断的孩子一样。克里斯蒂娜在接受机构收容之前已被去人性化了。

阿斯伯格疗愈教育诊室的笔记总结道，克里斯蒂娜缺乏与他人之间情感或精神的联结。她"不具备情感力"。[14]

……

阿斯伯格对自闭症精神病态的定义不仅源于纳粹精神病学理论，还来自阿斯伯格通过与受治儿童的面对面经历而获得的临床实践。

弗里茨·V.（Fritz V.）与哈罗·L. 两个男孩的受治经历与埃尔弗里德·格罗曼（Elfriede Grohmann）和玛格丽特·沙费尔（Margarete Schaffer）形成鲜明对比。阿斯伯格在1944年博士后论文中把弗里茨和哈罗作为自闭性精神病态的典型病例，两个女孩埃尔弗里德和玛格丽特却没有获得这一诊断。然而，女孩们未经发表的档案与阿斯伯格发表的对弗里茨和哈罗的描述惊人地相似，因此孩子们的治疗经历清楚表明了阿斯伯格在其医疗实践中是如何进行诊断的。除此之外，因阿斯伯格诊室将两个女孩都移送至斯皮格朗地，这些案例还显示了阿斯伯格及其成员在向斯皮格朗地移送儿童时所考虑的因素。

玛格丽特和埃尔弗里德的档案文件细节丰富却片段零散。手写的观察报告和打字机打出的记录常常未留署名，考虑到1944年和1945年时阿斯伯格曾在克罗地亚的某步兵师担任医生，而诊室曾在1944年遭受轰炸，我们难以断定档案中的观点和决定出自哪一个具体个人，或者是否是阿斯伯格本人所做。不仅如此，尽管我们通过孩子们散碎的文字和图画了解埃尔弗里德、玛格丽特、弗里茨、哈罗的声音，但我们对他们的所知大多由精神病医生和护士所述。我们需要以批判的眼光来阅读这些人的陈述，因为他们的叙述——哪怕只是描述儿童的身体状况、家庭背景，引述儿童的话语等基本事实信息——都深受其时代既有印象和偏见的渲染。

根据埃尔弗里德·格罗曼的档案显示，她于1944年4月，即她13岁时来到阿斯伯格的诊室。埃尔弗里德来自诺伊恩基兴，是施瓦察河河畔下奥地利州的一个1.2万人口的城镇，距离维也纳约有40英里远。母亲卡塔琳娜·格罗曼（Katharina Grohmann）未婚便怀上了埃尔弗里德。据说，她离开埃尔弗里德的父亲卡尔·波斯特尔（Karl Postl）是因为他"为人固执、专横，动辄就与人争吵"，此外还"沉迷打牌"。作为单亲妈妈的卡塔琳娜·格罗曼艰难地维持生计，在女孩8岁以前，她都把埃尔弗里德交由孩子的外祖父母照管。据母亲所说，埃尔弗里德在那时被惯坏了，和她父亲"性格相像"。[15] 1938年，卡塔琳娜·格罗曼嫁给了布鲁诺·廷特拉（Bruno Tintra）——一个从事健康保险工作、为人正派的纳粹党员。夫妻俩将埃尔弗里德从外祖父母处接回，他们还生育了两个女儿。[16]

卡塔琳娜·格罗曼说，埃尔弗里德是一个"神经紧张，易激动的孩子"。这位母亲在怀孕期间曾遭受"精神刺激"，但埃尔弗里德的出生和各阶段的发育标志都是正常的。尽管格罗曼家族并未报告有遗传疾病，埃尔弗里德却身患若干病症：麻疹、白喉、水痘、类风湿性关节炎。[17]

据说，埃尔弗里德到阿斯伯格诊室时表现得非常冷静，只是问："我什么时候可以回家？是的，我只会在这里待几天。"[18] 然而，她在诊室仔细严密的观察下待了七周。阿斯伯格诊室档案文件中保存的照片显示，埃尔弗里德长着浅棕色的眼睛，面容柔和，浓密的深金色头发向后扭成卷。这份手写记录形容说，埃尔弗里德按年龄来说长得偏高，身高有 5 英尺 6 英寸 *，鼻子微弯，脸型是不对称椭圆形，眼间距狭窄，还有一张大嘴。诊室记录中描述她的身型线条良好、比例匀称，但她的皮肤"偏黄、潮湿"，据说是因为她多汗。[19]

1944 年 4 月，诺伊恩基兴的人民福利办公室将埃尔弗里德送来阿斯伯格的诊室，理由是她在家里和社区中表现出不合宜行为。青少年服务机构报告说，埃尔弗里德说的话"完全混乱不清，给人一种不正常人的印象"。[20] 她还开始"抓住任何机会出逃"，她的逃家"没有任何明显的外在原因"。女孩"衣衫不整"，每次逃家都有好几个晚上露宿在外。[21] 尽管青少年办公室推测，埃尔弗里德可能是嫉妒她 2 岁和 4 岁的妹妹，但是阿斯伯格诊室不相信埃尔弗里德对家人的埋怨。诊室成员说，她的回答"很明显是故意为之"，对于她不满自己家庭地位的原因，她的"解释相当不充分"。相反，疗愈教育诊室认为，埃尔弗里德离家出走可能与月经周期有关。[22]

13 岁的玛格丽特·沙费尔也和埃尔弗里德一样，据报告说她成长于工人阶级背景，她的"家庭情况不太理想"。她的父亲弗朗茨·沙费尔是一个锡匠的助手，是个众所周知的"酒鬼"、饭桶。[23] 他曾多次犯盗窃罪，正在服两年刑。玛格丽特的母亲玛丽·沙费尔被认为有"遗传品质污染"，在精神或身体上带有生理缺陷。[24]

1941 年 8 月，维也纳第二十二区的委员将玛格丽特移送接受精神鉴定，理由是她行为不端，举止不合时宜，游荡在外，有家不归。促成该决定的诱因是她做裁缝学徒的失败经历。据说玛格丽特当学徒的

---

* 约 1.67 米。

第一天，就在跑腿时磨洋工，用了她老板 70 多帝国马克买鲜花和纸制品。第二天，她旷了工。据说，玛格丽特还试图和人借钱，从家里偷东西去卖，其中包括她父亲的自行车。[25]

以外，报告还说玛格丽特"在家中举止令人难以忍受"，她"尤其对母亲目无尊长，煽动兄弟姐妹对抗她，极不乐意协助家务活"。[26]据区委员所说，"如果这时她母亲责备她，她就翻窗（公寓在地面一层）逃跑，一瞬间就不见人影，在外面游荡个大半天"。报告强调，此类行为的出现间隔为十四天到三个星期，之后玛格丽特"又会暂时表现良好"。和埃尔弗里德一样，玛格丽特的行为被归因于月经。即使玛格丽特还未开始来月经，这位区委员却猜测，女孩"明显的间歇性紊乱"与月经之间"或许存在某种联系"。[27]

埃尔弗里德和玛格丽特同克里斯蒂娜一样，都因她们在家及在社区中的反常行为而被移送阿斯伯格的诊室。她们与家庭的关系摇摇欲坠，与各自母亲的关系尤其艰难，据称她们与周遭社会及社会规范格格不入。埃尔弗里德和玛格丽特在课业上也明显遇到困难，而这一点几乎无人关心。诺伊恩基兴福利办公室只说埃尔弗里德在校时曾因"全然怪异的行为"遭受训斥，却不认为她在校的生活值得任何更进一步的讨论。同样地，区委员说明玛格丽特 13 岁时辍学，未加任何详述。[28]在埃尔弗里德和玛格丽特的档案中，仅在这些处提及学校。

与此相反，阿斯伯格在 1944 年自闭症论文中详细描述的两个男孩——弗里茨·V. 和哈罗·L.——则是被学校送过来的，尽管两个男孩的年纪比埃尔弗里德和玛格丽特小得多，且情况看似不那么危急，但是，第三帝国对男孩女孩行为的期望存在极大的性别差异：看重女孩在处理私人生活、履行家庭责任、应对人际关系的能力，而对男孩则体现在公共生活中——能否遵守纪律、取得成就、融入同龄人。[29]

阿斯伯格写道，弗里茨1933年生，出生情况正常，达到儿童期各阶段发育节点的正常标准，未出现任何疾病或健康问题。但是，弗里茨就读幼儿园"后仅仅几天"就被开除。老师报告说，他"攻击其他孩子，在课堂上漫不经心地四处走动，试图拆坏衣帽架"。据说，他无法"融入孩子间任何一个圈子"。弗里茨"总是独自一人"，"从不接受其他孩子，也不参与他们"。[30]因此，弗里茨的学校将这个男孩上报，让他接受观察，于是弗里茨在1939年的秋天到了阿斯伯格诊室。

弗里茨在家中的问题行为几乎被视作偶然事件。阿斯伯格确有描述说，弗里茨"从不按别人说的做"。他就"做他想做的，或者和别人说的对着干"。他不会老老实实地坐着，"总是躁动难安"。更糟的是，弗里茨"总要去抓他伸手可及范围的任何东西"，而且"表现出一种明显的破坏欲，任何东西到他手里很快就会被撕碎、弄坏"。弗里茨有一个小他两岁的弟弟，"也有些调皮、难以相处，但远不及弗里茨这样反常"。[31]尽管弗里茨在家的问题行为长期存在，但是他的在校表现才最为关键。

学校上报哈罗的原因也是哈罗不顺从、难以融入群体等问题。这个8岁半的男孩仅仅是个成长经历"平凡"，"再普通不过"的独生子。因哈罗的父亲想给他提供最好的教育，这个男孩自7岁以来，曾每日独自一人搭乘火车25公里往返于乡村和维也纳，这展现了他负责任的行为。[32]

但是到了教室，哈罗的问题越来越多。据说哈罗"不做他应该做的事"，确切地说，"这正是他想做的"。在课堂上，他"顶嘴，鲁

171

莽无礼，以至老师放弃向他提问以免在班级同学面前丢脸"。哈罗二年级未合格，复读一年后他的所有科目依然不及格。哈罗的老师还说，"一点儿小事就能让他丧失理智、怒不可遏"，他还表现出"野蛮的好斗欲"。[33]

阿斯伯格将弗里茨和哈罗作为他描述自闭性精神病态的主要病例，认为自闭症孩子表现出"嗜虐倾向的特点"。他断言"带有恶意的自闭行为"事实上是这一障碍的特征，尤为强调"自闭症儿童表现出"的"本能的恶意""违拗成癖和看似有意的调皮捣蛋"。[34] 他陈述道，他们几乎每次都能"从恶意中取乐"，而这是这些孩子无神的目光似乎点起光芒的唯一时刻。[35]

阿斯伯格强调，弗里茨眼神中会闪出"顽劣的光芒"，"总是"做出"最糟糕、最尴尬、最危险的事"。这个男孩"看起来对惹人生气这件事近乎乐在其中"，认为这是"令人愉悦的感受，他试图通过抗拒的姿态和不服从的行为来获得这种感受"。[36] 阿斯伯格承认，要说这个男孩"与他人""仅仅只有""恶作剧式、挑衅等消极意义上的关系"，这"并非事实"。阿斯伯格认为弗里茨"极偶尔"会做出情感"回应"。他"会说他爱病房里的老师"，"有时他会拥抱某位护士"。关于弗里茨表达爱、拥抱、情感回馈的报告表明，弗里茨体会到的情感比阿斯伯格所认定的更加深厚。但是，阿斯伯格无视了男孩对情感依恋的表达。弗里茨的拥抱"看起来不像是喜爱之情的真诚展露，反而看起来非常唐突，'像某种突然发作'"。阿斯伯格甚至反感弗里茨的拥抱，他的拥抱"不令人愉快"。[37]

阿斯伯格描述道，自闭症儿童"带有恶意的行为"目标对象是全社会，除了自我满足没有其他更大的目的。他说，哈罗"攻击其他孩子时，咬牙切齿，盲目地击打"。[38] 阿斯伯格在论文较简短的个案分析中，也以类似的方式描述另外两个男孩的特征。阿斯伯格认为恩斯特·K.（Ernst K.）的缺陷程度甚于弗里茨和哈罗，是一个"相当居心不良的男孩"、一个"麻烦制造者"，"他在班里就好像那斗牛用的红布，引得众人的愤怒"，"打骂其他孩子"，还会"捏掐、胳肢他们"或是"用笔捅他们"。[39] 赫尔穆特·L.（Hellmuth L.）在阿斯伯格看来障碍程度严重，"总是'处于另一个世界'"，做出"许多恶毒行径"，例如"藏匿、破坏物品，尤其是当他还年幼的时候"。阿斯伯格警告说，通常对于自闭症儿童而言，"房屋内的供水设施尤其是受他们偏爱的恶作剧目标……但同样受他们欢迎的是把东西扔出窗外"。阿斯伯格总结道，自闭性恶意主要涉及情感关联："他们的恶意和残酷非常明显源自情感力贫乏（Gemütsarmut）。"[40]

阶级似乎会影响阿斯伯格诊室对儿童采取的治疗方式。在出生工人阶级的玛格丽特和埃尔弗里德的病例中，她们的档案没有包含诊室成员与她们父母的交谈或详细收集她们背景信息的记录。女孩们过往的记录主要来自将她们移送来阿斯伯格诊室的官员的二手报告。对女孩们母亲的观点描述得都很表面，而她们的父亲则完全缺席。或许详细的家庭背景信息并不那么重要，抑或说，对于双亲都不符合中产阶级标准、家境较贫穷的家庭而言，是这样被认为的。[41]

另一方面，阿斯伯格似乎与弗里茨和哈罗的父母进行过长时间细致的谈话。在阿斯伯格的描绘中，他们社会阶级较高、聪明、体面，还是一心一意、富有见识的照顾者。弗里茨的母亲据说出生于一个"成员大多为知识分子"的"社会上层"家庭，这使阿斯伯格印象深刻。

她家里许多亲戚都符合"疯狂的天才类型","能写出'相当优美的'诗歌"。她甚至"来自某个奥地利最伟大诗人的家族"。弗里茨的母亲说,这个男孩与他的外祖父"非常相像",他的外祖父"曾是个异常难以相处的孩子,而现在则有点儿像个怪异的学者,沉浸于他自己的想法,与现实世界隔绝"。阿斯伯格承认弗里茨的父亲出生于一个"普通的务农家庭",但补充说他的地位已大大提高,成为一个"高级公务员"。[42]

阿斯伯格对弗里茨的身体描述中充斥着关于阶级和家族智识谱系的记述。阿斯伯格说,弗里茨的脸庞"展现出精致、贵族式的特征,过早地与众不同",因为他的"孩童特征早在很久以前就消失了"。阿斯伯格将这一精神高度投射到一般的自闭性精神病态患儿身上:他们有着"近似贵族般的面容","早早显现出来的深沉思虑塑造了他们的面容"。他总结说"自闭症儿童的孩童特征会很快褪去",像弗里茨一样,他们"非常与众不同,姿态精致优雅"。[43]

阿斯伯格同样对哈罗的血统印象深刻。就像与弗里茨双亲那样,阿斯伯格对哈罗的父亲进行了一场细致的采访。他认定,尽管哈罗的父亲"出身农民血统,(但他)是个典型的知识分子"。他是锡本布尔根(Siebenburgen),即特兰西瓦尼亚(Transylvania)*的一名画家、雕塑家,于一战期间逃离罗马尼亚军队经由俄罗斯进入奥地利。在过去二十年中他竭力维持着生计,现在从事扫把、毛刷制作。阿斯伯格猜测哈罗的父亲在村庄里应该很突出,因为他行止"非常古怪"。哈罗的父亲告诉阿斯伯格说他自己、他的妻子,以及他们许多亲戚都是

---

* 特兰西瓦尼亚曾受匈牙利王国、奥匈帝国统治,一战后归入罗马尼亚。锡本布尔根是该地的德语名。

"容易紧张的人"。[44]

阿斯伯格给自闭性精神病态的定义显示出他对弗里茨、哈罗家庭背景的欣赏。他断言，就如弗里茨的案例所示，"许多我们自闭症儿童的父亲都拥有较高的社会地位"。而如哈罗的案例显示的，"若恰巧在他们当中找到一位体力劳动者，那么这个人很可能是失去了他的职业"。[45]

在阿斯伯格看来，自闭性精神病态也许事实上是高级阶层教养的结果。他认为，"在许多病例中，这些儿童的几代先祖都曾是知识分子"，甚至出生于"有地位的艺术和学者家庭"。阿斯伯格声称，在自闭症儿童的身上，"有时，（他们先祖所拥有的）昔日的高贵似乎只剩下了怪癖"。[46] 鉴于这些描述，我们不禁想问，在一个上层阶级儿童身上被称作"怪癖"的特质，在埃尔弗里德和玛格丽特这样的工人阶级儿童身上是否可能被视作某种性格缺陷或精神疾病？

阿斯伯格的诊室以几乎相同的措辞来描述玛格丽特、埃尔弗里德、弗里茨、哈罗的特点。阿斯伯格强调尊重儿童独特性的重要意义，在他1944年论文首页写道，每一个孩子都是"唯一、不可复制、独特的存在（'in-dividuum'），因此根本无法与他人比较"，诊室成员却用一长串共同的问题来定义这些孩子：面无表情、避免与其他儿童接触、行为冲动。[47] 在玛格丽特、埃尔弗里德、弗里茨、哈罗的病历记录里，他们成为附属于普遍特征的几个姓名而已。

照阿斯伯格的诊室看来，玛格丽特"完全不融入儿童群体"。她不参与对话，"不笑"，不和大家一起"荡秋千"。[48] 阿斯伯格团队中的内科医生罗拉赫尔医生（Dr. Rohracher）断言，埃尔弗里德还会误解社交信号。这个女孩"对周遭情况、他人表现，以及她本人的评判是完全错误的"。埃尔弗里德意识不到自己的行为对他人的影响，她可能会对细微小事反应过度或者"无缘无故大笑"。诊室出具的官方报告给出结论，她"从未得体地调整自己整个行为"。两份不一样的手写记录说得更加直截了当：埃尔弗里德"总是表现古怪"，是个"非常不正常的存在"。[49]

阿斯伯格采用和对女孩们类似的措辞来描述弗里茨和哈罗。对弗里茨，阿斯伯格说，"基本上不存在对人、事、情境的合宜反应"。这个男孩"不具备与他人正确的情感关系"，弗里茨"与人疏离地四下徘徊"，"要让他与人群一起玩耍是不可能的"。他"看起来似乎没有留意到自己的周遭环境"。他的眼神"古怪"，"通常，如果他的眼神没有闪出顽劣的光芒，他就会两眼放空"。弗里茨就是"与群体脱节"。[50]

哈罗也是如此。根据阿斯伯格所说，他"从不表现出热情、信任和愉悦"。他"从不会和别人一起游戏"。相反，他"失神的目光经常很遥远"。这个男孩"一直是个局外人"，无法"与病室里其他儿童或某个成人建立任何亲密的关系"。[51] 阿斯伯格以同样笼统的方式描述病例分析中另两个男孩。恩斯特"总是很突兀地处于群体之外"，"一直是个局外人，在其他孩子之间走动，未曾合宜地加入他们的游戏"。赫尔穆特"没有任何真诚的人际关系"，"没有真正地融入这个世界"。[52]

阿斯伯格的诊室报告不只是对儿童与人的关联方式一概而论——以至他们的形容可以交换使用——他们还笼统地描述青少年的不服从表现。举例来说，阿斯伯格认为弗里茨"不懂得什么叫尊重，对成年人的权威完全漠不关心"，弗里茨"交谈时毫不羞怯，哪怕是对着陌生人"，"只用非正式的称呼方式 Du，而不是正式的 Sie[*]"。他"不在意人们是否因他感到伤心或生气"。[53] 至于哈罗，阿斯伯格说他"当别人提出纪律性要求时，能毫不知耻违逆指挥"。哪怕哈罗"暂时被教师的威严打动"，他"至少会对自己嘟囔抱怨"。而且，哈罗还会引起别人对自己过分的关注，"据说是个积习难改的'骗子'"，他会讲述"长篇、奇妙的故事，他的故事构思变得越来越奇怪、不合条理"。[54]

阿斯伯格诊室的成员采用相同的措辞描述埃尔弗里德和玛格丽特。埃尔弗里德行动不加思考，没有"批判性考量"，她"行为调皮捣蛋、难以捉摸，会陷入冲动，不顾及之后的纪律状况"。玛格丽特也是，"无法受到任何方面的影响"。她"常常会夸张地做出抵抗反应，经常不加节制地朝老师嬉皮笑脸"。阿斯伯格的成员说两个女孩都会编造故事。埃尔弗里德会"讲述不可能发生的事件"，而玛格丽特会说"自吹自擂，经过精巧设计、令人难以置信的谎言"。[55]

诊室工作人员把这 4 个孩子描述得同样鲁莽冲动。弗里茨"放任他自己内心产生的冲动"，阿斯伯格认为他的冲动"无关乎外部刺激"。弗里茨会"突然开始有节奏地拍打他的大腿，大声地猛砸桌子，撞击墙壁，撞上其他人或者在房间里跳来跳去"。哈罗"未加考虑后果地"做出行动。他甚至"在课堂上离开座位，四肢着地爬行"。[56]诊室报告说，埃尔弗里德也会做出"相当出乎意料、由冲动驱使、毫无动机的行动"。她会"制造出许多混乱和骚动"，"突然从桌旁跳起来，伸手去

---

* Du 指你，Sie 指您或您们。

抓某样东西等等"。[57] 阿斯伯格和他的同事卢凯西医生（Dr. Luckesi）描述说，玛格丽特"反复无常、古怪不定。完全漠不关心，不具备批判能力，不可信赖"。[58]

根据报告，因为缺乏身体控制能力，这些孩子性欲过度。阿斯伯格反感哈罗"任性无常、不计后果的行动"如何导致"与其他男孩恶劣的性恶作剧"。这恐怕会"变成同性恋举动、性交尝试"！弗里茨6岁，对于这类事而言太过年幼了。但是阿斯伯格说，自闭性精神病态的"诸多病例"显示，手淫"出现时间早，强度集中，难以控制"。这些青少年"可能在公共场合露阴癖般地手淫，别人无法让他们停止这么做"——"因为基本不存在任何羞耻感、罪恶感"。[59] 疗愈教育诊室也认为埃尔弗里德和玛格丽特性欲过盛。根据一份手写观察报告，埃尔弗里德会对"男生群体"显露出"性兴奋"，她"双眼闪烁光芒，脸颊通红地招惹"那些男孩。玛格丽特被移送接受精神科观察的原因正是据说她曾在夜间与"若干男性熟人"一同在街上游荡。[60]

尽管诊室对埃尔弗里德、玛格丽特、弗里茨、哈罗的通用描述有诸般相似，他们的独特个性仍从病历的字里行间展露出来。埃尔弗里德档案中的零星记录刻画出一个与诊室总结报告中不尽相同的女孩，报告中的她与社会脱节、不受控制。与之相反，我们看见的是一个体贴周到的孩子，展露出许多情感上的依恋。例如，某份记录观察到埃尔弗里德"一整天都在写短信"给她生活中的人们，这意味着她感受到了许多情感纽带。埃尔弗里德写了非常多信件，以至另一份记录说她有"书写癖"。[61]

从埃尔弗里德写给她母亲的一封信中很明显地看出她的情感能

力："亲爱的妈咪！你好吗？那两个讨厌鬼已经在幼儿园了么？我希望我能很快就回到你身边！"埃尔弗里德还写信给阿斯伯格手下的护士长维克托琳·察克。埃尔弗里德似乎送了一份食物给察克作为礼物，并以亲密的措辞称呼她："亲爱的护士长！来自你的女孩的许多问候。还有如果你不吃这个的话，我就不再和你说一句话了，我会非常生气。这会带给你喜悦的。"[62]

然而很明显，埃尔弗里德的主动示好在病室里不一定受到欢迎。另外一份手写记录——或许是察克的笔迹——对埃尔弗里德的依恋表现轻蔑，评价说："她对我的喜爱是做作、不自然的。"[63] 除了诊室成员对埃尔弗里德评价苛刻以外，还有线索表明她受到虐待。如她写给奥勒纳医生（Dr. Aulehner）的一封信中哀求：

> 如果我不能很快回家，那么我会因悲伤而死得更早。因为金克护士（Nurse Künk）对我做的已经不再亲切友好了。而我没有对她做过任何事。我整晚哪怕一小时都睡不了，因为金克护士对我而言是那么可怕。[64]

带来更决定性后果的事件或许是埃尔弗里德在主治医生检查的前一天与一名诊室护士的冲突。据一份手写报告说，病室中的孩子想要在这场检查中被看到他们最好的一面。鉴于医生的判断有着怎样致命的影响力，他们这么做是正确的。为了赢得一个更好的印象，埃尔弗里德让一名护士剪掉她的长辫子。这名护士抱怨说自己一再拒绝她之后，埃尔弗里德"突然从卫生间出来，她的辫子已经剪掉了"，"像个疯子一样，躲着我兴奋地到处跑"。[65] 我们不禁怀疑这个事件会对这名护士出具的报告产生如何影响，负责评估的医生会如何看待埃尔弗里德，在与医生的这场可能决定她命运的会面上，她的头发看起来如何。

阿斯伯格诊室没有对埃尔弗里德做出精神病诊断。埃尔弗里德惹人麻烦的特点同玛格丽特和克里斯蒂娜的一样，被归因于月经。因为埃尔弗里德的问题，尤其是她的逃跑行为，"自她初潮之后变得特别明显"，主治的罗拉赫尔医生决定"在青春期阶段立即进行延长的医疗观察"。"这个女孩需要的"不仅仅是"全面的监管"，埃尔弗里德最后可能需要接受"激素治疗"。[66]

遵循纳粹精神病学的措辞，罗拉赫尔还认定埃尔弗里德无法接受教化。她警告说，"这个女孩对于教育者来说是一个巨大负担"，根本无法达到"教育要求"。尽管埃尔弗里德的档案中没有谈及她的智力水平，罗拉赫尔感到学校教育在她身上将是浪费。这位医生不认为"将她置于教育机构是可取的举措"。[67] 诊断为不可教化这一结论意味着她对民族共同体而言是一个消耗，将儿童的处置手段从矫正推向处决。而事实正是如此，埃尔弗里德到来仅仅七周以后，罗拉赫尔签字把她从阿斯伯格诊室转到斯皮格朗地，并指明到"伊林医生的科室"，那个主管谋杀的人那里。[68]

埃尔弗里德在阿斯伯格的诊室中已有所预感。她对诊室将要送她去的地方感到恐惧。如她在给舅舅斐迪南的信中说："我只有一件事要告诉你，我们不会再见到彼此了。而这是你能从我这里收到的最后的一封信，我很抱歉。"埃尔弗里德还给母亲写了一份永别信，提醒这"或许可以说是那最后的一份信件，毕竟我不知道我们是否还能再见到彼此。因为我无法知道这次出行我会不会死。"[69] 鉴于这两份信仍在埃尔弗里德的档案里，阿斯伯格诊室很可能从未在把埃尔弗里德移送斯皮格朗地之前，将信送到她爱的人手中。

玛格丽特遭受的磨难甚至比埃尔弗里德更令人痛心。官方把玛格丽特从家里带走，自1941年至1944年间三次因行为不端将她收容——其中两次在阿斯伯格诊室，两次在斯皮格朗地。玛格丽特于1941年8月23日第一次来到疗愈教育诊室，接受四个星期的检查。用阿斯伯格和他同事卢凯西的话来说："这位母亲还有三个年幼的孩子要照顾，尽管她怀着最好的意愿也无法给予女孩足够的照看，因为这个女孩一次又一次逃跑，做出各种各样恶作剧。"玛格丽特所在区的委员因其任性妄为而把她移送过来时，阿斯伯格诊室最终给她贴上了"性格缺陷"这一更根本性的标签。一份手写的笔记总结说，玛格丽特"有着任性无常的危险（说谎、引人尴尬的异样举动、数小时在外不归）"。[70]

阿斯伯格诊室似乎已确定将玛格丽特移送斯皮格朗地。1941年9月19日，斯皮格朗地主管埃尔温·耶克尔柳斯到访阿斯伯格诊室时，他正在维也纳几家诊室搜寻可以送去斯皮格朗地的青少年。根据阿斯伯格诊室的诊疗记录记载，玛格丽特被"引荐"给耶克尔柳斯，意味着她已经被预选。同天，她被移送至斯皮格朗地。[71]

于是玛格丽特就开始了在收容、转院、出院之间扑朔迷离的流转。在斯皮格朗地，玛格丽特·许布施医生和海伦妮·约克尔医生参与谋杀了上百名儿童，而她们诊断认为玛格丽特患有"带有躁狂—抑郁周期的精神分裂症"。她们说，她的"面部表情非常空洞，哪怕正在进行看似热烈的交谈"。[72]她会"无来由地大笑"，做出一种"僵硬造作的轻微怪相"。许布施和约克尔决定，这个女孩"患有精神疾病，需要永久地留在精神机构"，因为她"面临教育困难，具有道德危害"。[73] 1942年5月，许布施和约克尔要求玛格丽特转院到维也纳监理成人安乐死的机构斯坦因霍夫。她们还建议说"绝育是合宜的"。直到1942年10月7日，玛格丽特一直在斯坦因霍夫，然后因不明原因被要求出院回家。[74] 玛格丽特从两个最杀人如麻的死亡机构——斯皮格朗地和斯坦因霍夫——幸存下来。

一个月后的1942年11月，警察于晚上9时30分"在火车东站附近"逮捕玛格丽特，"她在那里和士兵一起游荡"。尽管15岁的玛格丽特当时有了一份体面的工作——在克莱策工厂做非技术工人，但据传闻，她"直到后半夜还在外闲逛"，从她母亲那儿偷烟给某个她认识的男人。据说，玛格丽特依然会"对母亲厚颜无耻，根本不听她的话"。奥托·珀茨尔著名的精神病诊疗室在1942年12月10日对玛格丽特做了评估。诊疗室认为玛格丽特"具有严重的道德危害性，并在工作场合不易相处"。珀茨尔诊疗室质疑玛格丽特到底能否"胜任工作"，建议"尽早"将她"送到"斯皮格朗地的"第17号楼（伊林医生所在）"，而这是一帖致命的处方。[75]

1943年1月13日，玛格丽特回到斯皮格朗地，在那里，主管伊林予以她正向的评价。尽管伊林确实发现她"非常冲动任性"，"非常焦躁不安、容易分神"，但伊林推翻了斯皮格朗地同事许布施医生和约克尔医生之前的诊断，认为："没有精神疾病（精神分裂症、躁狂抑郁疾病等）的迹象。"他甚至责备自己的同事说"从那时的病历记录无法证明患有精神分裂症"。伊林觉得玛格丽特可以"尝试性地回到她父母身边"。她"暂时看来是有接受教育的可能"。[76] 于是玛格丽特再一次获释回家。

因据称玛格丽特依然会"离家出走，四处游荡"，她被第二次送回阿斯伯格诊室。从1944年4月18日到1944年5月30日，玛格丽特应几乎正好与埃尔弗里德所在时间同时。玛格丽特一入院，护士就马上带她去洗澡。玛格丽特很明显感到心烦意乱，倾吐了自己几次收容的恐怖经历。如这名护士在手写记录中转述："从一进入卫生间她就开始非常话多。"玛格丽特向这名护士"说了很多关于自己的生活"。"她被囚禁起来，不喜欢想起监狱里的日子。她被处罚以后就待在一间收容所里，在那里不得不努力工作。"这名护士似乎对听玛格丽特诉说自己的不幸感到恼火："当询问她犯的罪行时，她详细地报告了许多细枝末节，但没有关键要点。这对听者的耐心是一个挑战。听到她说完是令人开心的事。"这名护士还记道，玛格丽特的身体"并不非常肮脏，但她长了很多痘痘"。[77] 对于诊室成员来说，对身体的评判是很重要的，他们会记录说，尽管玛格丽特"已经展现出完全的女性身形"，但她"缺少了富有朝气的强健与饱满"，"这个年轻人的整体姿态非常不具备少女的气质"。而且，玛格丽特的"动作相当笨拙，毫不优雅"。[78]

玛格丽特在阿斯伯格诊室期间一直显得很紧张，她很焦虑地想知道阿斯伯格的成员们究竟如何谈论她。一名成员写道："上午我们向彼此报告这些孩子的情况时，她总是在我们附近晃荡。"当然，玛格丽特的担忧是可以理解的，之前的观察使她两度被送去斯皮格朗地。一名护士提到费尔德曼医生进行身体检查时，据说玛格丽特表现得"局促不安、敏感，时不时鲁莽放肆"。[79]

面对持续的评估，玛格丽特似乎急切地想在阿斯伯格诊室展现她的优点和价值。她给诺伊恩托伊费尔（Neuenteufel）护士写字条，以高级的词汇和崇高的决心承诺道："我的志向只有一个。永不在生命中衰落。独自地、缓慢地，我将尝试着站起来。"玛格丽特进行着自我批评，恳求这名护士说："请原谅我讨人嫌恶。我还年轻且愚蠢。"[80] 玛格丽特也为她父亲对她的看法而紧张不已。她郑重发誓要做出模范的行为，写道：

> 亲爱的父亲！我想象着我回到家同你在一起的未来。在那时我要再次勤奋地工作。我想要和孩子们一起工作，但我知道在战争期间不能选择自己的工作。因此我会做要求我做的。我想象着如果我们能再次在一起那将多美好。[81]

到阿斯伯格诊室的第二天，玛格丽特画了一幅画。她的画令人心酸，其中准确展现了她遭人排挤在外的自我印象，以及对更温馨未来的期望。她描画了一所恬静怡人的房子，满是明亮、舒适的房间。画面中占据最重要位置的是一张晚宴餐桌，桌上铺着红色格纹桌布，桌下垫着一张红白图案的地毯，靠墙的是花盆和一幅描绘山间景色的图画。另外一个房间有带波点的壁纸和一张铺着蓝色花桌布的厨房餐桌，黄色的桌腿，橘色的椅子，桌上有一碗苹果。在一旁的是一个巨大的红黄色摇摆木马。唯一的生命是一个孤独的人，挤在画面左下角的一间浴室里。那个人坐在大浴缸里——就如一天前玛格丽特来到阿斯伯格诊室时那样——人很小，只有脑袋从浴缸里冒出来。从淋浴喷头中喷出一大股水柱倾倒在她的头上，使人的形象变得模糊，一张厚厚的浴帘将这个人与幸福房子里其他的一切隔绝开来。[82]

阿斯伯格诊室质疑玛格丽特的展望和努力是否发自真心。一份记录称玛格丽特浅薄、虚伪："她良好文明的行为是发自一种原始的权宜之计,而非出于更高深的智慧或道德动机。"玛格丽特仅仅想要"给人一个好印象"。另一份报告甚至称玛格丽特的恳求是"可疑的虔诚"。因为认定玛格丽特动机粗陋,阿斯伯格的诊室得出判断,认为"尽管有明显的进步,但她依然完全不可信赖"。[83]

不过,疗愈教育科室同意伊林在斯皮格朗地的观点,玛格丽特并未患完全意义上的精神疾病。她仅仅只是"智力水平低下导致性格不良分化,具有一些精神病特征,但肯定不是一个精神病"。像埃尔弗里德和克里斯蒂娜一般,玛格丽特的问题或许也被归因于她的性别,"女孩青春期成长的一种不良反应"以及"经期前情绪"所致。[84]阿斯伯格诊室最终决定,玛格丽特可以是民族共同体中富有生产力的成员,承认"她的工作表现其实很好"。诊室成员使玛格丽特免于第三次在斯皮格朗地收容的经历——"因为这个女孩在工作上非常有用且高效"——确认她将待在卢伊森海姆(Luisenheim)的某收容所。[85]

三年间,对玛格丽特的诊断无所不有:从"任性无常"到"躁狂抑郁精神错乱"到精神分裂症到月经问题再到"暂时地具有受教育的可能"。医生的指示也无所不有:从绝育到斯皮格朗地(2次),再到出院回家(2次)。纳粹精神病学诊断的任意专断是致命的,其实质是个人的决策判断和变化不定的标准——其中偶然事件、轻率的话语将对孩子的命运造成巨大的影响。

谢天谢地的是,尽管玛格丽特和埃尔弗里德忍受了所有这一切,两个女孩似乎都从斯皮格朗地和维也纳儿童机构致命的系统中幸存下来。至少,安乐死计划遇害儿童登记中没有她们的死亡记录。然而她们的生命依然被永远地打上烙印。在第二次被送入阿斯伯格诊室时,记载玛格丽特在浴缸中的那份护士记录写道:"她渴望照顾小孩,但

185

经历了这一切之后她怀疑自己还能否做到。"[86]

虽然玛格丽特和埃尔弗里德受到转院斯皮格朗地的判决，但阿斯伯格抱着耐心和特别的关怀照顾弗里茨和哈罗。对于病室而言，两个男孩的行为看起来似乎更有问题，但他们被视为拥有更大的潜力。阿斯伯格相信，弗里茨具备"接受矫正教育的真正的可能性"。虽然弗里茨"有若干相当大的问题，无法在课堂中接受教学"，阿斯伯格准予弗里茨"在病室中由私人教师辅导"，为了这么做他还不辞辛劳地得到维也纳"教育界官方的批准"。通过集中的治疗，阿斯伯格夸口说自己诊室使弗里茨有能力通过公立学校的考试。之后，他们还支持他作为"旁听生"就读小学三年级，这样他就不会缺一年的课。[87]

阿斯伯格为配合弗里茨独特的学习风格而开发的、经过精心设计的干预方案和今天仍采用的方式类似。阿斯伯格建议，专属的课堂助教将使自闭性精神病态患儿受益，他们"可能需要一名看护者陪伴他们，直到他在校期结束，常常在校阶段结束后依然有此需要"。阿斯伯格还建议家长和教育者设计出清晰的日程安排，"制定精确的时间表，从起床的某个特定时刻起，每一项单个活动和任务都在表中具体地列出"。[88]

在此以前，阿斯伯格说照顾者必须与自闭性精神病态患儿建立强烈的情感依恋关系，这一点再次与玛格丽特和埃尔弗里德在他诊室中遭受的冷遇形成强烈对比。阿斯伯格宣称，一个人需表现出"真诚的关怀和善意，如果他想要成就任何事情"。患有自闭性精神病态的青少年"能够接受指导和教育"，他说，"只要指导和教育他们的人给予他们真正的理解和真诚的喜爱"。[89]

简言之，阿斯伯格感到，应该带着情感力去治疗自闭性精神病态患儿。患儿应"同他的照顾者一起"经历"不间断的互助过程，不断地建立起他自己的回应方式，根据他接收的正向效果和负向效果来调整自己的回应"。然后，成年人和青少年人之间的联结会产生情感力，这将传递给青少年人。这份联结是高度抽象的：一种"存在于这名带领人和这名儿童之间的活着的统一体"，一种"在无数无意识的联系中对彼此回应的统一体"[90]。阿斯伯格诊室质疑埃尔弗里德和玛格丽特能否产生社会联结，怀疑她们需要被隔离，而患有自闭性精神病态的男孩们的情感力则有被激发出来的可能，只要报之以希望，并持有一种特别的关注和敏感。

阿斯伯格将男孩的关系障碍和冲动性阐释为自闭性精神病态，而他诊室的成员则保持着欧美精神病学长期以来的风格，将女孩们的关系障碍和冲动性解读为歇斯底里和女性特质，与她们的月经周期相关。阿斯伯格诊室因认为这些女孩不可救治而对她们不屑一顾，将她们送去斯皮格朗地，这些男孩在诊室中明显更为恶劣的行为却得到特别的护理。他们在纳粹精神病优生学中位于硬币有利的那一面，有可能融入为**民族**的一员。

是什么导致了男孩和女孩治疗方法的差异？阿斯伯格在1944年关于自闭症的论文中声称，十年间他的诊室鉴别的"200多名"自闭症儿童当中，"我们未曾见过一个符合自闭性精神病态完整描述的女孩"。[91]阿斯伯格含糊提到的"200多名"案例听起来并不十分精确，但是他断然认定自闭性精神病态是一种针对男性的诊断。阿斯伯格确实也承认某些自闭症患儿的母亲身上具有"自闭症特征"，一些女孩具有"接触障碍，这使人联想到自闭性精神病态"，但是阿斯伯格猜测，这些症状是由激素引起的，并非潜在的疾病："女性身上的自闭性特征可能只有到青春期后才会明显可见。"[92]

在阿斯伯格看来，男孩和女孩之间的区别可归结于智力。阿斯伯格将自闭性精神病态的概念建立在他眼中男女认知能力的差异之上，生发于他所处时代对性别的刻板印象。对于阿斯伯格来说，自闭性精神病态是出类拔萃的抽象思考。"抽象能力高度成熟，以致与具体之物、与物体、与人的关系在很大程度上被遗失了。"[93] 阿斯伯格主张，男孩具有"逻辑能力、抽象概念、精确思维和系统阐述的天赋，以及进行独立科学研究的才能"，而女孩适合"具体和实际的事物，进行井然有序、条理清晰的工作"。

简单来说，"抽象概念与男性思维过程相宜，而女性思维过程则强烈利用感觉和直觉"。阿斯伯格称这些为根本的"智力上的性别差异"。因此，阿斯伯格总结道，"自闭性性格是男性智力的一种极端变体"，甚至是"男性性格的极端变体"。[94]

当然，阿斯伯格不是唯一持男孩特殊认知能力这类观点的人。在纳粹精神病学界，他很可能熟悉威廉·魏甘特（Wilhelm Weygandt）的著作，此人受训于维尔纳·菲林格尔，是阿斯伯格圈子里的卓越人物。魏甘特的论作是关于"天才的低能者"，构建在莫里茨·特拉梅和马克斯·基尔姆塞（Max Kirmsse）的研究之上，即尽管有其他认知障碍，但在数学、音乐、美术、记忆、事实性知识等方面有超常天赋的人——阿斯伯格可能会将这些个体诊断为自闭症。魏甘特声称，具有这种特殊能力的人中仅有 10% 是女人。魏甘特强调——所用语言与阿斯伯格相似——女人是"直觉性的、情绪性的、非生产性的，（以及）主观性的"，并援引了"女性的生理性白痴"这类用词。[95]

阿斯伯格的自闭症论文中用大量篇幅来阐述智力测试和有关自闭症能力的猜测。埃尔弗里德、克里斯蒂娜或玛格丽特的档案中没有测试，只有几幅画作和零散的个人文字记录。[96]然而尽管女孩们表现出和弗里茨和哈罗相似的行为，阿斯伯格诊室只把男孩们的癖性解读为超群智商的征兆。

例如，在阿斯伯格所说自闭症精神病态的"理想病例"中，反常的言论标志着超常的能力。[97]阿斯伯格写道：自闭症患儿有着"一种对语言的特殊创造性态度"，他们可以"用一种独创的语言方式表达他们的独特经历"。阿斯伯格认为，自闭症患儿"新造的或部分改造得出的表达"虽然"经常相当难以理解"，却展现了独特的洞察力。[98]

当阿斯伯格在智力测试中问弗里茨一只苍蝇和一只蝴蝶有什么区别时，他欣喜地听到弗里茨回答"蝴蝶是雪白的，用雪变成雪白的"，"它是红色的和蓝色的，苍蝇是棕色的和黑色的"[99]，这些似乎都是很新颖、有创意的回答。

阿斯伯格还称赞哈罗是如何"创造契合那一瞬间的新词"。当问及火炉和烤炉之间的区别时，哈罗说："火炉是人们放在房间里用作供火器（firebringer）。"[100]阿斯伯格声称，像这样使用"不寻常的词汇"是一个"自闭性内省的例子"。[101]

然而，阿斯伯格诊室认为玛格丽特的造词既不非常迷人也不聪明巧妙。一份手写报告说，玛格丽特"没有想象力"，"既不幽默也不聪明，仅仅只是令人不悦"。在斯皮格朗地，玛格丽特的"词汇创造"不过是"她的一种做作笨拙的自我表达方式"。她"倾向于用押韵，将词语连串起来"，这"说明了躁狂抑郁精神错乱"。[102]

甚至玛格丽特成熟的对话也表明了她的劣等。"她的说话方式显

189

得早熟，过于精明"，诊室成员报告说，她使用"生硬的成语、陈词滥调的短语"并不是源自她的超高智慧，不过是来自"某种原始的粗陋文雅"。玛格丽特"不孩子气的"说话方式是原始的，而阿斯伯格却把男孩们表现的文雅视为名副其实。[103] 他称赞 6 岁的弗里茨谈吐"像个成年人"，以及和 8 岁的哈罗说话是怎样"像对一个成年人说话"。[104] 甚至阿斯伯格认为障碍程度较严重的恩斯特说话时也"像个成年人"。

男孩们在详细谈论各自感兴趣的事物时，不太关注谈话的对象，这也展现了他们的自闭性才智。阿斯伯格曾写道，弗里茨"在回答问题时说得极少"，哈罗"不会回应问题，而是一心一意地让谈话按着他自己的思路进行"。恩斯特也是，他说话"不顾自己正被询问的问题"，但他的"'题外话'则相当不同寻常"。[105] 然而，疗愈教育诊室则判断玛格丽特的离题是一种缺陷："她拐弯抹角，叙述冗长啰嗦"，"总也讲不到头"。这不是智力的征兆，反而显示了"她无批判能力、不可控制的思维方式"。[106] 玛格丽特轻浮反复，而男孩们则表现出他们的敏捷度。

考虑到测量难度之高，这就更让人注意到阿斯伯格是如此关注男孩的智力能力。鉴于男孩们的反抗，阿斯伯格花费了很多功夫来证明他们的能力。例如，对弗里茨的"测试进行难度极大"。他"时不时跳起来，或拍打测试者的手"，"会不断地从椅子摔到地上，然后享受自己被稳稳抱回椅子的感觉"。面对拉扎尔检测系统时——这是诊室的传统——弗里茨拒绝模仿拍打出的节拍。他回避数学计算问题。当问及一棵树和一株灌木的区别时，他只是回答"有区别"。当问及牛和牛犊的区别时，他回答"拉默拉默拉默……"。[107]

而阿斯伯格很乐意将弗里茨在测试中没有展现的技能安插在他身上。当弗里茨凭着记忆复述到6个数字后，阿斯伯格评论："他给人一个强烈印象说他还可以背下去，不过是他就不想这么做。"阿斯伯格主张弗里茨具备"非同寻常的计算能力"，这一主张是基于他与男孩父母的讨论，以及之后在病室开展个性化教学。[108] 倘若没有阿斯伯格和他同事集中努力去发掘，弗里茨的技能就不可能被发掘出来。阿斯伯格认为，对哈罗进行测试也和测试弗里茨一样困难。"耗费大量精力只为让他完成测试项目"，因为"如果某个问题无法引起他的兴趣"，哈罗就会"完全拒绝回应"。但是，阿斯伯格如对弗里茨一样，给予这个男孩"疑罪从无"的权利。他将哈罗不寻常的回答认定为非凡智力的证据。关于湖泊和河流的差异，哈罗解释："好吧，湖泊，它不会离开原地，它永远不会那样长，也永远不会有那么多支流，而且它总会在什么地方有一个尽头。"[109]

如果给女孩们进行测试也证明这样有挑战性，阿斯伯格是否同样费心地从埃尔弗里德、玛格丽特那里获得回应？难以想象阿斯伯格和他同事会认为她们这样不明确的回应让人着迷。更可能发生的是，她们会得到和克里斯蒂娜相似的评断：阿斯伯格断定克里斯蒂娜——未有任何测试记录——智力稍稍低于平均水平，"对智识需求兴趣不大"。[110]

阿斯伯格还声明，自闭症男孩具有独特的洞察力：一种只在他们身上看到的特别的敏锐洞察力，一种"专注于某种特定类型的自省，对人的性格有判断力"的特殊能力。他坚持认为，他们"精神病式的远见卓识"不可思议，几乎像奇迹一般。[111]

阿斯伯格突出表现的一个"与众不同的特点"是自闭症男孩们

"艺术品位罕见的成熟"。他声称,"正常儿童"会被"有着俗气的淡粉色和天空蓝的漂亮图画"所吸引,自闭症儿童"可能对那些许多成年人看来都有些困难的艺术作品具有特殊的理解力"。在阿斯伯格看来,他们尤其擅长欣赏"罗马式雕塑或伦勃朗的画作"。[112] 自闭性精神病态儿童是否具有这种"特别的敏锐",阿斯伯格并未提供证据佐证他这一主张。不论他的主张是对是错,令人生疑的是他的诊室有没有给埃尔弗里德或玛格丽特评断伦勃朗的画作或罗马式雕塑的机会。

除关于男性自闭性智力的推断以外,阿斯伯格对自闭性精神病态这一诊断的诸多层面都没给出详尽说明。在他看来,自闭性精神病态的病状可以有多种不同的呈现方式。如他提及自闭症患儿时说,"他们中不是每一个人都具有全部特征",以及"这一类型的个体差异很大"。青少年"在人际联结障碍程度、智力及个人能力水平,还有众多个人特征、特殊反应模式、特殊兴趣点"等方面各不相同。[113]

例如在言语方面,阿斯伯格没有给出什么算作自闭性的固定标准,存在"许多可能"。声音可能是"轻柔而飘远的",或"优雅且带鼻音的",或"尖锐并震耳欲聋的",或"过于矫饰的",抑或"高低起伏的"。即使阿斯伯格承认他的标准含糊不清,但这些不统一还是有一致性:"他们都有一个共通点,即语言给人感觉不自然。"显而易见,阿斯伯格认定"不自然"的其中一种方式是这些儿童语言中滑稽的错误。他们的发言"常常像讽刺漫画",他说,"引得母语听者发笑"。[114]

同样地,阿斯伯格声称,虽然自闭症患儿拥有各种不同体型和身体机能,但是他们全部在某些方面达不到当代男性身体的理想标准。哈罗比平均身高要矮,他的"胳膊和腿相对他的身体看起来似乎太短了"。他的"姿势也古怪"，当他"四肢放松地站立，手臂会远离他的身子，像个肥胖的绅士或拳击手那样"。弗里茨"身型纤弱"，可以看见他皮肤下的血管，呈现出"灰黄色的苍白"。男孩的"肌肉组织发育不良"，阿斯伯格叙述说，他的"姿势无精打采，耷拉着肩膀，肩胛骨突出"。[115] 在对赫尔穆特的简短描述中，阿斯伯格写道，男孩"外表怪异丑陋"。据说，他"分泌的唾液增多很是惹眼，当他说话时，可以听见唾液在他口中冒泡的声音"。他还"畸形地肥胖"。自11岁时起，赫尔穆特就"明显地长出'胸部和臀部'"，以及他"两膝外翻，双脚平足"。"与他握手时，他的手看起来仿佛没有骨头，像是用橡胶做成的。"[116]

阿斯伯格写道，一些儿童反常异状可能显得很滑稽。他说，他们的"举止、言谈，尤其常常还有他们怪诞的行为方式"引得人把他们当作笑柄。哈罗很可能就是一个"他人嘲笑的对象"，他"怪异且稍显滑稽的高贵姿态"和"奇怪好笑的行为""直接引来"其他孩子的"嘲弄"。[117] 阿斯伯格留意到，"几乎全部自闭症患者"都出现"行动笨拙"的特征。[118] 弗里茨和哈罗，以及恩斯特和赫尔穆特都"非常笨拙"，田径运动能力弱，无法参与集体运动。哈罗的"动作非常难看生硬"，他自然"不是个娴熟的战士"。[119] 阿斯伯格主张说："自闭症患儿也没有以合宜的态度对待自己的身体。"他在逐条列举男孩们未顾及仪容的表现后，总结说自闭症患儿"不爱卫生和身体保健。甚至到成年后，还能看到他们以不修边幅的肮脏模样到处走来走去"。[120]

阿斯伯格关于自闭性智力的主张是该诊断的中心观点，则又是一个含混不清的概念。他承认要做关于自闭症患儿的归纳是困难的，因为"研究结果会相互矛盾，不同受试者的智力估值可能不一样"。阿斯伯格对自闭性精神病态的核心观点——难以进行社交互动——也是模糊的。该观点主要意思是指不合群："童年早期学习实用技能和社会适应能力时遭遇困难。引发此类困难的障碍在学龄阶段会引发学习和行为问题，在青春期引发工作和表现问题，到成人期则引发社会问题和婚姻问题。"[121]

换句话说，阿斯伯格关于自闭性精神病态的观点是一个集合成整体但完全无固定形态的诊断。阿斯伯格将该诊断用于一些孩子身上以凸显他们的人性，但他也用在其他孩子身上否定他们的人性。这一诊断体现在儿童"身体外貌、表达功能，甚至他们整体的行为"中，意味着对儿童的最内在本质的评断。[122] 没有什么细节是不相关的，儿童生活中无一领域孤立于该诊断之外。从未经考虑的习惯到极端的情感再到智力和领悟力，自闭性精神病态囊括了心灵宇宙的每一个角落。自闭性精神病态还覆盖了多重背景——从精神和思维到生理机能，从学校到家庭再到社群。自闭性精神病态触及了在第三帝国作为一个人所代表的意义核心。

阿斯伯格在论文的结语部分提出，自闭性精神病态患儿有可能对社会是有价值的。他声称"自闭症人士拥有他们在社会系统中的立足之地"，"他们可以很好地履行他们的角色，可能比其他人完成得更好"。[123] 阿斯伯格还为普遍意义上存在发展差异的儿童辩护，主张"异常的性格也具备发展和矫正的能力"，"融入社会的诸般可能性，谁也不曾想到的可能性会出现在发展的过程中"。阿斯伯格在一句常被援引的名言中重申了1938年的声明，即医生有"权利和职责以我们全部的人格力量为这些孩子说话。我们相信，只有全心奉献和富有爱心的教育者才能够与这些面临困难的人一同实现成功"。[124]

许多人将阿斯伯格这些亲切善意的话语解读为是在抵抗第三帝国的残忍行径，但这些慷慨仁慈的言论仅仅出现在这篇论文的结尾，标志着文章语言风格生硬的转变，看起来几乎像是附带上去的。这篇论作的大部分——不论是语气还是细节——都是对自闭症患儿的贬斥。除阿斯伯格对自闭性智力的推测之外，他对这些青少年的描述也是刻薄的。

此外，阿斯伯格的慷慨措辞与他的纳粹精神病学家同行一致——哪怕是那些直接参与儿童安乐死谋杀的人——他们也曾为残障儿童说出善良仁慈的宣言。阿斯伯格凶残的导师，弗朗茨·汉布格尔，强调支持残障儿童的重要性，"即使我们认为乐观是没有根据的"。汉布格尔警告不应过于草率地给儿童下诊断，也不应过早地向政府当局报告孩子的诊断结果。汉布格尔主张，以"勤恳、乐观的治疗"，内科医生"能够取得非常好的成果"。必须集中地投入到儿童身上："教师在这类儿童心中唤起喜悦和自信，这样的感受对于他们而言至关重要。"[125]甚至恩斯特·耶克尔柳斯作为斯皮格朗地的主管也曾捍卫残障青少年的价值。他宣称，疗愈教育的目标就是"让尽可能多的儿童、青少年融入德国工作和生活的进程中"，他还自诩说，细致的教学帮助了"许多曾经的'问题儿童'"，否则他们"很可能已经步入堕落毁灭的境地"。耶克尔柳斯希望，经由恰当的照料，这样的儿童可能"现在能够获得象征勇气的铁十字勋章*"。[126]

阿斯伯格同他在安乐死系统里工作的同行一样，认同并支持某些

---

* 铁十字勋章设立于 1813 年，德国军队的最高勋章，授予做出英勇表现的官兵。

儿童具备的能力，他也看见了一个尖锐的优生学等级制度。阿斯伯格为自闭症患儿描画出一个"能力等级"和社会价值的"谱系"。阿斯伯格用最直接的措辞勾勒着这个谱系的轮廓，将自闭性精神病态患者填充其中，"从高度具有独创性的天才，到离奇的怪人，他们生活在自己的世界中，几乎一事无成，往下还有最为严重的，交际失常、行为机械、精神迟滞的人"。[127]

根本说来，自闭性精神病态兼具正面和负面的特点，可以合计成一本收支账继而决定一个孩子的价值。阿斯伯格认为，在他划定的"谱系"中"最为理想"一端的青少年可能比"正常儿童"还要高出一等。他们成年后会"做出杰出成就，以至有人甚至得出结论说只有这样的人才能达成某种成就"。这"通常是在高度专业化、学术性的职业，常常位居很高地位"，例如"数学家、技术专家、工业化学家以及高级公务员"。[128] 阿斯伯格强调的是对纳粹国有价值的特征，这可能是保护这些儿童免受迫害的策略性尝试。但是他也将某些特征加诸自闭症患儿——例如对伦勃朗画作和罗马式雕塑的艺术审美能力——如果他不是真正如此相信，这些特征对公众而言并不寻常。就这一点而言，阿斯伯格论作本身也许不能读作为障碍儿童的辩护，而是在借由自己的诊断激进地宣告某些病症患儿展现的"特殊能力"。[129]

与此同时，阿斯伯格对自闭性精神病态患儿的整体评价则带有贬低色彩。阿斯伯格认为："在绝大多数病例中，自闭性特征的积极方面往往不会超出消极方面。"他主张说，仅仅"只有在他们智力未受损"的条件下，自闭症患儿才具备获得成功的潜能，而他在个案分析描述的大部分儿童都可归入"有能力的自闭症患者"之列。[130] 因为阿斯伯格并未详述那些在他所设"谱系"中位于"较不理想"一端的儿童，对一种儿童类型的强调给人一种误导，以为他指的是所谓普遍意义上的自闭性精神病态。吊诡的是，正是阿斯伯格在论文中对"理想病例"的优生学式关注，遮掩了他对优生学主义的认同。

阿斯伯格严格地区分具有正向价值和负向价值的儿童。在阿斯伯格论文中占了最多篇幅的弗里茨和哈罗位于自闭性谱系"最为理想的"那一极。阿斯伯格称恩斯特为"中间病例"，不清楚"恩斯特是特别具有才能还是智力迟钝"。阿斯伯格最终总结说，在谱系的这个"中间"区域，"消极的方面超过了积极的方面"。[131]

对于他认定障碍程度较高的儿童而言，阿斯伯格的态度是明确的：他们将对社会没什么价值。"从中间组开始，在谱系中进一步平稳地过渡到那些智力迟钝的患者，这些患者表现出高度刻板的机械行为。"阿斯伯格继续说，这些人可能有着"怪诞不经、没有实用价值的兴趣爱好"，比方说"死记硬背"一些东西，如日历日期或有轨电车的线路。[132]

阿斯伯格对这些"较不理想的病例"则是残酷的。借鉴纳粹精神病学"不合群"和"离群"个体的形象，阿斯伯格预言了这些儿童将成长为"'特立独行的怪人'流浪街头，风格怪异、落魄邋遢，大声地自言自语，或漠不关心地朝路人说话"。[133]

不仅如此，对他看来障碍程度较高的自闭症儿童，阿斯伯格甚至否认他们的人性。阿斯伯格在论文里从始至终都以"有才智的机械人"（intelligent automata）来称呼他们，谈论着"整体人格中机械式的本性"。他称赫尔穆特为"一个自闭性机械人"。[134] 在阿斯伯格看来，机械人不仅仅是指儿童缺乏对社会的生产价值，还指他们无法产生社会情感。在阿斯伯格自闭性精神病态谱系中，居"不理想"一端的人将一直处在民族共同体之外。

阿斯伯格甚至说，这些他认为不能"成为世界组成部分"的儿童**"无法学习"**（强调来自原文）。这一措辞与纳粹精神病学"无法接受教育"的观点是一致的，是安乐死计划中评判是否处决的关键标准。[135]纳粹精神病学抹杀儿童的个性，这类标签使他们无法作为人而获得承认，更不用说作为一个独立个体了。这些标签是加之于孩子们的精神死亡判决，将他们引向谋杀中心，去面临真正的肉体死亡。

第八章　死亡阴影下的日常生活

弗里德里希·察夫雷尔（Frierich Zawrel）看着斯皮格朗地的谋杀一天天地进行。透过他所在的第 17 号楼病房带划痕的毛玻璃，这名少年能看见那幢死亡之楼——第 15 号楼。他后来回忆："我常常从我的窗户看到孩子的尸体被运走。"第一次，"我告诉了护士，然后她用（运尸体的）手推车威胁我要守规矩。"[1]察夫雷尔还在宿舍内追踪到死亡人数。他解释说，他在去清理便壶时途径床铺，"我能确切知道第 17 号楼有谁要被送去杀掉……我还能数出他们。是一个小孩子，我知道，在床上，在那个角落，是男孩还是女孩，你无法判断，但留着金色的头发，而两天以后，那边是一个黑发的孩子。没有加床，床都空了。是的，他们总是在下午 2 点被带去第 15 号楼"。[2]

工作人员在一本"死亡手册"上登记死者信息，这是一本朴素、带着黑白大理石纹路的笔记本，记载着儿童的入院日期、出生日期和死亡日期。斯皮格朗地是帝国第二大杀人中心，这里死亡率最高，且为其他"特殊儿童病室"培训谋杀行动的执行人员。无论任何时间，都有 90 名成员在这里工作，其中包括 4 至 5 名医生，他们先后由主管埃尔温·耶克尔柳斯和主管恩斯特·伊林带领，从上述可见这是一项重大项目。[3]

儿童安乐死计划的目的在于灭杀那些带有所谓生理缺陷的青少年，然而斯皮格朗地也关注青少年的社会归属感。医生依据青少年是否具有融入**民族**的感知能力进行评估——物理缺陷仅仅只是灭杀的判断标准之一。"与社群不相容"（或者说是 Gemeinschaftsfremd）则是另一项判断标准。[4]医生基于儿童的行为和家庭状况预测儿童未来工作和融入民族共同体的能力。帝国其他杀人机构也同样如此，尿床、测试题回答错误、青少年犯罪等过错都可能导致死亡。但在斯皮格朗地，高达 70% 的儿童不是因为带有可量化的生理缺陷而遇害，而是因工作人员主观地判断他们认知功能低下，或压根没有给出任何具体诊断。大多数丧命于斯皮格朗地的青少年——5 个中有 3 个——得到"蠢钝"和"白痴"等含混不清的诊断，10% 没有得到具体的诊断结果。[5]

儿童社会化是斯皮格朗地的既定任务。"教育和心理主管"汉斯·克雷内克（Hans Krenek）自吹自擂地夸赞斯皮格朗地采取的手段。他描述斯皮格朗地是怎样将"障碍程度高"但"并非毫无希望"儿童划分为三组，他们在那里将会学习如何"融入社会群体"。工作人员通过"教育培养、严格的纪律、持续的职业疗法、对社群意识（Gemeinschaftssinn）极特殊的护理"[6]来实现这一目的。于是，儿童的命运完全取决于他们能否同化。"毫无希望"的儿童无法融入群体。

严格说来，斯皮格朗地是社会福利体系的分支，而非一家医疗机构。斯皮格朗地属于维也纳庞杂错乱的福利系统，在第三帝国统治期间，它的不同楼房在不同时期里被称为教育机构、惩教所、"疗愈教育诊室"，是残忍的儿童收容机构和矫正机构组成的庞大迷宫中的一个节点。

确实，许多儿童是经由维也纳儿童收容体系间噩梦般的网络，辗转来到斯皮格朗地，他们常常在其中忍受了若干年的虐待之苦。阿尔弗雷德·格拉泽尔（Alfred Grasel）是斯皮格朗地的幸存者，他无家可归的单亲母亲在他两周大时把他交给福利系统。他描述他的童年"只有收容所的回忆，所有的收容所。其中有些收容所我甚至记不太清，像德雷埃尔大街（Dreherstraße）、巴斯蒂安小巷（Bastiengasse）的中央儿童之家（Central Children's Home）、默德灵孤儿院（Mödling Orphanage）、许特尔孤儿院（Hyrtl Orphanage）、斯皮格朗地，然后是儿童看护服务所，然后又是德雷埃尔施特拉瑟，然后是尤赫小巷（Juchgasse）、学徒收容所，再然后是集中营"。[7]

福利机构中，将孩子集中送入斯皮格朗地数量最多的是维也纳儿童看护服务所（Kinderübernahmestelle，或称KÜST），这里是城市中孤儿、受虐儿童和所谓问题青少年的收容中心。在一份312名斯皮格朗地遇害儿童的样本中，维也纳儿童看护服务所移送的人数占了近1/3。[8] 儿童看护服务所成为纳粹谋杀系统的枢纽，这真是一个残忍的讽刺，毕竟在20世纪20年代它曾是社会主义维也纳的模范机构。这家激进的机构曾试图照顾那些被社会遗漏的孩子，而现在却因这些孩子被遗漏而给他们定罪。

聚焦于社会因素反映了阿斯伯格和同行对群体同化和情感力的关注——给那些不顺从、"不见融于社群"的儿童烙上印记。社会地位在其中至关重要。儿童看护服务所送往斯皮格朗地的儿童常常来自那些正在社会边缘挣扎的贫穷家庭。纳粹当局可能给这些父母打上了"反社会""遗传品质劣等"等标签，并毫不犹豫地将青少年从他们社会地位低下的父母亲身边带走。在一份针对 207 名斯皮格朗地遇害儿童的研究中，至少 40% 的儿童来自所谓"带有严重问题的"家庭。[9]

如果父母无力抚养孩子，他们可能会主动将孩子送进福利系统。很多人将此视作权宜之计，希望机构和养父母可以照顾他们的孩子直至他们能够获得更好的住房或工作。例如，费迪南德·席马策克（Ferdinand Schimatzek）的母亲在费迪南德还是个婴儿时将他送去寄养，当他将近 4 岁时，她感觉自己有能力把他接回来，但因为她在金属磨削车间需要长时间地工作，她很快又将男孩送回儿童看护服务所。工作人员报告说，席马策克有"行为问题"，"上臂和小臂有烫伤"，可能是在上一次寄养的地方留下的，而后他被转送到斯皮格朗地。[10]

斯皮格朗地中许多儿童出生自单亲家庭。在 207 名遇害青少年的样本中，60% 是由单亲抚养，大约 30% 的父亲在外打仗，10% 父母中有一方过世，还有 20% 是非婚生子，这在当时是一个巨大耻辱。阿洛伊斯·考夫曼（Alois Kaufmann）解释说，他的出生对他的单亲母亲而言"是一场巨大灾难"，她完全"陷入绝望"。据称，他的外祖父告诉他的母亲："带上你的孩子，和他一起跳进穆尔河，这是最好的结果。"考夫曼的母亲则将他遗弃在修道院。[11] 考夫曼经历了好几对养父母之后发现自己来到了儿童看护服务所，而后在 9 岁时被直接送进斯皮格朗地的第 15 号楼。考夫曼表示："我完全不知道那就是死亡之楼。"两到三星期之后，医生做出判定，考夫曼获得了生存的许可，被转移到斯皮格朗地其他病室。[11]

有时，将孩子送进福利系统的父母有能力抚养他们的孩子——但他们不想这么做。弗朗茨·普尔克特（Franz Pulkert）的父亲和继母生了他们两人的儿子，便把普尔克特送进维也纳儿童看护服务所。普尔克特记得继母曾如何用地毯掸打他。"这些手段很常见，但事实上并没有那么（使我困扰），对我而言，那是母亲，就是这样。"看护服务所在普尔克特 3 岁时将他移送斯皮格朗地，他就住在第 15 号楼，那栋死亡病室。最终，普尔克特被认为有存活的价值，两年之后从斯皮格朗地出院。然而，普尔克特的继母依然不愿让他回家，不到一年又把他送回斯皮格朗地。[12]

儿童也会因被认定存在不良行为而被送进看护服务所，其中涵盖了一系列行为。8 岁的恩斯特·帕赫（Ernst Pacher）因向一架敌机招手被送进寄养中心，而后送到斯皮格朗地。卡尔·乌厄（Karl Uher）从婴儿时期起就和多对养父母一起生活，他 8 岁时被带走，理由是据说他放火点燃一间谷仓。三个月后乌厄被证明是清白的，但到那时已经太迟——他已经身在斯皮格朗地了。弗里德里希·察夫雷尔据说"有遗传缺陷"，原因是他的父亲酗酒，而他遭受同学霸凌。他说自己逃学游荡，"一整天在维也纳四处走来走去"。[13] 卡尔·哈梅德勒（Karl Hamedler）离家出走；他回忆起他在父亲那里的遭遇："我一直挨打，我再也无法忍受了。"然而宪兵在北方火车站将哈梅德勒抓住，送往市看护服务所，后他被移送到斯皮格朗地，分别在第 15 号楼和第 17 号楼待过一段时间。

当然，多数青少年是因为生理问题被送进第 15 号楼和第 17 号楼——30% 的斯皮格朗地遇害儿童被诊断有身体残障，1/10 的儿童患有唐氏综合征，少于 1/10 的儿童患大脑性麻痹、脑积水、癫痫，以及大脑损伤或障碍。[14] 然而，即使是一个很明确的客观身体诊断也会附带社会性判定和主观评判。卡尔·雅库贝茨（Karl Jakubec）因畸形足被送到斯皮格朗地第 15 号楼，但官方报告的缺陷不仅于此。医生声称，雅库贝茨虽然还是个婴儿，但表现出"轻微低能"。据报告称，他来自一个"遗传品质低劣的家庭"，因他的母亲在某次自杀未遂后被诊断患有"伴有癫痫症的精神病"，而他父亲"神经紧张且易怒"。[15] 瓦尔特·施泰内克（Walter Steyneck）患有唐氏综合征——在斯皮格朗地，这个理由足以杀死一个孩子——然而，恩斯特·伊林还向柏林的帝国委员会进一步证明他的处决请求合情合理，称瓦尔特的父亲曾经是个酗酒者，"性冲动强烈"，共有 14 个孩子，而他的母亲有"言语障碍"。两周之后，这个婴儿在他父母来访时死去，明面的死因是肺炎。[16]

斯皮格朗地关注社会同化，重视与维也纳福利系统一体化，不仅在其收治措施上可见一斑，从入院儿童的经历中也可以明显看出。幸存者强调说，他们在斯皮格朗地的遭遇与在维也纳其他儿童收容所相差无几，不论是在第三帝国以前或以后。斯皮格朗地就像当时其他许多收容机构一样，意味着残忍严苛的管理、糟糕恶劣的条件，以及暴力的纪律管束。弗朗茨·普尔克特在各种儿童收容所中度过他的童年时光，他说："机构有各种各样，但机构中发生的事情完全相同。"卡尔·乌厄表示同意："我要说的是，不仅仅在斯皮格朗地是这样，尽管这是人们唯一认得出的一家收容机构。但我所在的那些机构——像默德灵，人们以为这里只是一家孤儿院——并没什么不同……我受到的处罚比在监狱里还重。"当然，斯皮格朗地与其他儿童收容所的区别在于，斯皮格朗地是纳粹灭绝行动的执行中心。

斯皮格朗地幸存者的访谈和传记传递出受害者的心声，描绘了那些遭受苦难儿童的生活、死亡、创伤。[17] 回忆记述会受到时间和诉说对象的影响，是一种微妙的信息来源。最近几场在奥地利抵抗运动文献中心（Documentation Center of the Austrian Resistance）举办的幸存者访谈是特别地以双方对话形式共同生成的记录，访谈中的另一方被隐去。而且，这些回忆并不代表所有在斯皮格朗地受迫害儿童的经历。除了卡尔·雅库贝茨一只脚畸形以外，没有一位受访者被归类为身体障碍人士。他们是因社会地位和／或社会行为的缘故来到斯皮格朗地。此外，这些幸存者的声音中仅有一位女性，其他全部为男性，而遇害儿童的两性比例看起来是几乎均等的。[18] 最后一点，尽管12位受访者中有5位确实在第15号楼和第17号楼的经历中与死亡擦肩而过，并见证了那里发生的种种可怖之事，他们仍然无法呈现那789名被永远消音的孩子曾遭遇的苦难折磨。

对于很多幸存者而言，来到斯皮格朗地在他们的记忆中犹如灼痕般深刻。鲁道夫·卡尔格（Rudolf Karger）记得那是1941年9月的"一个美丽的秋日"。他看见"整洁的门厅，一切都是干干净净、井然有序的，那有一间漂亮舒适的日间休息室，放置大约20到25张床的住宿区、一个小房间——那是间主管室、淋浴室，噢，以及一条小走廊"。他注意到，那里还有"非常小的小房间，和常规牢室差不多，带着锁和观察孔，然后我想好吧，这是不是他们关傻子的地方，我不清楚。是的，这吸引了我的眼球，但最开始我觉得这房间看起来相当不错"。卡尔格起初表示乐观。"护士们会向我打招呼诸如此类，而我想着，好吧，这不会太坏，我在叔叔那里挨打，我在这里可以一个人清净。但结果发现恰恰相反，到了第二天我知道了，这里一点儿也不好。"[19]

弗朗茨·普尔克特则带着更多不祥预感来到斯皮格朗地，他回忆说："所有的一切都暗沉沉的。"约翰·格罗斯（Johann Gross）注意到，那里各幢"楼房看起来差不多，正面是红色砖墙，每栋楼房都被一道栅栏围起来"。他震惊于"所有窗户都围着铁栅，大部分都装着让人看不见另一面的玻璃"。[20]

恩斯特·帕赫说他被领到一间带着大铁门的淋浴室，工作人员让他脱衣服，让他用冰冷的水洗浴，如费迪南德·席马策克描述的，这里的楼房有"空间巨大、亮着冰冷蓝光的宿舍房，光线照亮每一处角落和缝隙"。[21]莱奥波尔迪娜·迈尔（Leopoldine Maier）回忆道："宿舍就像间大厅，左右摆着钢制床，就是安装着金属插栏的金属床，上面铺着极其粗制的垫子。……我们头朝窗户，脚朝中间，一个接一个排在一起，盖着一张'库曾'（Kotze）——我们就是这样说那些毯子，粗糙的、由机械裁边的毯子。"

幸存者说，日常的生活就像上了发条一样规律地进行。迈尔凭着回忆叙述道，每天清晨六点醒来以后，"我们必须从床上跳起来，必须站在一起，必须去洗手间。那里有带水龙头的浴盆，而且只有冷水。我们必须把自己洗干净"。孩子们用硬块牙膏刷牙，迈尔承认说，有一次"我太饿了，把整块牙膏都吃进去"。她挨罚了，"这是必然的"。[22]

叠被褥的工作很是繁复。床单必须"直得像一把尺子，须得那样精确否则床单就会被打散，于是你就得重新折"，费迪南德·席马策克这样说。他解释道，儿童可能因为任何微小过失受罚。"比方说指甲。她会走过来，你必须让她看你的指头。啪一声，又是一巴掌。第二天，你没有饭吃。"费迪南德·保尔（Ferdinand Pauer）描述他们的制服是短裤搭一件夹克，要么是条纹的要么是绿色的，配长筒袜，此外他们没有什么衣物。"我们没有冬天的大衣。我不知道有这么一样东西。也没有长裤，根本没有。"莱奥波尔迪娜·迈尔补充道，房间内没有供暖，"我们全都感到冰冷彻骨。你整个人内里都感到寒冷"。[23]

再来是早餐，饮食可谓贫乏。在阿洛伊斯·考夫曼的叙述中，孩子们开玩笑说他们的面包片那样薄，薄得"我们可以透过它看到巴黎了"。他们管定期分发的某一种饮料叫"多瑙河水"，因为饮料是蓝色的。然而，这种情况还是比较好的，到了战争期间，"情形变得更加、更加糟糕"的时候，卷心菜煮的稀汤表面会有虫子在游动。[24] 孩子们别出心裁地到他处找寻食物。费迪南德·保尔描述青少年们是如何到栅栏那儿去采摘忍冬："我们卷起叶子，挤压几下后吃掉，要不然就是酸橙叶。我们收集坚果，撬开十个左右，就一口放进嘴里。或者这个，它被叫作什么，熊蒜。几乎所有能吃的东西我们都吃。"[25]

即使斯皮格朗地幸存者说着他们时常忍饥挨饿，但孩子们能把食物吃下肚已属幸运。莱奥波尔迪娜·迈尔讲述，如果"你把食物吐出来，你会被迫再把它吃进去，一勺接一勺，直到再一次全部吃下。当然，我又吐了，然后必须再一次把呕吐物吃下，这是一场噩梦。我有时依然会梦见这件事"。鲁道夫·卡尔格回忆起另外一个男孩无法咽下星期二供应的粗面粉配脱脂牛奶。每一周，"两位护理员抓住他，强制喂他吃，把他吐出来的东西喂回去，直到盘子里的东西吃光"。[26]

作为惩罚，工作人员还可能给儿童注射"呕吐针"。注射阿扑吗啡会引起数小时的胃痛、呕吐、干呕。[27] 约翰·格罗斯描述说药效的发作就好像"冲着胃一记重拳，身体里一切都在绞痛以致我几乎不能呼吸。随后便开始犯恶心，我已经俯在马桶边，早餐全都吐出来了。我就只能一阵又一阵作呕"。[28] 同样地，斯皮格朗地工作人员还会对青少年进行"硫黄疗法"，即注射硫黄及其相关化合物，这会导致极端的疼痛和麻痹。约翰·格罗斯也接受了这类注射。他说，它们让人感觉"一开始像大腿上放冰块，然后越来越像针扎"。仅仅几分钟之后，格罗斯就坐立不住，"终于倒在地上"。[29] 弗里德里希·察夫雷尔说自己曾八次接受"硫黄疗法"，引发的肌肉疼痛会持续两周之久。[30] 斯皮格朗地工作人员还给孩子服用大量镇静剂。阿尔弗雷德·格拉泽尔努力地组织语言解释道："我……我并没有失去知觉，我不会那样说，我从那时起就什么都不知道了，我在牢室里，无知无觉地昏睡着，但我没有在睡觉，我不知道。"[31] 卡尔·哈梅德勒也说出了同样的混乱经历："我常常挨针，一次又一次，所以我持续地处于这种精神错乱的状态。"[32]

孩子们在斯皮格朗地的日常生活根据所住楼号的不同有着巨大差异。有些孩子会获许在各种各样的学校就读，尽管幸存者承认他们没学到什么东西。在弗朗茨·普尔克特看来，"他们总是提德意志帝国的历史或诸如此类的东西。但是我不记得任何像样的课程"。孩子们可能会有有限的自由时间到户外或者在简陋的活动室内做种类不多的游戏。要求孩子完成体育活动有可能居心叵测，费迪南德·保尔这样认为："我们全都骨瘦如柴，没有体力。"[33]

对鲁道夫·卡尔格而言生活更加艰难，他住在第 11 号楼的矫正病室。据他所说，与他生活在一处的是一群未成年儿童，他们因生活境遇而"心神不安，精神失常"，有一些人则"完全歇斯底里、脾气暴躁，诸如此类，他们无法受控制"。这些青少年经受了荒谬愚蠢的训练，如在院子里连着数个小时的齐步走。或者如卡尔格所说，"他们强迫我们把床褥打乱再铺好，连着几个小时或一整天打乱再铺好"。那里的孩子们面临着"惩罚，一直是惩罚、惩罚、惩罚"，卡尔格重复道，"那些是没有人性的惩罚、虐待狂式的惩罚。"[34]

不论是哪一号楼都有严厉的晚间作息。一个主要的恐惧之源是不得不上厕所。莱奥波尔迪娜·迈尔讲述，离开床会带来严厉的后果，例如打骂、浇冷水浴，还有第二天可能没有食物。然而，尿床意味着其他惩戒，例如"罚跪、数个小时单脚罚站，如果你哭的话惩罚会更加严厉……绕圈跑、上下蹲、俯卧撑，所有这些都是穿着一件薄衬衣做的"。迈尔接着说："尿床的人会被叫到全班的面前——不，是全宿舍的面前——挨打、受辱骂等等。"羞辱是针对屎尿事件标准的矫正手段。费迪南德·保尔厌恶每周的内衣检查。"你光着身子站在那里，上交你的内裤，但是是以一种让所有人看见上面有没有褐色污渍的方式。"保尔回想着，"30个男孩在围观"，然后"所有人都会笑"。[35]

幸存者厌憎斯皮格朗地是如何挑起儿童彼此对立。"这样的情况是最糟糕的了，你自己成了个毫无人性的人。"莱奥波尔迪娜·迈尔说。"你不应该和其他孩子说话，情况就是这样。大家真的只有自己，独自面对各自的恐惧。对于任何孩子而言，这是很可怕的。"鲁道夫·卡尔格表示同意："他们会留意，不让任何人交上朋友。当他们惩罚我们的时候总是说：'为这你可以谢谢那家伙！'"摩擦很快就变为暴力。"丛林法则成为主宰的规矩。"[36]卡尔·乌厄悲叹道。阿洛伊斯·考夫曼这样说：

这很可怕。我们彼此较量，较强的打较弱的，管理员想要这样，是的，他们喜欢这样。我们把床拆散，这样其他人就会摔下来，我们互相打架，我们把他们（扔）进水里。是的，我们确实做了那些纳粹想让我们做的所有事。那里没有团结。……孩子们为 1/5 勺汤、为一丁点儿残羹剩饭打架。有人说过："如果你现在给我一块面包，"——我不应该大声说这件事——"如果你给我面包，我会和你做……在床上。"诸如此类。唉，就是这样的情况。……我们是真的施虐（狂）。我们被训练得对彼此也变得残酷。[37]

费迪南德·保尔谴责工作人员是如何剥夺儿童的人性。"你是一个数字，没有其他了。"卡尔·雅库贝茨认为："他们践踏了我们的尊严。在那里人毫无尊严。"然后，"当你想你可以做一些事情，他们就会立刻把你推回去，令人难以置信。"[38]

有些儿童变得对暴力习以为常。卡尔·乌厄觉得比起服从斯皮格朗地的手段他甚至更乐意挨打："我知道我不顺从还调皮，我承认……他们设置的规矩不是规矩，至少对我不是。不要问我为什么。我更乐意挨打或待在惩罚组里。"阿洛伊斯·考夫曼列出了适应的各阶段："最开始，当我们被扇巴掌或挨打时会哭。但很快，我们不再哭了。这类表现很快消失，取而代之的是笑的阶段。后来，我们只是大笑。我们真的在嘲笑我们的管理员。这反过来……但是我们很享受这样。他们越（生气），我们就越是咧着嘴笑，尽管打得真的很疼。"[39]

14 岁时，弗里德里希·察夫雷尔因为他的反抗受到更加极端的惩罚。察夫雷尔拒绝服用每晚给他的药片，向一名护理员探讨如何逃跑，工作人员对他使用了精神病院采用的方法，被称为"缠绕治疗"。

两天时间，干的床单变成湿的床单，我一丝不挂，床单裹得我像木乃伊一样，你全身都……只有头露出来，你全身都被带子捆住，然后你躺在牢室里，他们把我放在地上，而我只能向上看天，就是天花板。我不能向左翻身，我不能向右翻身，不能伸腿、缩腿。大家应该这样试一次，你在床上不翻身能够忍受多久，对吧。而我已经说了很多次，我再一次……我曾有一段时间停止祷告，因为我想反正没人会帮我，但那时我又开始祷告，我甚至祈求原谅，原谅我这么久没有祷告了，因为我以为会得到帮助但我没有。而当他们放你出来时，被单从来都不会是干的，因为你就躺在自己的尿中。而尤其糟糕的是因为这样你开始发痒的时候，你却不能抓痒，你只有忍着，直到痒的感觉自己消退，这就是他们做的野蛮行径。

后来，护理员来找察夫雷尔，要把他接去第15号楼，他知道那就是死亡之楼。察夫雷尔尝试表达出他的恐慌，解释说："有一件事我很清楚，那是你无法讲述的经历。那时那样的恐怖，无法找到（语言）表达。"护理员让他脱掉衣服，察夫雷尔坚信自己马上就要被杀了。他听天由命地想着："我的生活真是有些一团糟，我根本没有太多可失去。"

斯皮格朗地主管恩斯特·伊林来把他从牢室里带出来。男孩裸着身子，被带到一房间年轻护士生面前的讲台上。察夫雷尔再现了那件事："伊林拿着教鞭，解释我的身体外貌中有什么表现说明了我在基因学和社会学意义上是劣等的。耳朵对他来说长得太大了，一臂之距太长，他把所有都指了出来，行吧。而我感到很羞耻。"到最后，察夫雷尔记得"他用教鞭打我的屁股"。伴随着如此折辱，"将近30个女孩在大笑。对她们而言这就像场马戏表演"。[40]之后，察夫雷尔就经常充当给学生讲课的范本。"我很是害怕、震惊，也极其尴尬，以致我直到第六七次时才意识到发生了什么……我用了很长时间才克服了这一屈辱。"[41]

但对察夫雷尔而言，事态变得更是恶劣。他说自己冒犯了一位斯皮格朗地的医生，为此的惩罚是好几轮残暴的殴打和"呕吐针"。一名叫罗莎的护士担心察夫雷尔遭遇其他不幸，于是帮助他逃跑，当保卫与护士在办公室聊天、大楼门开着的时候向他发出提醒。察夫雷尔逃到维也纳市中心，躲躲藏藏，居无定所。他晚上偷偷地在罗克斯市场（Rochus Market）和母亲见面，"总是在战时灯火管制开始之后"。母亲会给他一些食物和零钱，但察夫雷尔不想继续让母亲冒险，决定不再与她见面。然后在一个晚上，察夫雷尔迫于饥饿在火车北站偷了一件行李，被警察逮捕。他被判关押在凯泽弗斯多夫监狱（Kaisereversdorf prison），对于这个地方，他说"几乎可以说，真的就是个集中营"。

还有其他儿童成功地从斯皮格朗地出逃——虽然仅是暂时的。15岁时，阿尔弗雷德·格拉泽尔负责搭乘小型电动火车，穿过广场在皮珀格朗地各号楼房间运送食物。在某日的运送途中，格拉泽尔窜进肺结核疗养院，越过栅栏，"然后我有了几天的自由"。但是，格拉泽尔的养母又把他送回斯皮格朗地。格拉泽尔再次成功出逃，躲藏在维也纳有名的中央普拉特公园。不过，治安警察很快就抓到了睡在小船中的格拉泽尔。当卡尔·哈梅德勒逃出斯皮格朗地时，他也躲去了普拉特，那个地方"像块磁铁般"吸引着他。哈梅德勒那时正和一名斯皮格朗地的护士走在奥塔克灵区（Ottakring），经过有轨电车第 46 号线的终点站时，他猛地转向一辆电车，"直接跳了上去"。两天后，哈梅德勒就被捉住了，不过他再次成功出逃——这一次是穿过消防站后院的果园。三天后，他又一次被捉住。[42]

逃出斯皮格朗地的孩子一旦被抓就要面临可怕的后果。鲁道夫·卡尔格在与两名斯皮格朗地护士一同搭乘电车穿过维也纳城市。卡尔格"觉得想家"，就那样直接从移动的车上跳下。他到了祖母住的公寓，但两个小时后护士出现在那里将他带回斯皮格朗地。卡尔格回忆说，他回来后，"他们把我推在椅子上，给我剃头，噢，他们是把我的头发拔掉而不是剃掉，直到我秃了才罢手"。工作人员一次又一次把卡尔格泡在冰水里。这是精神病院采取的一种"浸没式治疗"方法，据弗里德里希·察夫雷尔描述就是"浇水，摁下去，提起来，摁下去，提起来，摁下去，提起来，你想你会窒息"。卡尔格还裸着身子经受了一种叫"扎尔策大街"（Salzergasse）的处罚，处罚以维也纳的一条街命名。根据他的描述，"男孩们分左右两边站着，你必须从他们中间的通道走过，他们可以打你，那就是扎尔策街"。

卡尔格在第 15、17 号楼接受了数周的观察，表面上看来是在接受评估是否实施处决。最终他到了第 11 号楼——矫正组的所在。卡尔格的祖母和其他孩子的家人获准一同定期探望。但卡尔格没有向她提自己受到的虐待。他记得："他们在门厅摆上板凳，我们的亲人同我们坐在一起，护理员来回走动，告诉来访的人说他们待我们多好。"但是当来访者离开，工作人员便没收他们的食物和礼品，暴力再度发生。卡尔格说："我从没告诉祖母他们对我们做的事，因为她一定会来……最终她自己可能也会被关进某个集中营。所以我没有告诉她这些。噢，我只和她说我们很好之类的。潜意识里，我已经明白了什么。"[43]

然而，如果孩子的亲人确实知晓内情，那他们的到访证明是有重要作用的。莱奥波尔迪娜·迈尔说起一名护士建议自己的母亲每周日都来探望，提醒说"无人探望的孩子会消失，在某处死去"。所以迈尔的母亲每周都会搭乘公共交通，经历数个小时"噩梦般"的路途，从维也纳市外的默德灵到斯皮格朗地。而迈尔并不总能获许与母亲见面——如果她那一周呕吐，没能把食物全吃完，或体重下降。但她的母亲依然坚持地来。迈尔感到极度痛苦。"我知道她在那儿，在探视室，但我不能去到她那边。这是一种极大的绝望、愤怒和恐惧的感觉。"在1944年底，迈尔的母亲终于得以把迈尔从斯皮格朗地接走。她获救了。[44]

可孩子们绝望的亲人并不总能来斯皮格朗地探望孩子的状况、给予他们安慰、争取出院许可。居住在远方的家人只能够寄来令人心碎的爱的家书，这些信件保存在孩子的病例档案中，就如1943年圣诞节，9岁的安娜·路易丝·吕布克（Anna Luise Lübcke）的母亲寄给她的那一封。安娜·路易丝从汉堡一家儿童收容机构被一路送到维也纳，她的母亲写道："我亲爱的安内利泽，我的思绪时时牵挂着你，妈咪马上就来找你，那将是极大的喜悦……现在，我亲爱的安内利泽，继续好好表现，做个非常好的孩子，直到我们能再一次彼此相见。带上我衷心的祝福。"然而，斯皮格朗地的医生却将女孩推上绝路，因为女孩的四肢都患有痉挛性瘫痪。尽管玛丽安娜·蒂尔克医生注意到"这名儿童心智能力好得惊人"，而且安娜·路易丝"极为好问，会向身边的人询问所有可能问的事情"，恩斯特·伊林医生却将安娜·路易丝的档案送去柏林申请处决的许可。伊林说，她的身体状况使她"无法接受教育或实践训练，使她在未来没有丝毫工作的可能"。安娜·路易斯在1944年1月13日清早死于斯皮格朗地，记录的死因是肺炎。她的母亲只赶得及在前一天见她一面。[45]

在另一个悲剧中，恩斯特·奥森坎普（Ernst Ossenkamp）与居住在德国门兴格拉德巴赫的家人分离。放学后的恩斯特与六个朋友对着有轨电车做恶作剧，而后便因"对公众具有危险性"被关进收容所。12岁时，他从德国被移送斯皮格朗地，恩斯特·伊林向柏林申请将他处决，因为他"无法接受教育，有可能需长期在收容所接受管制"。恩斯特的家人不顾一切地试图与他保持联系，给他送信、寄包裹。1943年10月28日，姐姐玛丽安娜给恩斯特写信说："今天南尼烤了一些好吃的饼干，把其中一些包成一小包。希望合你的口味。之前的梨好吃么？不久我们会再寄一个水果包裹。等我学校放假了，我会回到你身边，把你带回家。只要你好好的，我很快就来。"但是，恩斯特第二天死了，死因据说是肠道引起的发热性炎症和肺炎。[46]

17岁的埃丽卡·玛利亚·施坦茨尔（Erika Maria Stanzl）写信给母亲，述说自己在斯皮格朗地死亡病室第15号楼里的恐惧。埃丽卡因为不顺从母亲并逃家而被送到斯皮格朗地，但现在她痛切地哀求母亲说："我现在所在的新病室，很多孩子都没有人来探望。求求你妈咪，也给他们带一些东西。"埃丽卡被死亡病室中可怖的环境吓坏了，她告诉母亲："这里所有一切都乱七八糟，事情一件接着一件。一个孩子从床上掉下来，摔掉了他的上门牙，还流了血。到目前为止我还好。只是我一见到一个孩子长了溃疡的耳朵就吐了，然后我不得不躺在床上。"但是，埃丽卡和15号楼内其他她所担心的孩子一样死去了——官方认定死于肺炎。海伦妮·约克尔医生曾写信给柏林的帝国委员会说，埃丽卡"身体发育完全，但几乎无法工作。记忆力非常好，但缺乏批判性思维、自制力和客观性。判断能力幼稚"。这些理由足以导致处决。[47]

到了斯皮格朗地最活跃的时期，即1942年仲秋，这些谋杀之楼中青少年的死亡人数几乎是幸存者的两倍。在接下来的两年半时间里，大约有300名儿童得以出院或从第15、17号楼转院，而有540名儿童死亡。[48] 帝国还扩大了受害者的选择范围。尽管儿童安乐死计划最初针对的是3岁以下婴幼儿，但年龄上限渐渐地抬高到8岁、12岁，最后到16岁。[49]

斯皮格朗地成员在决定是否处决的儿童时，拥有比帝国其他大多数"特殊儿童病室"的工作人员更大的影响力。通常，被认定有障碍的儿童会首先由外部的医生或官方报告给负责监管的柏林帝国委员会，然后由委员会指定将儿童移送到某一所谋杀中心。然而，在斯皮格朗地，流程是反过来的。斯皮格朗地的医生亲自向柏林上报他们认为应该处决的儿童。甚至，他们可能会直接施行处决，不必等到柏林的正式许可。

斯皮格朗地第二任主管恩斯特·伊林对儿童强制执行了可能致命的诊断操作。举例说，气动脑X射线造影术（pneumatic encephalography）的操作过程就像酷刑一般令人痛苦，为了拍摄X光片展现脑室结构，要在清除脊髓液以后将空气注射进儿童的大脑。[50] 斯皮格朗地医生还会采集儿童的身体部位用以研究。最臭名昭著的是海因里希·格罗斯医生，他保存了 400 多名儿童的大脑，一丝不苟地收在玻璃罐里，用标签标注后整齐地堆放在地下室的架子上，在 20 世纪 80 年代，他将这些大脑用以自己的研究。确实，斯皮格朗地遇害儿童的身体部位散布在许多研究机构，在战后很长时间里为研究提供了基础。[51]

无疑，死亡的幽灵纠缠着关押在斯皮格朗地的孩子。他们对谋杀行径有不同程度的认知——从轻声传闻到亲眼所见——但许多孩子都感受到了他们所面临的危机。惊恐和不定是每天生活的一部分。

阿洛伊斯·考夫曼被孩子之间可怕的谈论吓得不行。"我不敢说一个字，因为我听说抱怨的人会被带走之类的，传言纷纷。"令考夫曼记忆犹新的还有每两三周进行的筛选，斯皮格朗地的海因里希·格罗斯医生"走上前，指着我们当中某些人，说：'你，你，你，还有你。'那些孩子就从人群中被带出来。他们最早选出的孩子要么总尿床，要么患有兔唇，或是思维迟钝的人"。考夫曼接着说："我们不敢问他们被带去哪里。[52] 我们再也没见过他们。"而恩斯特·帕赫问了，他问他们都被带去哪里。"有时，有些男孩不见了，当你问类似'他还会回来么?'或者'他回家了么?'——'别问这么愚蠢的问题，否则你也会到那里去!'这就是我们常常从护理员那里得到的回答。"鲁道夫·卡尔格同样点出护士和护理员向他们暗示不服从会带来的可怕后果。"他们时常威胁我们，警告我们会看到将在我们身上发生的事。"卡尔格说。"'是的，你会看到的。'"[53]

幸存者还谈论起那些预示不祥的手拉车，车子装载着孩子的尸体穿过斯皮格朗地的空地。鲁道夫·卡尔格知道拉货车是用来"运死人的"，但他说"我们不知道谁在里面"。恩斯特·帕赫回忆起走过拉车工人时的情境:"我们当然很好奇,于是盯着他们,有一次,他们中的一个朝我们笑,说:'你们也想在里面么?'我们真的吓坏了,因为就算只是那个笑容,对我而言也够阴险不详的。"一天,阿洛伊斯·考夫曼鼓起勇气朝一辆无人照管的车里看。当他掀开盖子,他看见"小卡尔·W.躺在这辆绿色的车上。他死了。他在学校时就坐在我后桌"。[54] 约翰·格罗斯所见场景更加使人毛骨悚然。一名工人拉着手拉车经过一队往斯皮格朗地学校走的孩子,格罗斯描述道:"在小拉货车里,只有死掉的小孩!他们像被人抛弃的玩偶一样交叉躺着,四肢不自然地扭曲。大多数小小的身体呈现出一种非常特别的颜色。那是一种红绿蓝的混合。"据格罗斯所说,带领这队孩子的护士担心这一幕会引起青少年们的骚乱,于是喊道:"安静往前走!或者你们当中有谁想和他们同车?"[55]

在幸存者充满惊惧与恐怖的描述中,也有心怀怜悯的斯皮格朗地工作者的故事,他们费心竭力地保护孩子们——例如帮助费德里希·察夫雷尔逃跑的护士,或是建议莱奥波尔迪娜·迈尔的母亲每周探望使女孩获准出院的护士。恩斯特·帕赫记得有一名护士直接将他从死亡中救出来。当帕赫的左臂下方长了一个严重的脓疮,面临得败血症的危险时,夜班护士温德哈格尔太太暗暗地把脓水放干。帕赫回忆说:"当时我没有多重,因为我们都只剩皮包骨了,她将我抱出来,对我说:'嘘,不要说话,不要大惊小怪,因为我们不能被人发现。'她补充说:'你知道有医生要把你写在他的名单里,你会被打一针,但我会阻止这事发生。'"[56]

但是这样高尚慷慨的故事只是极少数,而且,也正是这些护士在这一进行系统化谋杀的机构中工作。若没有她们和其他工作人员的顺从，这些儿童谋杀事件就不会发生。卡尔·雅库贝茨在第 15 号楼的濒死经历表明，无数冷漠无情的工作人员连成一线，决定了孩子们的最终命运：

> 他们经常给我们打针，不，或者你只是有些太不安分了，或者像个孩子那样在某段时间内表现得有点儿活跃，或者说我们哭的次数比较多之类的，又或者是因为疼痛以及其他原因，他们就直接给我们打镇静针，他们打的是什么针其实不重要，重点是他们给我们注射了某些东西，重点是安静了片刻。而那对我们而言真是太糟糕了，然后还有一些人在那之后便死了……那对我们而言甚至不重要，因为我们变得那么冷漠迟钝以致我们事实上不在意他们做什么。所以当他们来的时候，最开始你惊慌、害怕……天啊，他们又来了，现在该怎么办，但随着时间推移你变得冷漠，你说，好吧，你无法改变，你只能接受。[57]

面对着幸存者这些骇人听闻的故事，我们难以理解运营谋杀中心的那些人所做的行动和所持的信念。由于相关文献资料缺乏，斯皮格朗地犯罪者的观点大部分已遗失在历史当中，所剩的是战后不久，一些斯皮格朗地的被告人提供的少量审判证词。当然，比对证词与受害者的访谈就会发现问题。斯皮格朗地犯罪者关心的是面对死刑如何使自己免罪。他们的审讯是在罪行之后紧接着的对立的政治环境下进行的，而不是——像受害者的采访那样——为了在数十年后回头理解这些事件。不过，犯罪者的辩护策略本身也是在诉说，是斯皮格朗地故事的一部分。

许多安乐死计划的犯罪者说，他们将杀害斯皮格朗地儿童视作纳粹双头任务的关键部分，即帮助可救治的儿童，清除不可救治的儿童。埃尔温·耶克尔柳斯在 1948 年于莫斯科接受苏联内务部秘密警察（NKVD）的审讯中清楚表明了这一点："诊室的全部活动朝着两个方向进行：治疗患病儿童，处决那些绝症患儿。"[58] 31 岁的斯皮格朗地医生玛丽安娜·蒂尔克认为，儿童筛选是基于纳粹科学的坚定原则之上。在 1945 年 10 月维也纳的听证会上，她陈述说："这应是一件全新之物，基于观察来采取恰当的治疗方法，由此儿童能够获得正确指导。"[59] 在斯皮格朗地，"观察"意味着决定一个孩子对于**民族**而言的潜在作用。工作人员会清除那些被认定为对于民族共同体是负担的青少年，即身体和 / 或行为上无法接受教育，或将来无法就业的人。

斯皮格朗地的医生会采用表示社会效用的语言，来佐证他们向柏林帝国委员会提交的谋杀申请。绝大多数申请都采用笼统的标签来描述这些少年，例如"无法接受教育""无法参与工作"和"需要接受持续照料"。仅在极少数情况下，声明中会隐隐透出疑虑——而即使存有疑虑，也未必会改变结果。当恩斯特·伊林在 1943 年 7 月向柏林报告两个月大、患有唐氏综合征的汉内洛蕾·富克斯（Hannelore Fuchs）时，他说"治愈或病情好转是不太可能的，尽管还不能确凿地断定"；虽然尚有模棱两可之处，但是两天之后汉内洛蕾还是死了，官方死因是"生命力衰弱"。可能巴比妥的常规剂量很快就对这名婴儿产生作用，就如斯皮格朗地的医生解释说，这样的情况时有发生。[60]

伊林曾向柏林发出一份更加矛盾的申请书，关于 7 岁的彼得·波尔茨根（Peter Pörzgen）。伊林形象地详述了彼得髋关节结核的影响，包括了从充满脓液的瘘管到丑陋的骨头化脓等细节，而与此同时，伊林赞扬了彼得的个人品质。"这个孩子与人保持着良好的沟通联系，具有足够的语言理解能力和词汇量，"伊林写道，"他总是安安静静的，让人感到友好、和睦。"[61]伊林的表扬很罕见，然而还是不足以让彼得获得豁免，他死于两周之后。

虽然儿童灭杀将成为纳粹卫生保健体系的固定组成，但是灭杀行动是秘密进行的。如耶克尔柳斯所描绘的过程那样："在开始灭杀儿童之前，我组织了一次由医疗成员组成的秘密会议（10名医生和护士），说明情况，接受他们每一个人的宣誓，保证对所有相关措施严格保密。"[62]斯皮格朗地护士安娜·卡辰卡（Anna Katschenka）在1946年维也纳的审讯中说，她收到的指令明确而清晰；据她称，耶克尔柳斯"向我解释说我绝对不应该谈及院内发生的事情，也不要问不必要的问题"。[63]两年以后，卡辰卡详细地说明耶克尔柳斯曾告诉她有"一项帝国内政部发布的秘密法令，要求对这类无法治愈的病患施行安乐死（涉及16岁以下的儿童）。我将这项法令视同公开法律那样具有约束力，从中给了我行动的正当理由"。卡辰卡总结说："我从未意识到施行安乐死是非法行为。"[64]

在接受审判时的供述中，行凶者不带感情地就事论事，将儿童谋杀描述为专业的临床实践。玛丽安娜·蒂尔克强调："我并非漫不经心地开展行动，而是经过考虑决定我是否应该严谨周详地上报某个孩子的情况。"[65]谋杀是科研方案的一部分。恩斯特·伊林在战后审讯中对这一措施表示赞扬："我认为这些新主张是严肃且负责的。"[66]他认为斯皮格朗地是在提供一项有价值的服务，因为"在我看来，那些儿童中没有一人具备一丁点儿接受教育或参加工作的能力"。[67]而谋杀提供了另一条使民族更完美的途径。

死亡也成为日常生活的一部分。[68]玛丽安娜·蒂尔克和海因里希·格罗斯甚至住在斯皮格朗地庭院内，而恩斯特·伊林则选择和他的家人一起住在第15号楼——死亡病室。[69]战后，蒂尔克回想自己曾变得多么适应杀戮的生活，吩咐将过量的鲁米那、佛罗拿、吗啡加入注射剂、掺在可可粉中研成细末的药片里，抑或孩子们爱吃的其他食物中。"我们在机构内收治着那么多病例，要结束这类人的不幸，有这种想法是很自然的。"蒂尔克简单描述了谋杀指令的执行同样是如何司空见惯：

> 护士——即实际操作处决的人，毕竟是她们将安眠药
> 加进食物——能够接触到药品储藏柜。伊林医生或者我会
> 告诉她们关于孩子X或孩子Y的决定下来了，那些护士就
> 知道她们得做什么了。[70]

与此同时，来自斯皮格朗地的被告们的解释冷漠无情，他们辩称这些谋杀是出于慈悲。例如，安娜·卡辰卡称，耶克尔柳斯和她说"向那些完全无法救助的孩子提供助眠，这样他们可以无痛地'入睡'"。[71]她坚称，谋杀是出于"纯粹的人道立场"，当情况"没有改善的希望"时，"应该缩短孩子们不必要的苦难"。[72]玛丽安娜·蒂尔克坚持认为那些孩子并没有"挣扎痛苦地死去"，只是缓缓地"陷入沉睡"，如同谋杀是一桩"仁慈之举"。[73]

斯皮格朗地遇害儿童的父母亲的反应各不相同。很多人相信——

或者说选择相信——邮件中的死亡通知，说他们的孩子已死于肺炎或其他自然原因。部分人可能曾怀疑存在不法行为，毕竟维也纳大众普遍知晓谋杀残障患者之事。

一些父母担心他们的孩子将面临生命危险，曾绝望地试图营救孩子。例如金特·卡特（Günther Karth）的母亲和父亲放弃了他们的5个孩子，交由维也纳福利系统抚养。他们家境贫困，被视作"反社会家庭"。金特在6岁时患病，被移送到斯皮格朗地第15号楼。他的父亲感到恐慌，写信要将男孩接回来，信中援引所谓的帝国原则："我们不会允许的，他是我们的骨血，他属于我们。我们接到孩子以前是不会放弃的，因为我们现在是在第三帝国，一个应该由正义统治的地方。"金特的母亲则写了一封动情的申诉信："我再次乞求你把孩子给我，趁现在还没有为时过晚，我恳求你、乞求你，我的心正生疼，因痛苦和悲伤而破碎。"我们不清楚金特母亲说"过晚"意指什么，但确实过晚了。金特死于1944年6月。[74]

费利克斯·亚瑙谢克（Felix Janauschek）的母亲则更加明确地知晓发生在斯皮格朗地生死攸关的风险。费利克斯16岁时在斯皮格朗地确诊了"脑瘫后极度痴呆"，尽管工作人员称赞他赋有非凡的天才且热爱弹钢琴。费利克斯的母亲也同样求助于纳粹的正义，警告说自己的丈夫是纳粹党的一名资深党员，她会向地方长官（Gauleiter）上诉要求放她儿子出院。她还表示自己知道将会有什么样的厄运降临到费利克斯身上，强烈要求："我要我的孩子。我活着的孩子。"[75]费利克斯死于1943年3月。

作为维也纳的一名护士，安尼·韦德尔（Anny Wödl）事先知晓她的儿子阿尔弗雷德会被处决，她与各方协商条件以避免儿子被杀。

韦德尔在阿尔弗雷德4岁时将他送到古金，因为他患有行走和说话障碍。当她听说在维也纳有处决残疾人的行动后变得越来越担心，并与其他家长会面以采取营救措施。韦德尔直接向柏林的帝国内政部官员赫尔曼·林登（Hermann Linden）提出自己的担忧。而当韦德尔知悉阿尔弗雷德将被"转诊"时，她重新向林登求助。据称，林登告诉她："我们可以破例满足你的心愿。我们将批准这个孩子从古金转诊到斯皮格朗地，但这个孩子必须死。"[76] 阿尔弗雷德于1941年2月转院到斯皮格朗地。在他的侧身像里，阿尔弗雷德留着棕色寸头，肋骨突出可见，正斜眼瞅着相机镜头。战后，韦德尔作证："我恳求耶克尔柳斯医生，假如我孩子的死不可挽回，请让死亡过程迅速且无痛。他这么向我承诺。"然而，当看到阿尔弗雷德的遗体后，韦德尔说她"为他脸上的痛苦表情而震惊和悲痛"。[77]

赫塔·克施万特纳（Herta Gschwandtner）的母亲路易丝（Luise）公开就谋杀行动与斯皮格朗地工作人员对抗。赫塔天生患"先天愚型"，1943年1岁半的她转院到斯皮格朗地。她在转院后仅十一天就死了，明面上死于肺炎。路易丝·克施万特纳为她女儿的迅速死亡心生怀疑。她写信给恩斯特·伊林和斯皮格朗地的护士，说："我还是不能理解为什么我亲爱的小赫塔不得不这么快地离开我，这么快地死去……我们还是无法相信我们的孩子赫蒂是无可救治的。"克施万特纳接着写道，"我的心彻底碎了。我会欣然牺牲自己的生命换回我的孩子……请原谅我字迹潦草，因为写信时我的眼中噙满泪水。"克施万特纳在信中甚至暗示赫塔是被谋杀的，"现在我不得不再次忍受痛苦，因为人们当着我的面直说她就是被毒死的，也就是说是被消灭了。"[78] 伊林回信称她女儿的死没有任何问题，他提醒克施万特纳如果持续有人质疑斯皮格朗地中的死亡病例，他会动用警力解决："我还要你坚决抵制那类谣言；如有必要的话，我会控告这些传布造谣言的人。"[79]

但是，有关谋杀行动的传闻传遍维也纳，加剧了受害家庭的丧子之痛。两个月大的赫米内·德克尔（Hermine Döckl）被诊断患有"先天愚型"，入院斯皮格朗地五个星期后因所谓的肺炎丧生，这件事击垮了她的双亲。德克尔家的家庭医生汉斯·盖尔（Hans Geyer）要求伊林提供一份关于赫米内之死的医疗详单，用以减缓亲属所受的痛苦。他说，一个合理的解释能给这个家庭"带来安宁，扫清所有那些窸窸窣窣的谣言和猜想"。盖尔提醒说，赫米内的母亲"表现出自杀倾向，无法留她一人独处"。伊林只回复说婴儿"生命力极度微弱"，以及优秀的医生当然应该知晓"先天愚型"患儿的预期寿命较短。[80]

斯皮格朗地遇害儿童的父母来信保存在他们的档案文件里，大部分读来都令人揪心。他们在信中吐露悲伤、怀疑、愤怒，多次要求获知更多关于他们孩子如何死亡的信息。然而，也存在许多各种不同的回应。许多家庭认可了他们孩子的早夭，甚至表示赞同。毕竟，帝国中很多人甚至力图将孩子送进谋杀病室，希望他们的孩子能够消失。他们可能会抱怨照顾孩子所带来的负担，或许他们还在入不敷出的状态中挣扎、家中还有其他孩子需要抚养，或者丈夫在外打仗。但是，关于杀童的探讨并不仅存在于第三帝国的影响范围。早在纳粹掌权之前，这类结束"不值得活的生命"的观点就已经传播开来。在1925年以前，萨克森一所精神病院的主管埃瓦尔德·梅尔策（Ewald Meltzer）就非常关切这一问题的道德性，他询问自己所辖精神病院的患儿家长："如果专家证实您孩子一生将受不可治愈的智力低下所苦，你是否同意无痛地缩减你孩子的生命?"令他沮丧的是，参与调查的双亲中有 73% 回答"是"。[82]

斯皮格朗地工作人员说，有些父母亲在言谈中明确表示出对自己孩子的死亡意愿。阿斯伯格将幼童赫塔·施赖伯转送到斯皮格朗地。据说，赫塔的母亲告诉玛丽安娜·蒂尔克医生："如果她死了的话会更好。"[83] 玛丽安娜·蒂尔克还记录下一名癫痫患儿的母亲认为"如果这个孩子能永远闭上眼睛，她会得到安慰、感到安心"。[84] 两个孩子也确实被杀了。

父母亲不必就何为孩子最好的前路达成一致意见。因为伊尔莎·菲利波维茨（Ilse Philippovic）患有癫痫，据说，寄养所的医生建议她的父亲："让这个孩子去走世人必走的路是最好的。"伊尔莎的父亲"什么都没有告诉妻子"便着手将伊尔莎送进斯皮格朗地——还有一星期便是伊尔莎的 11 岁生日。一个月后伊尔莎因所谓的"不明原因"死亡。[85]

双亲的态度不会是选择处决患儿时的一项因素，因为据称，斯皮格朗地应遵循的是科学原则。玛丽安娜·蒂尔克在她的受审证词中坚持斯皮格朗地医生的工作独立于患儿双亲施加的压力："当父母亲要求采取安乐死时——而这确有发生——他们的要求常常会被拒绝。"[86] 恩斯特·伊林解释说，重要的是保证工作流程掌握在医学专业人士的手中。用伊林的话来讲："也有父母亲来找我说要采取安乐，而我拒绝了，因为并不满足安乐的标准。在我看来，这一新措施的危险性已经消除了，因为只有负责任的人才会受托做这些事情。"[87]

虽然我们或许应该秉持怀疑主义精神来看待斯皮格朗地工作人员的报告，但有一些父母的信件确实表明，他们认可孩子的死亡。表现形式各有不同，最为常见的是父母亲谈及早逝是仁慈之举。6岁的罗萨·朔尔克胡贝尔（Rosa Schörkhuber）到斯皮格朗地的一个月后死亡——因恩斯特·伊林向位于柏林的帝国委员会报告她"没有就业的可能性"——她的母亲写信给海因里希·格罗斯："对她来说这是最好的，因为痉挛抽搐，她已经受了许多苦。"不过罗萨的妈妈也说："我无法相信她走得这么快。"[88] 在照片中，10岁的玛丽昂·艾泽纳赫（Marion Eisenach）穿着干净的格子上衣，剪短的刘海和短发衬着她的脸，因患有唐氏综合征，伊林写信给帝国委员会说"这名儿童无法接受教育，概率几乎可以说是确定，她将来无法参与工作"。玛丽昂死后，她的母亲致信恩斯特·伊林："全能者已行了一件善事，现在我的孩子正得到很好的照顾，非常感谢你们给予我的小玛丽昂悉心的照料。"[89]

有些家属表达的认可之意远超出可接受的庄重的措辞，寄出的感谢信令人毛骨悚然。有两封信是关于两位少年的——一位是14岁的马克思·赖希曼（Max Reichmann），他患有耳聋，据说还有发育障碍；另一位是16岁的胡贝特·伊姆坎普（Hubert Imkamp），他身体瘫痪，单眼失明。耶克尔柳斯向帝国委员会说明处决马克思·赖希曼的理由：因为他"没有参与工作的可能性"，以及他是个"犹太人"——他是至少4名被认定是犹太人的斯皮格朗地受害者之一。马克思·赖希曼的姨妈没有拐弯抹角，她高呼："我想我的姐妹将不会感到不开心，她那不幸的孩子已经被解放了！"她的意思毫不含糊，"现在他不在了，这样更好！我再次感谢您。"[90] 当胡贝特·伊姆坎普死于他转院斯皮格朗地的六个星期后，他的父亲向恩斯特·伊林不吝溢美之词："允许我们向您和贵机构表达我们最深厚的谢意，因为你们怀着牺牲精神给我们的儿子胡贝特提供了宝贵的服务。遗憾的是因交通不便我们未能出席葬礼。我承诺将永远致以最真挚的感谢和尊重。"[91] 尚不清楚对于少年们的真实死因推测出几分，但他们信中潜藏的心满意足是确定无疑的。

幸存者莱奥波尔迪娜·迈尔回顾自己在斯皮格朗地的经历时认为，残忍行径中的共谋关系无所不在、无可避免——在纳粹系统整体中亦是如此。迈尔说，人走向道德堕落的可能性将折磨她终生：

> 每个人都在我心中提起那个问题：你是帮我还是害我？这常常是一个关乎生存的问题。当我遇见某个人时，这个问题还会以某种形式持续地纠缠着我：他现在正和谁站在一边，那时他曾站在谁那一边？要是他以前知道的话，他会帮助你吗，抑或他根本不会帮助你……我不生任何人的气，因为当邪恶没有名字，当邪恶只是生活的一部分，你怎能因某个人而感到气愤，就像在那个地方的情况一样。但是邪恶属于那个地方，那就是每天的日常生活，无人对此置疑。[92]

第九章 服务于民族

消灭非理想儿童的任务反映了帝国消灭非理想人口的野心。当纳粹精神病医生将青少年谋杀在家中，隔离在医院和休养所的高墙之内时，帝国也正横跨大陆，发起毁灭人类的末日决战。

第二次世界大战的毁灭性之强，历史学家甚至难以估算它导致的死亡数。全球超过 6000 万人丧生——1500 万人死于战场，4500 万人则是平民——这个数字约占当时世界人口的 3%。战争跨越海洋和四大洲，波及 70 个国家，难以确切掌握这场战争的规模。战争与军事占领对东欧的打击最为严重，举例来说，多达 2700 万苏联平民（人口的 14%）、580 万波兰人丧生。德国有 660 万至 880 万人丧命，至少占总人口数的 8%。[1]

纳粹政权旨在欧洲建立一个新秩序，自 1939 年至 1942 年，这一目标似乎近在眼前。帝国占领领土、建立卫星国，联盟范围横跨东、西欧，成员从保加利亚到爱沙尼亚，到挪威，再到法国。德国甚至还志在北非，于摩洛哥、阿尔及利亚、突尼斯、利比亚、埃及发动战争。

在维也纳，包括阿斯伯格在内的大部分人都支持帝国的统治。许多人为纳粹政权投入资金重建奥地利经济而欣喜。因德国使奥地利成为其战争机器的一分子，奥地利的失业率下降，大型企业繁荣发展，商业贸易向现代化转型，人们得以在产业中拥有薪水优厚的工作和更大的社会流动性。然而帝国废除了奥地利自治权，甚至瓦解了作为实体的奥地利，这也让奥地利人愤恨不已。从前的国家成为七个帝国大区（或称 Reichsgaue），并被统称为奥斯特马克（Ostmark），1942年后则成为"多瑙和阿尔卑斯帝国大区"（Danubian and Alpine Reich Districts）。新的边界线将大维也纳（greater Vienna）的面积扩大三倍，使其成为帝国第二大城市——然而，纳粹政权也将维也纳的权力从首都降格为省会级城市，将奥地利置于帝国整体的外延。

维也纳居民接受了对犹太人的大规模迫害和驱逐，伴随纳粹兼并而来的极端反犹暴力之后，紧接着的是更加有条不紊的迫害措施。最开始，纳粹政权鼓励奥地利犹太人移民，这是由阿道夫·艾希曼在维也纳组织的犹太移民中央办公室带头提出的方案。移民意味着棘手得令人生畏的文书工作和过于高昂的费用，但在 1938 年至 1940 年间，居住在奥地利的 19.2 万名犹太人中有 11.7 万人，即六成犹太人得以离开。对于那些留下来的人，生活会变得日渐艰难。犹太人被迫佩戴黄色的大卫之星，禁止搭乘公共交通，进出商店、公园。他们失去了工作、生意和他们的家。

战争开始以后，犹太人移民变得更加困难，到 1941 年 10 月，帝国对犹太人的政策转为将之消灭。纳粹政权开始强制性地将奥地利犹太人运到东欧的隔坨区和集中营——总共大约有 47555 人。驱逐犹太人在维也纳尤其是一项公共事务，比在德国更甚，人们聚集起来围观、嘲笑犹太人被赶到东边。

帝国最大的野心在东欧，企图在那里为德意志人建立一个有等级制的人种天堂。根据"东方总计划"（Generalplan Ost）的构想，战争会为帝国公民清理出"生存空间"（或称 Lebensraum），而帝国公民会殖民、控制本土人口。德国已与苏联签署了互不侵犯条约，于 1939 年侵略波兰以后开始实施该计划。纳粹国从波兰西部把将近 100 万波兰人和犹太人向东驱逐——将他们赶出家园——将约 60 万德意志人从东欧的其他地方迁入这片被清空的土地。

1941 年 6 月帝国进攻苏联，找到了重塑东欧的另一契机。德国国防军在巴巴罗萨行动中进入莫斯科外 12 英里范围内，而德军行进途中征服了斯拉夫人，他们进行人口屠杀，在大片土地上建立种族统治。德军还俘虏了 570 万苏联战俘，其中 330 万人在被德国监禁过程中死去——这是帝国屠杀的第二大族群。

然而事实证明，再造东欧是一场难以执行的噩梦。纳粹人口政策因混乱而越发激进，混杂着恶性的反犹主义，纳粹对犹太人的强制集中隔离和屠杀逐渐加剧。在 1942 年 1 月的万湖会议上确定了彻底消灭欧洲犹太人的最终解决方案。别动队通过大规模枪机行动杀害了大约 100 万犹太人。约 300 万犹太人丧命于集中营，80 万人死在隔坨区，数 10 万人死于毒气车、劳工营，死在驱逐出境的路途中，抑或死于巴尔干诸国的屠杀行动。总共有 600 万犹太人，即欧洲犹太人口的 2/3 在大屠杀中丧生。

奥地利人在纳粹谋杀行动起着不成比例的作用。尽管仅占大德意志人口的 8%，奥地利人却占党卫军成员的 14%、各项灭绝行动执行人员的 40%。[2] 导致这一不平衡的部分原因是德国纳粹分子在奥地利谋得肥差，而把奥地利人派遣到东欧被占领土，但大部分原因还是源自恶毒的本土反犹主义。此外，在人种和生理迫害的方面，维也纳的医生和官员在这一系统中占据了独一无二的位置。作为帝国的第二大城市，比邻东欧，且拥有大量犹太人口，维也纳正是实施危险致命的政策和举措的前沿地。

许多奥地利人通过参加战争开始认同纳粹政权，并逐渐与之捆绑在一起。在 1939 至 1942 年间帝国的最初繁荣中，人们共同感受着由之而来的热情，而当 1943 年斯大林格勒和库尔斯克的重大战役、1944 年 6 月美国和英国的诺曼底登陆时的失败使得时势转颓，人们也一同体会到由此产生的失望情绪。关乎生存的战争利害将个体与国家捆绑在一起。

维也纳关于日常环境的公共舆论日益发酵。人们为贫困、配给及食物短缺而抱怨。不同的奥地利人群有着不同的怨言。农场主因工业和军事而丧失劳动力，工人面临日益加剧的控制，天主教信徒谴责纳粹攻击教会。奥地利纳粹党员抱怨他们被德国纳粹党员排挤到一边，德国纳粹党员占据了政府机构中的领导位置，把他们贬到次要职位上。历经了数年的地下斗争，奥地利国家社会主义者们觉得他们理应获得更多。而在帝国的其他地方，人们基于各自宗教、阶级和利益，对纳粹统治的不同方面持或好或恶的态度。这种差异使不满之情未能凝聚成实质性的反抗。因此，尽管不满普遍存在，社会依然维护着政权——因为没有其他可供替代的选择——大部分公民直到最后都保持着对帝国的忠诚。

对阿斯伯格和他的同事而言，他们在整个战争期间都享受着相对

232

不错的生活质量。相较于被他们征服的人而言，帝国公民过得并不坏，他们往往享有更好的饮食起居，也免于战火洗劫。维也纳不像在第一次世界大战时那样面临食物短缺、饥饿饥荒、民众骚乱等灾难性问题，这一次维也纳人处于物资充足、局势和平的状态。维也纳还避过了同盟军最猛烈的轰炸。战时，同盟军对帝国61座城市发动轰炸，摧毁了1/5的住家，杀死了约60万平民。投入汉堡和德累斯顿的燃烧弹将街道的地面温度瞬间提高超过1500摄氏度，可在数秒间将人烧成灰烬。而维也纳被认为是"帝国的防空避难所"，在1944年春盟军在意大利建立轰炸舰队以前一直幸免于难。之后的作战针对的是城中若干战略目标——而非地毯式轰炸——杀死了24000名平民。

随着欧洲崩溃，德国人和奥地利人仍在继续维持着帝国的运作。阿斯伯格和他的同事在这一段灭过程中仍在工作，出版著作、论争探讨，以及相互间发表演说。纳粹儿童精神病学仅仅只是帝国的欧洲重建行动中的一小部分，但行动执行者们对他们的任务严肃以待，即使在欧洲大陆陷入大屠杀之时仍怀着诚挚之心坚守岗位。

第三帝国的控制使各方怪力并存且能为其所用，全面战争与学识论争相对，种族灭绝与期刊文章相对。但是，紧要的则是塑造人的内心，就在精神病学家探讨纳粹哲学的细节时，屠杀正在他们周围肆虐。

......

战争期间，弗朗茨·汉布格尔力图促进他在维也纳大学儿童医院的人员及研究的发展。因他已清洗了犹太裔和自由主义倾向的医生，医院内副教授人数从1930年的23人减少到1938年的17人，到第三帝国统治期间平均只剩 8 人。文章发表数量则从每年 36 篇下降到 25 篇，再到年均仅有 8 篇。汉布格尔急于填补这一空缺。他所指导的学生中，包括阿斯伯格在内有 9 人在 1940 年至 1945 年间迅速得到晋升。汉布格尔指导的学生花费在博士后论文上的时间要少于他们由皮尔凯指导的前辈们，平均约为 10 年比 13 年，论文完成时的年纪也更年轻。[3] 阿斯伯格和他的同事一样，似乎也从犹太裔、自由主义同事遭逐一事中受益，并得益于他们的启发继续写作自己的研究论文。

37 岁的阿斯伯格可能工作得匆匆忙忙，奔波于其他所有的活动，未有足够时间深入研究。1942 年 12 月，汉布格尔向学校管理层提出，因阿斯伯格"对交由他托管的儿童所作的卓越奉献"，阿斯伯格没有很多写作博士后论文的时间；他"眼下"才正开始他的研究。[4] 最终，阿斯伯格的研究似乎有些单薄。尽管他在论文中声称，他在十年间的从医实践中已经见过"200 多例"自闭症精神病态患者，但他并没有对这一模糊的病案数据库进行详细的分析。除了 4 个男孩的个案研究，他在论文中几乎没怎么提及其他患儿。[5]

阿斯伯格于 1943 年 10 月发表这篇论自闭性精神病态的博士后论文时，正是在他应征维也纳医疗队兵役之前。几个月之后，他作为一名战地医生，受遣为一国防军陆军师工作，该师驻扎于轴心国的傀儡政权克罗地亚，曾属南斯拉夫*——这里是第二次世界大战期间最可怖的舞台之一。直至 1945 年 8 月，阿斯伯格在那里亲历了随处可见的恶行、游击队暴力事件、国防军残忍的报复行动，以及对超过 32 万

---

* 1941 年，纳粹德国占领南斯拉夫王国，扶植了傀儡政权克罗地亚独立国。

塞尔维亚人的种族清洗。[6]南斯拉夫多达11%的人口遇害——居欧洲的国家死亡率最高之列。据阿斯伯格的女儿所说，他在日记中写到了无时不在的危险，写到了战友和敌人受伤和死亡。[7]

然而就本人而言，阿斯伯格在南斯拉夫似乎度过了一段正面的经历。他的女儿说，阿斯伯格的日记里满是描述他所爱的山野风光，以及他所遇的当地居民——他们的节庆、风俗和传统服饰。阿斯伯格除染了次疟疾之外没有受任何伤。而且，阿斯伯格对他的战友怀有深厚的感情，强调在战争"之中你得关心他人"。[8]

阿斯伯格晚年时着重强调自己在南斯拉夫这段时间的收获，凸显自己的不屈不挠和英雄气概。长久以来，在战场上彰显勇气是一种富有男性气概的理想，这在阿斯伯格处得到了共鸣。他回忆道：

> 我曾在克罗地亚，受命参加游击战。我不会想要错过这之间任何一次经历。能知道当面临险境时，当子弹从你身边嗖地飞过时，你会如何表现，这是一件好事——那里也是你接受试炼的地方。[9]

显然，阿斯伯格从发生在南斯拉夫的大屠杀和党卫军臭名昭彰的恶行中寻得了成就感。举例来说，帝国的报复手段是每一个德国士兵被杀就要杀死100个平民。然而阿斯伯格坚持认为自己没有参与任何暴力行为。他在战后坚称：这是"命运伟大的赠与，我不曾需要朝任何人开枪"。[10]因此，尽管阿斯伯格的身边正发生着大规模的屠杀，可他本人却不是屠杀直接的行凶者，也就不曾有损声名。事实上，他还称自己算是个英雄。他说，在战争结束时，其所在部队在向西撤退途中迷了路，正是他挽救了局面：

> 我必须说，凭着我在候鸟协会（青年团）时的方法——
> 当然也有很多运气的成分——我让整个部队的人得以穿越
> 了国境线到达奥地利，但我之所以能充当向导是因为我可以
> 运用指南针和星星确定我所在方位，而其他人不会。最终，
> 我们得救了。[11]

在南斯拉夫时，阿斯伯格得以与他的诊室保持联系，与科系成员
书信往来，跟进工作、讯息和病人的状况。在他离开的这段时间里，
他还发表了三篇文章，一篇发表于 1944 年中，是关于脑炎后性格障碍，
两篇则发表于 1944 年初，均脱胎于他的博士后研究，其中就包括他
那篇具开创性意义的自闭症精神病态论文。[12]

我们可以将阿斯伯格的博士后论文《儿童期的"自闭性精神病
态"》视作他在第三帝国统治期经历的最高峰。随着政权越来越激进，
阿斯伯格的论作也随之激进化。阿斯伯格对自闭性精神病态的定义逐
年明朗起来，而他也采用更加带有评断化、社会化及优生学色彩的术
语来描述这一概念，其中更多地融入了纳粹儿童精神病学的元素。他
在不同的时间点这样写道：

> 1937 年（针对儿童发展）方法各有不同，因为个性各有
> 不同。不可能对一种诊断建立一套严格的标准。
> 1938 年 这类表征明显的儿童，我们将之命名为"自闭

性精神病态患者"——因为自我（autos）封闭导致他们与环境联系的收缩。

1941年 一类非正常儿童，我们称之为"自闭性精神病态患者"……他们过着自己的生活，与其环境没有情感联系。

1944年 自闭者只是他他自己（autos），而在范围更大的机体中——个体成员持续受到机体的影响，也持续对之产生影响——他不是一个活跃的成员。[13]

1937年时，阿斯伯格提出警告，反对建立诊断。在1938年，仅仅在纳粹合并奥地利的几个月后，他就将自闭症形容为"一类表征明显的儿童"。在1941年又变成"一类非正常儿童"。到1944年，阿斯伯格采用的是法西斯关于**民族**的话语，断言自闭症患儿是"范围更大的机体中"的局外人。

在描述自闭症患儿的社会关联性时，阿斯伯格也加重了自己的措辞。他在1938年时称自闭症儿童"与环境联系的收缩"，在1941年时明确为"与其环境没有情感联系"地生活。在之后则变得更加严厉，在1944年，成为一种完全的唯我论："自闭者只是他自己。"

他对于自闭症患儿的态度愈加严厉。在1944年发表于《维也纳临床周刊》的另一篇公开文章《疗愈教育看护中心》中，阿斯伯格蔑视地写道："那些一意孤行的人——自闭症患者——他们无法融入，因此也常常与社会作对。"他陈述说自己的诊室会教授儿童"可行的融入之法"，"在社会中正确地成长"。[14]阿斯伯格提出警告，认为父母亲可能会妨碍儿童的社会化。持着与纳粹国一致的观点，阿斯伯格强调用群体纽带替换家庭纽带的重要意义——以及希特勒青年团、德意志少女联盟、公立学校和看护中心这一过程的中心地位。[15] 在阿斯伯格怀疑父母双亲会对儿童融入社会造成"危害"的病例中，他的诊室会要求对该家庭进行"定期监管"，甚至"家访"。[16]

在 1944 年论文中，阿斯伯格着重强调了纳粹精神病学中情感力和社会联结性的概念。因已出版的英译版本未包含阿斯伯格的绪论，这一点并不为英语国家的读者所知。[17] 因此，虽然阿斯伯格在其论文的主体部分引述了恩斯特·克雷奇默尔（Ernst Kretschmer）、路德维格·克拉格斯（Ludwig Klages）及卡尔·荣格等知名学者——而且其论文是以那些更加主流的人物所用术语来阐述的——阿斯伯格却是以纳粹儿童精神病学的理念及绪论中关于情感力的论述作为其论文的框架的。而也正是帝国的这些概念为阿斯伯格对自闭性精神病态的最终定义提供了基础。[18]

阿斯伯格介绍，情感力是性格中"最重要的一面"。他接受了这一套话语体系，即是与埃尔温·拉扎尔在维也纳儿童医院大学疗愈教育诊室树立的传统决裂。后来阿斯伯格解释，"儿童精神病学莱比锡学派的领导人物"施勒德和海因策曾"斥责拉扎尔"，因为拉扎尔没有与他们共用如"情感力"等已公认的固定表达方式。[19] 尽管阿斯伯格是在拉扎尔的诊室中开启他的职业生涯，但 1944 年的阿斯伯格与施勒德和海因策站在了一起。在其论文的第三页初次提及情感力时，阿斯伯格援引了安乐死行动的高层领导者汉斯·海因策。

接着，阿斯伯格基于海因策的《关于情感力的现象学》一文，将大量注意力集中在保罗·施勒德，在八页的绪论中用长达五页的篇幅探讨他。在解释"情感力的评估对施勒德的工作而言具有核心重要性"时，阿斯伯格接受了施勒德对情感力的定义，即"'包含与他人的关系，对他人提起兴趣、表示同情、与之共处的能力'的精神层面"。[20]

在某个非正式的闲谈场合，阿斯伯格玩笑着说道，施勒德"在针对情感力的讨论中，常常回归到'神圣之爱'（Agape）这个词及这个术语"。这是一个希腊词，用以形容无私之爱，因早期基督徒举行爱筵，即为颂扬基督之爱或兄弟之爱而进行的仪式性餐食，该词带有了神学意义。施勒德将"神圣之爱"作为术语，表达儿童的这类资质：产生依恋、喜爱、移情、宽容等精神，以及社群情感，健康的情感力在社会性和精神性的自然展现。海因策同样关注儿童是否缺乏神圣之爱（Agapemangel）。[21]

在 1944 年论文发表之前，情感力在阿斯伯格的论文中属于相当边缘的概念。尽管阿斯伯格激进地援用了纳粹儿童精神病学的功能目标——融入集体——他却极少直接引用这一色彩鲜明的术语。在1938 年至 1943 年的文章中，阿斯伯格在描述汉布格尔的"胸腺激素自动性"（thymogen automatism）理论时最常引用"情感力"一词。汉布格尔声称，教育者更优质的情感力能够转移给儿童的情感力，仿佛这是某种能被人抓住的物件似的。[22] 汉布格尔还提倡通过希特勒青年团和军队等国家机构在社会个体之间传播情感力。因汉布格尔说情感力甚至能引起"我们身体的变化"——改善皮肤、肌肉组织和心脏功能——他要求为了"大德意志范围内健康的精神环境"，赋予情感力是医生的责任。[23]

在 1944 年以前，阿斯伯格本人基本上很少公开提出关于情感力的观点。他在 1937 年的文章中甚至一次也未提及，1938 年的文章中则顺带一提。他说情感力的水平可能是决定一个孩子无所作为的若干因素之一，指责某些儿童具有"因情感力缺失（gemüt-less）所致的恶意"。1942 年的文章在上下文讨论施勒德的优先等级时提到了情感力，即"情感力的质量"对儿童"社会性预后"具有"决定性的重要意义"。1943 年的文章《经验与个性》("Experience and Personality")则更进一步地写道，"情感力的质量"在"评估每一种个性"时是一个"决定性的要素"。[24]

但在 1944 年论文中，阿斯伯格断言情感力有着最重要的意义。他竟还主张"一个人的全部个性都基于他的情感力"。他甚至将情感力置于他诊断自闭性精神病态的核心位置。以他的话来说："这是一种质上的相异性，一种感知的、情感力的不和谐，常常完全出乎意料的矛盾体，引起适应性的紊乱。"[25]

阿斯伯格在提升情感力的地位时，他反映出他在纳粹儿童精神病学领域的资深同行的观点是如何在第三帝国时期发展的。海因策和施勒德于 20 世纪 30 年代早中期广泛提倡情感力概念之后，纳粹安乐死谋杀计划的要员认定，情感力是一个具有决定意义的特征。1939 年，儿童精神病学的顶尖专家维尔纳·菲林格（他很快将成为一名效力于 T4 计划的"专家"，挑选接受安乐死的成年人）详细分析了儿童的"社群能力"（Gemeinschaftsfähigkeit），发展出一个三乘四的"性格学"矩阵，凭借"情感力"的质量挑出那些"不那么可亲的、性格冷漠以至个性冰冷的"儿童。[26] 精神病学和神经学家弗里德里希·潘泽（Frieddrich Panse）同样也是一名 T4 计划专家，他于 1940 年时写到对于"带有情感力缺失（Gemüt-less）特征的精神病患"的普遍观点。[27] 格哈德·库雅特（Gerhard Kujath）——一名康复教育倡导者，也是柏林-维特瑙的维森伦德安乐死诊室的一名精神病医生——力图矫正"情感力缺陷"（Gemüt-defect）。如他在 1942 年的若干文章中声明的，康复教育意味着"教授群体",唤起"个体内的集体灵魂",还有儿童对与"我们-格式塔完形"(we-gestalt)同化并保持一致的根本欲求。青少年人会基于其能力被分别安置到青少年教养院,到青少年罪犯感化中心,抑或到集中营。库雅特本人也负责医学实验,主持杀害了至少81名儿童。[28] 但是,库雅特用着与纳粹精神病学共同的、充满同情怜悯色彩的话语,呼吁他的同事"公平地对待每一个孩子,怀着充分的教育信念,认定不可能或许还能成为可能"。这名精神病学家通过"进一步的详细检查",能发现儿童的"各样天赋",以及"具有情感力倾向(Gemüt-ful)的方面"。[29]

在 20 世纪 40 年代,维也纳安乐死计划的领导者还认定情感力对于个人的价值起着主要作用。作为斯皮格朗地的主管,埃尔温·耶克尔柳斯在 1941 年维也纳疗愈教育协会的第一次会议上询问与会者:"如果一个人完全情感力贫乏(Gemütsarmut),且有敌社会冲动,那么他有着最聪慧的智力和最坚毅的勇气又能有什么作用呢?"[30] 耶克尔柳斯甚至提及一名可能将在斯坦因霍夫被处决的青少年,原因是她"带有社会敌对倾向的个性以及不合群的特点(鲁莽放肆、不守规矩)",这些都体现为"情感力贫乏"。[31]

恩斯特·伊林接替耶克尔柳斯成为斯皮格朗地的医学主管,同样坚称儿童具有情感力。在维也纳大学的一次面向维也纳种族卫生协会的演讲上(演讲内容发表于 1943 年),伊林援引施勒德和海因策,将情感力定义为铸造"任何与他人的情感联结"的能力。在伊林看来,在儿童约 3 到 4 岁时就可看出他是否情感力不足(Gemütsmangel)。这样的青少年也许拥有智力上的"天赋",但他们"缺乏体谅他人的能力。他们没有真正的朋友,他们既不知与亲属间的纽带,也不知与客观价值间的关联。他们没有依恋情感，没有情感需求，没有同情心"。[32]

对伊林来说，儿童缺乏社会情感即意味着缺乏集体精神。这给帝国带来一个麻烦的问题。儿童将无法感知到自己是民族共同体的一分子，不具备"爱国主义的精神，以及对祖国的爱"。士兵尤其需要有**明确的情感品质**（原文强调），以具备"热情、端正的态度、绝对的可靠和忠诚、真诚的同伴情谊、人类的同情心"。毕竟，拥有情感力即德意志人的本色。伊林主张，德意志**民族**的成员应有"英国、英裔美国人"所没有的情感力深度（gemütstiefe）；"布尔什维克人"缺乏情感（gemütsarm），或者说"至少"他们"发育相当不良"。[33]

伊林的建议使 16 岁的雷蒙德·H. 承受了悲惨的结局，他被伊林描述为"粗暴地缺乏情感力，没有表现出任何对人或对事物的关联"。这意味着雷蒙德过分地与周遭环境脱离，男孩显得"不带私利、不偏不倚"，他的"情绪一贯表现得冷漠无情"。伊林建议将男孩调到位于莫林根、残忍野蛮的党卫军少年保护营。[34] 1943 年在斯皮格朗地，伊林公然斥责弗里德里希·察夫雷尔，因为"他的情感力极度匮乏"。而三十年后的 1975 年，斯皮格朗地的医生海因里希·格罗斯认为伊林在 1943 年的断言很关键，将其逐字套用在对察夫雷尔的专业意见中。[35]

尽管阿斯伯格在 1944 年论文中认可了同行对情感力的重视，但他赋予情感力概念更广阔的维度。他没有将情感力看作由儿童所具备或缺乏的某种直截了当的品质，他主张，"情感力不是一个恒量，在不同的人身上体现出不同的量"。情感力是"一个尤为复杂的功能"，在"不同的性格特征当中"具有"巨大的性质差异"。[36]

在阿斯伯格看来，导致自闭性精神病态的并非情感力缺乏，而是情感力异常。这听上去或许会显得阿斯伯格心怀善意，因为他至少赋予了自闭症患儿某种形式的情感力，但他对青少年情感力的描述则令人更加不安。阿斯伯格在其论文开篇就提醒读者注意自闭性精神病态患者的"家长、指导者，以及朋友须得"如何"忍受——或者更好的说法是'了解'——自闭性精神病态患者的情感力何等的与众不同。"[37]

然而，阿斯伯格在自闭性精神病态是存在情感力的差异还是情感力亏缺这一问题上自相矛盾。在绪论中，阿斯伯格坚称："如果你想要评判情感力，矛盾之处就在于凭'情感力贫乏'（Gemütsarmut）或'情感力富余'（Gemütsmreichtum）这些术语是不可能将之区分或测量的。"但是在后文，他判断自闭症患儿的"邪恶和残忍清楚地证明了他们情感力的贫乏"。[38] 前后的不一致意味着阿斯伯格在1944年接受情感力概念时或许并未将之思虑透彻。此外，他可能也没有如他后来所称的那般对自闭症患儿怀有慈悲之情。

阿斯伯格在论文中立足于情感力观念，反映了纳粹精神病学最为关心的集体情感，强调集体归属的重要性，逐步指认出那些在他看来缺乏社会精神的儿童。阿斯伯格说，"正常儿童作为融入其所在社群的成员，会合宜地与他人互动"，那些没有融入更大社群的儿童就是自闭性精神病态患者。当他们"处于群体中，即他们应该遵循某种普遍要求"时，他们可能表现"糟糕得令人难以忍受"，抑或"完全缺乏对他人的尊重"。[39] 患有自闭症的青少年人可能会因他们的唯我主义危害社群，因为他们"只遵从自己的心愿、个人的兴趣，以及自发的冲动，未顾及从外界施加的各样限制和规定"。[40] 他们无法融入**民族**。

所以正如纳粹主义坚持认为个体必须被带入群体（或从中切除），

阿斯伯格也主张，自闭症患儿"就像一个外来者，察觉不到他周遭的声响和活动，全神贯注于自我，令人难以接近"。[41] 阿斯伯格坚称，这名少年之所以令人难以接近，是因为"自闭症患者最基本的障碍是他们与环境的联系受限"。这把该儿童阻隔在他人之外，以致他看起来"在世界中孤独一人"，"仿佛陌生人一般"地生活在"人群当中"。[42]

简言之，阿斯伯格描述的是困在自身之中的心灵。在论文的最后一页，阿斯伯格甚至还说："内向，如果是一种对自我的束缚、一种与环境关系的收缩，其本质很可能就是自闭症。"[43] 从根本上说，阿斯伯格是在将自闭性和纳粹主义定义成对立的存在状态。法西斯主义的词根 fascio，是如束棒一样地捆成一束，也就是群体，而自闭性的词根就是 autos，是自我的状态。阿斯伯格精通希腊语和拉丁语，当他在第三帝国统治期间对自闭性精神病态做出明确的定义时，很可能将这一对比存于心中。

该如何解释阿斯伯格对自闭性精神病态定义的转变？精神病学诊断常常受到社会潮流的影响——例如历史上对歇斯底里症和同性恋的诊断——而诊断定义会随之不断演变。但在阿斯伯格这里，变化太过迅速而明显。1938 年至 1944 年间，他对自闭性精神病态的诊断与他在纳粹儿童精神病领域的资深同行是如此一致，以至他的变化仿佛是他眼前境况的结果，而不是自主研究和独立思考的演进所致。

我们不清楚阿斯伯格是否信服自己对自闭性精神病态定义的转变，或者说他是否在整体上信服纳粹儿童精神病学。但是第三帝国的终结又将使阿斯伯格对待这两者的方式产生巨大的转变。

第十章　清算

第三帝国的倾覆没有给这些因纳粹精神病学而备受摧残的孩子带来一个美满的结局。1945 年 4 月，苏联军队进入维也纳时，阿斯伯格正在南斯拉夫，斯皮格朗地的工作人员告诉孩子们要做最坏的打算。他们传播着纳粹式宣传的警告，令人毛骨悚然，例如"他们会割掉你的鼻子或者耳朵"。[1]苏联进攻是一个恐怖而骚乱的时期，尽管一些斯皮格朗地的幸存者记得苏联红军士兵比他们在斯皮格朗地的同胞更加友好、慷慨，会给他们提供面包、苹果，甚至还有香烟——这在当时是一件非常珍贵的日用品。

许多斯皮格朗地受押儿童的父母来接孩子回家。当阿洛伊斯·考夫曼的父亲到斯皮格朗地的时候，考夫曼估计自己大概比标准体重还轻了二十五磅*。他回忆起自己无力走过施佩特尔桥（Spetter Bridge），

---

* 约 11.3 公斤。

他哀求道："爸爸，我不行，我不行。我害怕那座桥。"考夫曼说，在他哭起来之后，父亲"将我抱着怀里，把我举了起来，就这样我们过了桥"。恩斯特·帕赫还得留在斯皮格朗地，而斯皮格朗地仍继续运作，尽管其运作的方式不再那样凶残。他注意到大部分孩子都被接走了，"但有一些留了下来，我妈妈没有来接我，她只对我说：'你在那里能被照顾得足够好。'"但是，帕赫补充："后来我们又见到他们了，同样那些男女看护员再次出现在机构里。"[2]

残酷和暴力仍在继续。人们怀疑医生和护士是故意无视部分儿童，任由他们死去。对于公众而言，从外部看来，环境条件看起来不同了，但在机构内部，青少年们遭遇的仍是噩梦一般的现实。甚至到1950年斯皮格朗地关闭的时候，其中收治的孩子及工作人员也只不过是被转移到了附近的威廉海姆堡城堡（Wilhelminenberg Castle）。一切几乎没有改变，孩子们的毯子上仍然印着"斯皮格朗地"的字样。[3]

斯皮格朗地关闭很久之后，其幽灵仍以一个概念上的现实长期留存。维也纳儿童收容所的看护员会威胁儿童要把他们送去那里，仿佛斯皮格朗地还存在一样。据一名曾接受收容的女性回忆："往往当某事发生，在那个气氛下什么事一定会发生，是吗？那会怎么样呢？'你们全部都会去斯皮格朗地！'我不知道斯皮格朗地是什么，我知道的是它存在着，一定是某样真实的东西。"[4]用斯皮格朗地来威胁不守规矩的孩子，这一用法甚至被完全地抽象化，变成维也纳的某个习语，至战后数十年，学校教师还会用这个恐怖的可能性恫吓表现不端的学生。

斯皮格朗地的幸存者出院后仍继续饱受折磨。对于弗朗茨·普尔克特来说，生活并没有多少改善。"暴力在那时候司空见惯，我是说，我和父母在一起也没什么差别，因为我妈妈并没有好多少。"弗里德里希·察夫雷尔回忆道："我爸爸还是酗酒。在家里时一切都和以前一样糟糕。"对于十几岁的卡尔·哈梅德勒来说就更痛苦了。"在那个年纪你就不知道该拿自己怎么办。坦白说，你在这世界，没有任何人在乎你。"甚至对于莱奥波尔迪娜·迈尔——她的母亲曾每周都去斯皮格朗地并最终将她救下——也感到苦恼。她承认说："我也常常从我妈妈身边逃开。我总是用包装着吃剩的食物，这样我就不会挨饿。"[5]

阿洛伊斯·考夫曼特别说到了斯皮格朗地带来的、久久挥之不去的创伤和烙印。"我们感到羞愧，毫不夸张地说，我们羞于说我们曾经在一个青少年惩教机构、一个安乐死（机构）里待过，我们没法自己开口把这说出来。"他说继母斥责他："你怎么敢告诉别人！这没什么可骄傲的。"考夫曼终其一生背负着斯皮格朗地带来的恐惧。"我无法在街上走，我就是没办法走，"考夫曼重复着说，"我总是感到害怕，不停地哭。"他承认说"用了好多好多年"自己的焦虑才有所改善。即使到那时，"是恐惧与我朝夕相处，直到今天。令人痛苦的死亡畏惧"。

其他幸存者则说他们使自己尽可能远离儿时的经历。阿尔弗雷德·格拉泽尔把这些经历从他的记忆中抹去，他解释说："我经历的每一件事，我要怎么说，我将它从脑海中擦去。我压制着所有一切。因为那是无意义的。"格拉泽尔将他的遗忘当作一种生存策略："看，我来到维也纳，我独自一个人。而我现在必须活着。"恩斯特·帕赫则描述了一种与自己的过往更加多层次的关系。"我亲眼所见的像电影一样从我面前匆匆而过，"他如此回想，"我妻子经常告诉我，我在夜里大哭出声。我不知道为什么，我就是无法说为什么。……这纯粹就是疯狂。所有这些意味着——就像心理医生说的那样——这些事情会随着你变老以后以强有力的形式回现，那说的确实是真的。有时我备受折磨，这就是疯狂……"[6]鲁道夫·卡尔格同样在他以后的生活中重历斯皮格朗地带来的创痛。卡尔格描述了自己在成年后读到他在斯皮格朗地的档案时，痛苦是如何突然凶猛地向他袭来：

> 那对我来说是一场灾难。有一年的时间，我没有办法说任何话。我彻底地逃避一切，我像个孩子一样哭泣，因为我不能理解为什么人能那么残忍，把我们送到那里去，而他们知道在斯皮格朗地会发生什么……我被击垮了。一年的时间里，我被击垮了。[7]

当弗里德里希·察夫雷尔再次遭遇——字面意义上的面对面——他在斯皮格朗地的痛苦经历时，他感到更为强烈的震惊。察夫雷尔在1975年因偷窃罪被捕，他被送到一名由法院指定的心理医生那去接受检查。他发现在他面前的正是斯皮格朗地的医生海因里希·格罗斯。这个对数百名儿童遇害负有责任的男人已成为一位享有名望的医生，为奥地利政府提供数千条专业意见。

察夫雷尔坦言："我第一个念头是：海因里希，你变肥了。"然后，他说他出声谴责了格罗斯："但你能够睡得踏实安心吗，你难道听不到年幼的孩子在阳台外哭泣的声音，你从来没听到过吗?！那些被谋杀了的……"察夫雷尔叙述道："他猛地畏缩了一下，脸变得像天花板那样苍白。然后他把身体前倾，样子看起来仿佛苍老了50岁。'你曾在那儿?'我说：'不然你以为我从哪儿知道你?！'"

格罗斯在他出具的法律意见中对察夫雷尔施以报复。格罗斯不仅建议应判察夫雷尔长期徒刑，还再次引用了三十年前恩斯特·伊林在斯皮格朗地对察夫雷尔所写的记录："受检人来自于一个从遗传-社会学角度来说低劣的家庭。"[8] 然而，察夫雷尔没有被他吓倒，并花费了数十年的努力将格罗斯告上法庭。

对于莱奥波尔迪娜·迈尔来说，法律的认可并不起什么安慰作用。她解释说自己仍然受着"这些童年记忆的伤害"。"当我一不注意，我总会缩着脖子，仿佛我总是在害怕会被人用棍子或其他的什么打中脖子……无论什么时候我早上一醒来，我会告诉自己：我已经长大了，那都结束了，那不会再发生在我身上了。这是我每一个早上的仪式。我告诉自己那已经结束了，我活下来了。"

迈尔将自己的人生奉献于存续生命的事业。她成为维也纳的一名护士，她说："我本希望能有一个孩子，为了让他免于我不得不经历的那一切。"但是迈尔发现自己的输卵管被堵住了。尽管在她的档案中没有相关记录，但她怀疑自己在第三帝国期间被绝育了。迈尔饱受斯皮格朗地带来的生理折磨和心理虐待的纠缠，她吐露说："'不值得活的生命'这个词依然在我耳中回响。在我的生命依然有着一个记号，写着：严格来说，你没有活的权利。"

当斯皮格朗地的幸存者在往后的生命中备受折磨时，大部分斯皮格朗地的加害者在战后则轻松地逍遥法外。1945年后的一波公众的愤怒只针对少数知名人士，而斯皮格朗地的其他众多工作人员则继续在城市的收容所从事与儿童相关的工作。1946年7月15日至19日，玛丽安娜·蒂尔克、玛格丽特·许布施、恩斯特·伊林等三名医生受审。《新奥地利》(New Austria) 在版面的显著位置刊登三名内科医生的照片，他们两臂交叉坐着，视线没有看镜头，标题是《斯坦因霍夫的儿童杀手受审中》（"The Child Killers from Steinhof in the Dock"）。[9] 人民法院判处伊林死刑，蒂尔克十年监禁（她只服刑两年），许布施因证据不足被无罪释放。1948 年 4 月，斯皮格朗地的护士安娜·卡辰卡被判过失杀人罪而接受八年监禁（她只服刑两年）。[10] 与此同时，自 1940 年到 1941 年末管理斯皮格朗地的埃尔温·耶克尔柳斯被苏联军队逮捕，在莫斯科被判处二十五年监禁，并于 1952 年死于膀胱癌。讽刺的是，据说耶克尔柳斯的一名狱友称他是："你能想象出的最好的同志！他给予所有人安慰。他达到了你能想象的最高道德标准。"[11]

其他许多加害者则几乎毫发无损地逃脱了。甚至连帝国级别最高的安乐死计划参与者——汉斯·海因策和维尔纳·菲林格尔也作为德国顶尖的精神病学家，在战后期的事业发展蒸蒸日上。弗朗茨·汉布格尔于 1944 年荣誉退休，从未面临审判。[12] 汉布格尔的儿童医院在谋杀系统中扮演的巨大作用也还不为人知。汉布格尔的学生艾尔玛·蒂尔克曾与汉布格尔一起在儿童身上进行结核病实验，利用自己在第三帝国时期所做的人体实验，到 20 世纪 90 年代还在进行医疗实践。斯皮格朗地遇害儿童的身体部位继续在维也纳研究实验室之间流通，成为实验室内科医生数十年出版论文的基础。[13]

斯皮格朗地医生海因里希·格罗斯在二十五年间发表了 38 篇文章，其中数篇是与同事合作［例如给雷特综合征命名的安德烈亚斯·雷特（Andreas Rett）］，均是以他在第三帝国时期于斯皮格朗地采集并保存的 400 多副儿童大脑为研究基础。[14] 格罗斯成为奥地利卓越超群的内科医生，于 1975 年被授予政府的科学与艺术荣誉十字勋章。尽管法院于 1948 年、1981 年展开了针对他的审理程序，可格罗斯总是得以免于谋杀判决。一宗针对格罗斯的案件证据确凿，终于在 2000 年移交法院，但是那时的格罗斯因患有严重老年痴呆，被认定身体不宜受审——许多观察者对他的病症持有争议。格罗斯死于 2005 年，时年 90 岁。

德国和奥地利政治和社会环境逐渐自由化使得针对第三帝国的调查更加详尽，斯皮格朗地的幸存者到 20 世纪 90 年代时才开始获得承认和补偿。媒体对格罗斯审判的关注也对唤起人们的认识起到很大作用。[16] 2002 年，斯皮格朗地遇害者的遗骸得以安葬并获得纪念——其中也包括格罗斯收集的大脑标本，它们在斯皮格朗地的地下室被发现，保存在整齐码放的玻璃罐中。以斯皮格朗地为主题，举办了展览，出版了书籍，还开展了座谈会，现在，斯皮格朗地已被视作奥地利在第三帝国时期的主要罪行之一。斯皮格朗地甚至成为歌剧的主题，于 2013 年在奥地利议会大厦中现场直播，演出的特色是成年人被关在笼中的婴儿床里承受折磨。纳粹精神病学确实已受到部分的清算。

阿斯伯格则在战争结束后被洗去了恶名。在战后不久，阿斯伯格的同行里，曾加入纳粹党的人中大部分都立即被免除领导职位。阿斯伯格因这些职位空缺而获利，从 1946 年至 1949 年间受命为维也纳大学儿童医院的临时院长。[17]

疗愈教育诊室重建了。诊室曾在 1944 年 9 月 10 日被同盟军轰炸摧毁。护士长维克托琳·察克丧生，她的怀中还抱着一个孩子，那之前她已将其他孩子从诊室引导到一个防空洞避难。诊室的重建进行得一丝不苟。诊室前成员、内科医生格奥尔格·弗兰克尔于 1937 年移民，并于 1949 年到访诊室。发现病室"没有改变"，这让他感到怪异。

弗兰克尔解释说，诊室是"以摄影般的精准度复原的……你不能想象那有多么奇怪，绝对的物质上的完全相同"。[18]

阿斯伯格对儿童直觉式的工作方式也没有改变。他继续保持着汉布格尔情绪化、个人化的小儿科学传统，而不是让儿童医院回归到皮尔凯时期对系统科学的重视。阿斯伯格在治疗儿童的病症和性格时，也继续提倡直觉高于智力。他的事业期很长。1957年，阿斯伯格被任命为因斯布鲁克大学儿童医院的主管。1962年，阿斯伯格追随汉布格尔的脚步，担任维也纳大学儿童医院的终身院长。阿斯伯格撰写了一本教材《疗愈教育》(*Heilpädagogik*)，教材几经再版，获得了成功，他的"疗愈教育"领域也扩张，并朝着"特殊教育"主流领域转向。[19]

疗愈教育诊室将儿童送至威廉海姆堡，这所在斯皮格朗地之后继承了其功能的机构。埃里卡·塔勒尔 (Erika Thaler) 就是其中一人。她讲述说在1951年，威廉海姆堡的工作人员是如何因她的深色短发认定她是犹太人，屡次殴打她，将她单独监禁。塔勒尔数次因伤入院。安娜·特蕾西娅·基梅尔 (Anna Theresia Kimmel) 曾在阿斯伯格诊室接受检查，后来她描述了自己与阿斯伯格会面的经过。"我站着，面对着一个身穿白大褂的高个男人。浅发色。我们两人的身形差异巨大。我只知道他问候了我的母亲，然后他看向我，用全力往我肚子上揍了一拳。真的吗？我没有吼出声，我什么反应也没有做，但我可能生气地看着他。然后他告诉我，也告诉我妈妈说我有攻击性。"基梅尔说自己被机构收容，在笼式约束床上关了一个月。然后，基梅尔反思道："我再也没听说过阿斯伯格的消息。我不知道，我是个测试对象吗？我是个人吗？我是一块木头吗？我是头豚鼠么？我不知道。"[20]

维也纳福利系统中儿童收容办公室的一名护理员解释，阿斯伯格的疗愈教育诊室以转诊严格而闻名。日常与阿斯伯格的工作人员打交道，她感到他们间的讨论可能会很"令人不快"，她和机构的心理学者"经常退席"表示抗议。她说，直到20世纪70年代阿斯伯格诊室还"聚焦在惹是生非的儿童"，她认为这种关注是"落后的"。在她看来，阿斯伯格本人的观点并"不是最糟糕的"，但他"戴着副马眼罩"*，无视了其他问题。[21]

阿斯伯格在战后表示自己曾抵制纳粹儿童安乐死计划，称该计划"完全不人道"。[22]他在1977年的一次采访中以第三人称的形式声明："笃信（天主教的信徒）阿斯伯格未曾上报那些带有脑部损伤的人，使他们接受处决。"[23]

他于1974年主张，在第三帝国时期，他曾因拒绝上报儿童而陷于危险境地："我从不曾愿意……依照我们被要求的那样，向卫生办公室通告那些低能愚笨的儿童。于我而言我处在确实危险的境地。"[24]在同一次采访中，他称自己曾两度面临盖世太保的逮捕，汉布格尔尽管与他有着意识形态的分歧却维护了他。汉布格尔是"一名坚定的国家社会主义党员［……］深知我的态度，但是他全力保护了我。对此我非常感激他"。[25]虽然目前还没有发现这些事件的记录，但阿斯伯格建立了自己是纳粹抵抗者的名声，甚至被认为是纳粹政权的受害者。1977年时他断言："假若纳粹赢得了战争，我会付出生命的代价。"[26]

---

* 马眼罩是指系于马眼旁的两块皮革，使马只能直视前方。

虽然阿斯伯格也许尽力保护了部分可能面临死亡威胁的儿童，然而文件记录也表明他建议将其他儿童转院至斯皮格朗地，其中有数十人遇害。或许如他所说，阿斯伯格也感到他处在"确实危险的境地"，在压力下不得不参与安乐死计划。那么他周围任何人，和他的同行在一起，也都感受到了压力。所以说，阿斯伯格选择了他所处的环境，选择了他的同行。他与安乐死计划有着许多有意而为的纽带，而该计划渗透在他专业领域之中。

如果阿斯伯格在这一时期处于极度危险或面临迫害，那么他的事业似乎并没有因此受阻，反而蓬勃发展。保持非纳粹党员的身份没有妨碍阿斯伯格在维也纳学术界及政府中获得领导职位。此外，尽管阿斯伯格声称自己反纳粹的名声推延了他晋升讲师（dozent）或副教授的过程，他还是在 1943 年 10 月，即他本人 37 岁这样一个年轻的年纪，获得了该职称。[27]

阿斯伯格明确主张自己是一个纳粹反抗者，但这就引发了一个疑问，即他如何使自己在第三帝国期间的行动自洽。他在战后发表的文章或许可以帮助我们了解他是如何理解自身在安乐死系统中所扮演的角色，其文暗示他也许曾与之对抗，最终达成妥协。阿斯伯格写作了许多关于儿童灵魂、童年死亡及自由意志的文章。他关注的是那些处于病症终期或是濒临死亡的青少年人，而不是被视为残障的健康儿童。将阿斯伯格战后的文章与帝国杀人机制关联，这纯粹是试探之举。然而他的沉思透露了他对儿童死亡与道德之分界的态度。

1969 年，阿斯伯格写作了一篇不同寻常的文章，题为《病症终期患儿精神的提早完满》（"Early Spiritual Completion in Terminally Ill Children"），文章将他的宗教关怀和儿童早期死亡联系在一起。他提出,存在"生命历程的一种合规律性,在涉及疾病和死亡也没有例外"。即使是因"意外或战争"带来的死亡,阿斯伯格说,也"包含在此规律中"。[28] 他认为,儿童的死亡同样也源自"这一内在规律"。[29]

阿斯伯格认为,处于病症终期的青少年人的灵魂"常常与'正常人'十分不同"。用他的话来说,"现有疾病导致他们原始生命力削弱,使他们出现细微的精神变异——这是疾病造成的一种后果"。[30] 换句话说,疾病改变了儿童的灵魂,使之过早地成熟,完成了他们的发展历程。这些人比他人早夭是合宜的。在他 1975 年的文章《将死的孩子》("The Dying Child")中,阿斯伯格借用经典来总结自己的观点,引用《所罗门智训》*:早夭的孩子"在短期内成为完人,与满享高寿无异"。[31]

第三帝国讨论的"不可救治"的疾病诊断与终期病症没有关系,但阿斯伯格可能向自己辩解,赋予了"终期病症"一个更宽泛的定义。如果阿斯伯格将"病症终期患儿精神的提早完满"的观点应用在他看来"不可救治的"儿童身上,那意味着儿童的灵魂已处在生命的终期。儿童会做好面对死亡的准备:那就是"生命历程的一种合规律性"。这一推论也许帮助阿斯伯格化圆为方,调和了虔信与谋杀的不可兼容。既然阿斯伯格声称儿童的死亡"在上帝的手中",阿斯伯格的宿命论观点从医生身上卸去了儿童命运的责任。[32] 在阿斯伯格看来,医生的职责是向儿童或其父母(尤其是悲伤的母亲)给予指导,引导儿童走向死亡之路——去"完成他作为通向自然王国之向导的高贵责任"。[33]

---

* 《所罗门智训》(Wisdom of Solomon)又名《智慧篇》,是"次经"中的一卷,假托所罗门王所写。此处翻译参考思高本《圣经》。

在 1975 年的文章《将死的孩子》中，阿斯伯格还写道，医生应该"在死亡中服务"（serve in death）。阿斯伯格这一短语的具体意义并不明确，但他将短语与他所谓的"积极的安乐死"（active euthanasia）并列使用。鉴于阿斯伯格说儿童"积极的安乐死"意味着"用一只亵渎神明的手干涉生命的机制"，他随后立即主张：然而医生也许可以伸出指引之手：

> 而对于将死的儿童，在有些情况下我们必须在死亡中服务（dem Kind im Sterben, zum Sterben dienen）——医生、护士、家长，是的我们所有人，当我们受到呼召要这么做的时候。这是一项艰难的责任——但是，人文关怀本就是艰难的。[34]

阿斯伯格没有明确说要"在死亡中服务"须得做些什么，或者可能单纯意味着给儿童提供安慰。然而，阿斯伯格将该词组与"积极的安乐死"对照，这很古怪，可能意味着"在死亡中服务"确实包含着更多含义，尤其当它还是"一件艰难的责任"。这也许是说，阿斯伯格正煞费苦心地区分两种类型的行动，谴责"积极的安乐死"的同时称赞"在死亡中服务"的"人文关怀"。当然，要将阿斯伯格 1975 年的文章用来理解他在三十年前参与安乐死计划，这是一件困难事，尤其在两者看似适用于完全不同的范畴：终期病患，以及所谓的问题儿童或残障人士。然而，阿斯伯格可能把他认定为无法接受教育或障碍程度严重的儿童视作终期病患。所以当他把他们送去斯皮格朗地时，阿斯伯格可能认为——或者是在回忆时想要认为——这就是"在死亡中服务"的含义。他是在协助上帝，而非扮演上帝。

阿斯伯格发表于战后论个人价值观的文章也同样耐人寻味。与他在第三帝国时期所做的工作相反，阿斯伯格在战后期间写作了大量关于道德、选择、宗教的文章。随着他抛弃了纳粹时代的词汇，否定了纳粹种族卫生和精神病研究的"基因决定论"，他颂扬的是传统社会的价值和美德，批判现代化、技术以及社会规范的变化。[35]

他开始在研究中融入宗教主题，引用经典，将读者作为基督徒并谆谆劝说，还将照顾者视作基督徒，用上帝的意志解释医治效果。[36]阿斯伯格反复援引马丁·路德有关"一名基督徒的自由"的观点，在1948年，即第三帝国覆灭的三年后写道，一个人可因一件非道德的行为而得赦免，若这个人向自己承认该行为是错误的。[37]在他的文章《自由意志的决定因素：一项科学发现》（"Determinants of Free Will: A Scientific Finding"）中，阿斯伯格主张，个人拥有有限的行动自由，因此也拥有有限的自由意志。然而，既然个人具有完全的思想自由，思想便是这个人的真正量度。向自己宣告弃绝某种非道德行为，比犯下这桩非道德行为本身更加重大。正如阿斯伯格的下述解释：

> 有一种自由，其所受限制较之于行动自由要少得多，这也是我们为什么将其看作一种更大的责任：在做出行动之后，对之采取某种态度的自由……这关乎一种决定：一个人是否接受了某个道德原则，遵从它并承担责任——抑或一个人是否出于恶毒或自欺拒斥该原则，尽管这么做从不管用。最终是证明无罪或是宣判有罪就在于此，衡量其作为人的价值的最后手段……这关乎一种内在决定，在外这个人不需要做任何事，不需要行动、语言、姿态。[38]

因此阿斯伯格主张，最终真正重要的不是作恶，而是知道这是恶行。这是一种关于心灵的内在状态，不需要外在的赎罪。纳粹政权垮台的三年后，周遭是针对他的纳粹同行的肃清和贬黜，阿斯伯格关注的是个人正直品质的决定因素。

无论阿斯伯格的战后文章是否与第三帝国和安乐死计划有关联，很明显，他的内心记挂着有关儿童早夭、"积极的安乐死"与"在死亡中服务"、自由意志、道德、赎罪等问题。也很明显，阿斯伯格正在试图设计一个框架，从而在上述领域对个人作出评断，以及他似乎认为评断是必要的。

······

纳粹时代也许比历史上其他任何时期都更强烈地诱使人对个体作出评断。将人们的行为划定为道德或非道德、无罪或有罪，在一张带着正负向的决算表上为每一个行为做最终估值，这么做很是有诱惑力。

然而，对于生活在纳粹主义控制下的许多人而言，他们不是依照抽象的原则而活。帝国中大多数个人并非生活在非黑即白的世界，他们是在灰色的阴影中活动。人们每天都会遭遇无数抉择，可能会默不作声地走过挂在本地商店门口、写有"犹太人拒入"的标志——却在下一个街区某家犹太人经营的商店里购物，因为那里的售价更优惠；也可能会在某位邻居被政权威胁时出手相助——却在其他邻居消失的时候转过脸去。人们会在展露自己时考量每一日的选择，在个人空间和职业领域即兴发挥。人被困在生活的旋涡中，或许会服从、会反抗，甚至会作恶，这些行动可能都发生在同一个下午。纳粹世界的残忍无可避免。

考虑到日常生活中那些无尽的、不假思索的抉择，太过轻巧地将人分门别类可能会有误导性，哪怕有些行为在表面上看来清晰明确。纳粹主义的笼罩下有太多的面向。而且，第三帝国中的生活不断地在发生变化。在纳粹夺权后当即做出的决定，过了数年等到纳粹统治规则确立之后，可能会有不同的意义，而到战争爆发又会有所不同。例如，选择加入纳粹党的人就面临着不断变幻的政治形势。越是靠近看，所见的就越是纷繁复杂。

人们在制度之中划出独特的道路，各自的选择和习惯层层累叠，最终呈现出即兴的人生。这一即兴发挥的元素意味着，第三帝国不是一个无法改变、静止不动、抽象化的政权；它是由个体组成的，这些个体各自前进，彼此做出关乎其他个体的抉择。

自第三帝国垮台后，观察者曾努力评估个人罪行和责任。在1945年的法律程序中，群体被划定出不同的责任等级。世界第一次国际特别法庭纽伦堡审判集中以"反人类罪"来审判纳粹领导人。与此同时，"去纳粹化"进程则以全体人口为目标——数百万纳粹党员和名流人士——将他们视作政权中的潜在共犯。地方的非纳粹化委员会采用问卷、调查、信誉见证人等手段，从"主犯"到"无罪者"，以1到5五个级别*对个人进行评定。事实上，没有多少人负有罪责。在盟军占领的西德，超过90%的受试者被认定为"胁从者"（倒数第二的罪级）和"无罪者"，同样地，针对奥地利487067名前纳粹党员，去纳粹化评估认定超过90%的人为"轻犯"（Minderbelastet）。[39]

---

* 分别为主犯、罪犯、轻犯、胁从者、无罪者。

历史学家也曾尝试评定第三帝国中的罪行。相较于法律判决常常归结于个人责任、量化伤害级别的做法，学者则关注于背景环境和个人作用——探寻个人在多大程度上采取主动，或者他们在多大程度上陷于困境，甚至受其裹挟。历史学者评定的是可能性的系数。

　　有众多针对大屠杀犯罪的著名阐释框架。举例来说，克里斯托弗·布朗宁（Christopher Browning）描述出"普通人"的转变过程，他关注的是，东线战场的德国人，当他们遵从命令，感受着群体压力，随着时间逐渐麻木，而且大量酗酒以后，是如何对犹太人犯下集体枪杀的罪行——尽管他们有可能选择不参与谋杀。[40] 扬·格罗斯（Jan Gross）描述了波兰某个社区"邻居"的转变，该社区的居民屠杀犹太人不是因为接到命令，而是在苏联与纳粹连续的占领过程中，在战争的环境下，他们被集体暴力所裹挟。[41] 普里莫·莱维（Primo Levi）描绘了一个"灰色地带"，大屠杀的受害者在其中变成了加害者，如同在犹太集中营的囚徒参加特遣队（Sonderkommandos）——这是帮助操作毒气室和火葬场的特殊队伍。[42] 在另一个极端，汉娜·阿伦特形容了冷酷无情的"办公桌旁的谋杀者"，这些人供职于集中营系统内的官僚机制，凭借她所称的"平庸的恶"管理着这台屠杀机器。[43]

　　以上所述都是强有力的解读范式。然而，儿童安乐死行动的行凶者却无法轻易地归入大屠杀的类型中。特殊儿童病室中的医生和护士既没有被激情所裹挟，也不是毫无个性的乌合之众，他们自己也不是潜在的暴力受害者。当纳粹国决定要消灭犹太民族，在这一场无差别的种族通杀中，儿童安乐死行动的成员拥有了一种神明般的自主权，以此判定儿童存在的价值，在私人化、个体化的基础上决定生与死。医生和护士没有遵循一个清晰的规则手册；诊断式统治助长了个人化的即兴而为，他们身处其中本身就在制定标准。

　　虽然阿斯伯格生活中的事实都很好地被记录下来，但其意义取决于阐释。读者可能会有不同的判断。甚至一个人在多大程度上可以，或应当进行道德判断，这本身也是个悬而未决的问题。阿斯伯格只是纳粹儿童安乐死计划中的小人物，远不及他的一些同事那样积极参与其中。他本人也没有参与谋杀，与他相关的死亡人数较之于大屠杀中丧生的百万人而言看起来似乎颇不足道。对阿斯伯格与第三帝国和安乐死系统间关系做过研究的人，看待阿斯伯格的方式各不相同：他是一个拯救儿童的反抗者、一个坚定的加害者，抑或一个被动的跟随者。[44] 最为熟悉阿斯伯格论作的维也纳历史学家赫维希·切赫将阿斯伯格看作"组织运作的一部分"。[45]

　　以上每一个解读方式都很有说服力，然而阿斯伯格的行动也许并不及上述任一标签所暗示的那般直观。他以带有主动性、个人化的方式理清决定，有意识地选择反抗政权的某些层面，也有意识地选择参与其中另一些层面。他决意不加入纳粹党，保持虔诚的天主教徒的身份，这对身处阿斯伯格位置上的人而言是艰难而不同寻常的选择，然而，他也选择参加了大量拥护第三帝国政治信条、种族卫生政策和系统化谋杀行动的组织和机构。纳粹党高层官员和职业同行认为阿斯伯格值得信赖，将敏感信息告知于他。维也纳安乐死计划的最高层人士将阿斯伯格归入他们的核心圈及职业领域的领导层。由此展现出的并不是某一种人的类型而是一个个体，个体的抉择随着时间不断发展、动摇，对该个体的评断必须综合考量其做的各样抉择。

　　就儿童安乐死计划而言，阿斯伯格不像是一个唯命是从、在超越他影响力范围之外的系统内工作的人。他也不像曾遭受胁迫，毕竟他的很多抉择都带有可选性。虽然知晓安乐死计划，他依然公开力劝同行将儿童转诊斯皮格朗地；他供职于众多将儿童移送斯皮格朗地的帝国机构和部门；而且他还将儿童直接从诊室送进斯皮格朗地。他与诊室中大多数青少年人一对一会面，与他们父母亲交谈，近距离地研究他们。现有记录表明，阿斯伯格将数十名儿童送到斯皮格朗地，他们在那里遇害，还将许多面临着死亡威胁的儿童送进斯皮格朗地，但他们幸存了下来。这都不是简单或寻常的举动，这些举动需要积极性、果决心，以及随机应变。

阿斯伯格的行为也许比那些显要人物更能反映出第三帝国中恶行的本质。帝国的灭绝体制正是仰赖阿斯伯格这样的人，他们——也许是不加评判地——在各自的职权范围内行动。如阿斯伯格般的个人，既不是坚定的杀手，甚至也不曾直接介入谋杀的过程。他们不具备蓄意谋杀的坚定信念，然而却是他们使帝国谋杀机制的运作成为可能。

最终，选择与种族灭绝计划合作，这是一个由帝国所有作恶者共享的道德关键时刻，不论其是否身处特殊位置。与阿斯伯格的战后形象相反，他绝非一个与世隔绝的研究者，隐居在他的诊室之中，免疫于纳粹施加的影响。相反，阿斯伯格活跃在他所处社会环境之中，在任何一天，他都与帝国有着多重的联系。他的行动或许看似渺小，然而在考虑一个系统性杀戮的体制时，有多少人直接因他的决定而丧生，这个确切数字是否更重要尚待商榷。而不可回避的事实是：阿斯伯格是在一个大型屠杀体系内工作的成员，他作为一个有意识的参与者，与他所处的世界及其中发生的可怖事件紧密相关。

结 语

　　第三帝国覆灭之后，阿斯伯格远离了他在纳粹时期从事的自闭性精神病态研究。尽管他在战后写作逾 300 篇文章，但其中极少篇目是讨论这一使他后来成名的诊断。阿斯伯格似乎不曾就该疾病进行另外的系统研究，至少他在三十五年的时间里不曾提及，直到 1979 年他发表了论该主题的最后一篇文章。浏览阿斯伯格一长串论著发表目录，你很难猜出自闭性精神病态是他对精神病学的最主要贡献。[1]

　　1945 年后，阿斯伯格重拾两篇自闭症精神病态相关的论著，在少量出版物上再次发表。第一篇是他 306 页厚的教材《疗愈教育》中一个长达 27 页的章节。[2] 教材出版于 1952 年，该章节的绝大部分内容是逐字照搬他的 1944 年论文，尽管他重新做了调整，删去病例分析中男孩的姓名。《疗愈教育》于 1956 年、1961 年、1965 年、1968 年的后续版本中也大体保持不变。

　　阿斯伯格的诊断在他直接的职业关系网之外鲜为人知。他的文章以德文发表，阿斯伯格也没有广泛参加国际性会议。英语世界中采用的是莱奥·肯纳对自闭症的定义，该定义在 1943 年发表于美国。精神病学家将肯纳自闭症诊断运用于被认为带有明显认知障碍的儿童与成人。与阿斯伯格所描述的儿童相比，这类患者的言语表达能力和社会性交互能力较差。

阿斯伯格论著的国际认可姗姗来迟。阿斯伯格写作了第二篇论自闭性精神病态的文章，该文篇幅更短，载于国际儿童和青少年精神病学及相关专业协会（International Association for Child and Adolescent Psychiatry and Allied Professions）官方刊物《儿童精神病学学报》（*Acta Paedopsychiatrica*）1968 年的特刊。该卷特刊收录了 10 位投稿人的文章，论及有关自闭症的研究现状。莱奥·肯纳以一篇论述详尽的文章开启讨论。随后是阿斯伯格，其文仅有肯纳的 1/4 篇幅，文中概括性地将自闭性精神病态的概念与其他人的研究进行比较。在之后十年时间里，阿斯伯格将这一文献做了精简，拆为 5 篇短文重新发表。其中两篇刊登在时事通讯，一篇是在弗里堡对瑞士自闭症儿童家长协会（Swiss Association of Parents with Autistic Children）发表的演讲。[3]

在他 1977 年对瑞士家长协会的发言中，阿斯伯格承认自己没有继续从事——更不要说思考——有关自闭性精神病态的研究。他告诉听众，受邀演讲"给了我机会再次仔细考虑这一令人着迷问题，使我本身获得更清晰的认识，也帮助别人将之阐明清楚"。[4]

然而，阿斯伯格后来讨论自闭症精神病态的文章与他在纳粹时期的研究确实有所不同，体现在两个主要层面。第一，阿斯伯格使自己与纳粹精神病学的情感力概念保持距离。1962 年，他甚至对他称之为"施勒德学派关于'情感力之贫乏'的概念"提出批评，认为其太过"简单"。[5]战后，他再也没有引用保罗·施勒德，也没有引用儿童安乐死计划的领导者、《关于情感力的现象学》一文的作者汉斯·海因策，尽管这两人的研究对他1944年论文起着突出作用。[6]

同样地，阿斯伯格在1968年后的文章中论及被他诊断患有自闭性精神病态的儿童时，远远没有像他在第三帝国时期的论著中那样带着批评的姿态了。在描述儿童的障碍时，他的写作口吻亲切和蔼得多，较之于从前有着几个数量级的差异，绝大多数都在强调儿童表现出的特殊技能。假若在第三帝国时期，为了保护自闭症儿童免受儿童安乐死计划的残害，阿斯伯格曾重点强调这些技能，那在战后，当自闭症儿童的生命不再处于险境，阿斯伯格愈加夸张的赞扬就显得不同寻常。

或许对于阿斯伯格个人而言，有些事情确实正处于险境。阿斯伯格在论自闭性精神病态的文章中，试图将自己的诊断与肯纳更为所人知的"早期幼儿自闭症"（early infantile autism）区别开来。阿斯伯格所研究的儿童比肯纳描述的更为优秀。尽管阿斯伯格也同意两组儿童表现出某些共同特征，即非典型的社交接触，但他反复重申："肯纳的早期幼儿自闭症近乎精神病，甚至或许就处于精神病状态"，然而"阿斯伯格的典型病例均为智力很高的儿童，带有卓越的思想原创性和行动自发性"。[7]

阿斯伯格还淡化了自闭性精神病态作为一种精神病态这一纳粹时期的概念。现在，他称该疾病为一种"性格反常"或"性格变异"[8]，他说任何人都可能"出现自闭性表现"——特别是如果正处于沮丧或"一种强大创造力和精神活动的状态下"。[9]与之相反，肯纳的自闭症是一种"严重的病理状态"。[10]

虽然阿斯伯格在这几篇文章中没有引用更多的实验性研究，但他还是给诊断提出一些小的限制条件。他声称，自闭症精神病态在城市比在乡村中表现得更突出，原因是个体拥有更多发展个人兴趣的机会，具备更多实现他们"文化和艺术成就"的资源，因此能够"实现他们的性格注定他们将成就之事"。[11] 此外，尽管阿斯伯格依旧说自闭性精神病态是一种男性智力的"极端变异"，在奥地利"只在男生身上"表现，但是他也承认，在美国存在一些女性病例，因这里的女性已经更为"男性化"。[12]

在第三帝国时期之后阿斯伯格便极少论及自闭性精神病态，而且没有再对之进行系统化研究，这引起了若干疑问，即最开始，阿斯伯格在多大程度上相信自己在纳粹时期的研究。若非国际学者在20世纪60年代发现并将他的诊断与肯纳相比较，让人怀疑阿斯伯格究竟会否发表他后来的那几篇有关自闭性精神病态的文章。当然，阿斯伯格的兴趣和信念可能会随着时间发展。然而，考虑到阿斯伯格在1937年至1944年间是如何迅速地接受纳粹儿童精神病学的语言，并使他的诊断概念明确化，阿斯伯格可能——至少在某些程度上——曾朝着所处时代的意识形态来构筑1944年论文，而并非完全发自内心地笃信自己的研究。

让人意想不到的是，在战后，当阿斯伯格似乎不再支持自己在1944年对自闭性精神病态所下的定义时，其他人却接受了这一定义。

在近四十年后的1981年，英国精神病学家洛娜·温将阿斯伯格对自闭性精神病态的诊断公之于众。洛娜·温在女儿苏西被诊断患有自闭症后转向研究儿童精神病学。在对一些她感觉与肯纳自闭症概念不相符合的青少年进行了大量研究之后，洛娜·温听闻阿斯伯格的研究并产生了兴趣。[13] 洛娜·温颇费周折地找到了阿斯伯格 1944 年的论文——她的丈夫帮她翻译了论文——并在阿斯伯格的描述中认出她曾在许多儿童身上研究过的行为表现。在温看来，肯纳和阿斯伯格描述的是同一疾病的不同方面，他们的研究在一张自闭症"谱系"中拼合在一起。

阿斯伯格不同意洛娜·温的观点。20 世纪 70 年代后期，他与洛娜·温在伦敦莫兹利医院（Maudsley Hospital）的餐厅会面，两人边喝茶边就这个问题进行讨论。温描述道："阿斯伯格教授非常礼貌地听了我的观点，我们真诚地保留各自不同见解。"阿斯伯格希望，在他描述的儿童（即他说具备"卓越"才能的儿童）与肯纳描述的、带有潜在"精神疾病的"儿童之间做出明确区分。[14]

洛娜·温认为，肯纳和阿斯伯格描述的是同一种自闭症的不同部分。不过讽刺的是，在她于 1981 年发表的那篇具有开创性意义的论文《阿斯伯格综合征：一份临床描述》（"Asperger's Syndrome: A Clinical Account"）中，文章题目最终就主题而言将阿斯伯格综合征确立为一个独立类型。以阿斯伯格为该综合征命名可说是出于一种职业礼貌，因为洛娜·温在这一专业领域已经广泛发表了大量论著，远比阿斯伯格要多得多。但是，阿斯伯格于此一年以前，即 1980 年去世，而洛娜·温相信阿斯伯格曾描述过该类型的儿童，并认为如此命名有助于人们辨认此类儿童。然而洛娜·温后来说，造出阿斯伯格综合征这一术语就像"打开了潘多拉魔盒"，因为人们将该术语作为一个潜在的独立诊断进行讨论。[15]

洛娜·温文章标题的另一关键是综合征一词的使用。虽然阿斯伯格曾称自闭症是一种"精神病态"，洛娜·温认为他意指"个性异常"，而非"反社会行为"。她想要采用一个"中性术语",因此选择了综合征。然而,阿斯伯格不曾采用"中性术语"。在德国精神病学当中精神病态长期以来都暗指着社会异常和不服从——这暗含在阿斯伯格这一纳粹时期的诊断当中。[16] 因此,当阿斯伯格的研究成为主流,其历史背景就被消抹了。毋宁说,也许正因为抹消了历史背景,这一研究才走向主流。

20 世纪 80 年代期间,阿斯伯格综合征在英国精神病学界越发知名。在伦敦工作的德裔发展心理学家乌塔·弗里思(Uta Frith)于 1991 年出版了阿斯伯格 1944 年论文的英译版。[17] 弗里思的翻译弱化了阿斯伯格诊断的历史背景,她和洛娜·温一样回避了阿斯伯格采用的"自闭性精神病态"术语,作为替代,她将诊断译作阿斯伯格没有使用的"自闭症"一词。此外,弗里思的英译没有包括阿斯伯格的论文前言,该前言为迎合纳粹儿童精神病学家,将诊断置于第三帝国的知识框架内。

20 世纪 90 年代,阿斯伯格综合征的概念受到广泛接受。1992 年,世界卫生组织将其作为一个独立的诊断收录于《国际疾病分类》第 10 修订版(ICD-10),1994 年,美国精神病学会将阿斯伯格综合征列入《精神障碍诊断与统计手册》(DSM-IV)。两家组织在以阿斯伯格为诊断命名之前似乎没有全面审查过他在第三帝国时期的生活。通常机构在为与历史人物同名的诊断定名之前会对该人物进行调查,避免采用某个参与了可鄙行径的人来为疾病命名。针对诊断标签的道德性已有许多讨论,许多以纳粹时期、牵涉灭绝计划的医生来命名的疾病现在都用其他名称替代。[18]

引入阿斯伯格的研究扩展了自闭症谱系的观念,使之涵盖了多种不同的儿童类型。1994 年 DSM-IV 中的定义变得相当复杂。广泛性发育障碍（PDD）的广义范畴包括了自闭症、阿斯伯格综合征，以及待分类的广泛性发展障碍（PDD-NOS）*。专业人员和家长仿照阿斯伯格在其论文中阐述的等级制，开始将青少年按类更简略地划分为"低功能""中间功能"或"高功能"自闭症。因阿斯伯格综合征在美国越来越多地被视作"高功能"自闭症的一种形式，美国精神病学会在 2013 年的 DSM-V 中取消了该诊断（和 PDD-NOS），只给出自闭症谱系障碍这一概括性的伞式诊断。

自闭症谱系概念的标准放宽，诊断率随即上升。自闭症成为美国增长速度最快的发展性残疾。尽管统计来源还有争议，但依据美国疾病控制和预防中心（CDC）一组常用数据，诊断患有自闭性谱系障碍的儿童人数在 21 世纪最初十年间由每年 6% 上升到 15%，到 2016 年达到每 68 人中存在 1 例病例。被冠以这一疾病的患病青少年人中，不论是残障的类型或是个性，彼此之间可能没有多少相似之处。根据 DSM-V，他们共有的特征是"社会交流和社交互动方面的（持续性）缺损"和"重复受限的行为、兴趣或活动模式"。[19] 这都是相当宽泛的标准——其共同点是阿斯伯格所提的概念，即无法融入社会群体。

最终，洛娜·温后悔自己将阿斯伯格的观念引入英语世界，从而改变了自闭症的面貌。她在 2014 年去世以前说："我希望我不曾这样做。现在我想要扔掉所有的标签，包括阿斯伯格综合征，走向维度诊断（dimensional approach）**。标签没有任何意义，因为你获得的评估

---

* 待分类的广泛性发展障碍亦称为非典型自闭症。
** 维度诊断亦称作人格障碍的维度模型，认为人格障碍仅是在数量上而非性质上区别于正常人格。

描述是如此多种多样。"[20]

　　阿斯伯格这一名字现在已是我们日常生活的一部分。这是我们在亲人身上运用的一个术语,是人们描述他们眼中的社交困难者时使用的一个形容词,甚至还是流行文化中的一种性格原型。尽管阿斯伯格综合征不再是美国精神病学会 DSM-IV 上正式的精神病学诊断名,但这个术语将很可能作为一个社会标签继续存留。而且在国际上,阿斯伯格综合征依然是 ICD-10 中一个正式诊断＊。[21]

　　但是,阿斯伯格对自闭性精神病态的原始定义是不可以从其历史环境中移出。这个定义是其时代的产物,在一系列政治环境的动荡和智力层面的剧变中锻造而成。20 世纪 20 年代,红色维也纳的社会主义产生了带有干涉主义倾向的社会工作,由此成立了阿斯伯格的诊室。20 世纪 30 年代,奥地利法西斯主义使阿斯伯格所在医院孤立为极右派。在他的疗愈教育诊室工作的人们共同发展出术语"自闭性",将之用作一个描述词——不是一种病状——以描述带有社交困难的儿童。然而到了 1938 年,仅在纳粹武力接管奥地利数月之后,曾主张反对将诊断运用于儿童身上的阿斯伯格引入了自闭症,视之为一种精神病态。阿斯伯格追随着他在纳粹儿童精神病领域的资深同行,将该定义逐年明确化,激进地鉴别他认为缺乏社会性精神的儿童,将自闭性的概念发展为纳粹主义在心理学上的对立面。

　　从整体上来看,阿斯伯格、自闭症和维也纳的完整历史揭示了人格科学中一条悲剧性的轨迹。与西格蒙德・弗洛伊德同代的知名

＊　2018 年的 ICD-11 亦将阿斯伯格综合征并入自闭症谱系障碍诊断。

精神分析学家和精神病学家诞生出了这样一代儿童，他们是历史上最受监视、管制、迫害的人群之一。在两战之间的维也纳活动的社会工作者创造出了一种享有盛名的福利体制，这一体制最终摧毁了该体制所照管的儿童。维也纳精神病学和福利体制的黑暗面浮现了出来，以致经由第三帝国，崭新的标准构成了诊断式统治。在诊断式统治下，要定义比之以往更多的缺陷就需要比之以往更多的入侵性测量手段。这是一个自证预言*，对于一些孩子而言其结果是集中性的矫正治疗——对于另一些孩子来说则是毁灭。

哲学家伊恩·哈金（Ian Hacking）曾描述诊断是如何"塑造人"的。[22]诊断的定义产生于医生、病人、社会力量之间不断积累的交互活动，并且在一个持续进行的反馈循环中随着时间发生改变。多重因素曾塑造了我们现今面对自闭症的方式，如科研资金、残障立法、公共服务、学校政策、家长的主动行为、意识驱动、非营利组织，以及媒体再现。随后，一种诊断所用的术语能够影响被诊断人的认知观念。举例来说，一名儿童被诊断患有自闭症，其行动可能经由该诊断的视角被解读为某种固有的自闭性表现，从而掩盖了该名儿童作为一个个体的独特性。基于一系列的假定对儿童的治疗，会对该儿童的行为表现造成影响，这点已有显现。不久之后，儿童在发展中的行为表现，亦影响了同在发展中的、对该诊断的认知，而后再进一步影响儿童的行为表现，以此循环。

第三帝国在最极端的意义上"塑造人"。在其精心构筑的诊断式统治之下，儿童精神病学家更多地将他们的诊断建立于对**民族**意识形

---

* 自证预言是一种社会心理学现象，指人会不自觉地根据已知的预言来行动，最终反而使预言应验。

态的关切，而非基于站在他们面前的儿童真实的性格特征。正如纳粹政权整体一样，纳粹精神病学是一项借由否定人性从而重塑人性的策略。毫不夸张地说，纳粹儿童精神病学拥有毁灭人类的力量。

对犹太人的概念化、排斥驱逐，以及非人化操作缓慢推进，最终使大规模屠杀成为可能。[23] 大屠杀研究追踪了这一过程，揭示了社会死亡是如何先于个体的肉体死亡。儿童安乐死计划也包含类似进程。纳粹精神病学抹去了数千儿童的个体性，宣告他们无可救治，将他们带离亲人和朋友，把他们孤立在噩梦般的收容机构，这铺就了他们走向生理死亡的道路。

有关阿斯伯格与他的诊断的故事指向了帝国政策和个人行动背后的弹性和即兴。阿斯伯格的生活和工作成为他所处时代历史脉络的导向，一点一点地逐步囊括其价值与压迫。然而，尽管阿斯伯格对自闭性精神病态的定义变化不定，他在 1944 年最终的描述却产生了持久的影响。他的话语流传至今，改变了数百万人的生活和他们的自我形象。

如何将阿斯伯格的研究与当下联系起来，这是一个尚待解决的问题。对此，本书没有一个明确的解答，只是将历史事实和不同角度揭露出来，在理想的情况下为今天针对自闭症的交流对话提供一个更广阔的语境。

为什么阿斯伯格的自闭症观点在 20 世纪 90 年代中期流行开来？一个诞生在追求一致和社会精神的纳粹理想下的诊断，与 20 世纪后期的个人主义社会如何发生了共鸣？暂时搁置自闭症诊断兴起背后可能的医学因素（本书未就这一话题进行探究），我们似乎会看到 20

世纪 90 年代产生了一种特有的诊断式统治，对于儿童愈来愈强化的细致关注导致越来越多的缺陷标签产生。[24] 亲子文化、精神卫生保健、学校心理咨询中渐增的压力抬高了儿童发展的标准。而青少年未能达到各阶段发展标志促使精神病诊断数量的增长，其中最突出的是注意缺陷多动障碍（attention deficit hyperactivity disorder，ADHD）和注意力缺失症（attention deficit disorder，ADD）——由此，诞生了一代吃着利他林（Ritalin）和其他精神病药物长大的孩子。儿童精神病学领域的扩张也显现在"自闭症谱系"概念中，困难表现更加轻微的儿童也被纳入谱系当中。

今天，之于阿斯伯格和他同时代的人，自闭症概念迎合了人们的焦虑，因渴望融入一个追求完美和瞬息万变的世界而产生的焦虑。自闭症谱系扩大了一名儿童的社会位置的可能范围。对于一名患有自闭症的青少年而言，他在这一端也许面临着一辈子的严重残疾和孤立隔绝，而在另一端则可能调整适应，被视为拥有更出众的技能。随着技术在我们的日常生活中广泛普及，自闭症利用着人们对于与周遭外物脱节、无法与之适应而滋生的恐惧情绪，同时利用了他们对新时代所垂涎的技能的渴望，对天赋异禀的工程师、科学家、程序员的幻想。我们设计出一个一分二的二元谱系，保留了阿斯伯格对可被同化和不可被同化患者间的区分方式。自闭症的诊断意味着问题的存在，然而阿斯伯格症或"高功能自闭症"的诊断却意味着患者可能被群体所吸纳，他们可能富有生产力，甚至更优于他人。一张不断扩张的谱系概念发掘出我们对于我们的孩子、我们的社会最殷切的期望和最强烈的恐惧。

阿斯伯格研究的其他面向也依然存在。自闭症仍旧主要是一个与男孩有关的概念。恰如阿斯伯格所宣称的，自闭症"是一种男性智力"和"男性性格""的极端变体"，诊断患有自闭症的男女比例是 5:1，甚至还有一种自闭症"极端男性脑理论"。*[25] 在治疗上，阿斯伯格诊室采用的是一种强化认知、关系导向的治疗手段，这在今天依然是治疗方法的核心。该法强调社交情感及改造儿童的潜在可能。激发青少年产生不同的感受、思想及与世界的交互活动，这是自闭症诊断的共同愿景之中心。有些人言及"治愈"儿童或使儿童"恢复"，这种对完全蜕变的期待，在如智力残疾等其他儿童期疾病诊断中并不常见。而随着自闭症诊断率上升，智力残疾的诊断率却下降了。一份 2015 年的研究显示，2000 年至 2010 年间上升的自闭症诊断率中有 64% 可能归因于诊断的重新分类。[26] 诊断名的置换或许意味着令人更为欢欣的结果，因为对于许多人而言，自闭症概念中暗含着一种进步的希望，一种对精神的潜在力量感和控制感。

最重要的是，自闭症通常是一种对行为的诊断，并非一种潜在的生理状态。确实，科学越发认可自闭症的多样性：虽然自闭症患儿共有某些特征，但他们可能具有不同的生理原因。研究者认为，自闭症很可能包含着多种不同的生理状态，它们在未来某天或许会分离，成为不同的疾病诊断。而在当下，自闭症充当着一个宽泛的伞式诊断类型。

女性歇斯底里症是一个源自 19 世纪和 20 世纪早期、含义包罗万象的术语，囊括了各样互不相干的生理状态——从癫痫到焦虑，到精

---

* 该理论由英国学者西蒙·巴伦-科恩（Simon Baron-Cohen）团队于 2003 年提出。理论基于男性性别的根本差异（即男性倾向于"系统化"，而女性倾向于"同理心"）认为自闭症患者无论男女，都倾向于"系统化"，拥有"极端男性脑"。

神分裂，再到梅毒。歇斯底里症的假定症状表现范围宽广，但是被诊断患有歇斯底里症的女人所共有的特征——那时的医疗机构如此认为——是她们无力控制自己的情感。在女性主张要求在公共生活中扮演可见角色时，女性歇斯底里发作的形象就盘踞在公众的脑海中。[27]

同歇斯底里一样，符合自闭症诊断的个体在彼此之间可能几乎没有相似之处。围绕自闭症的公共争论似乎也着眼于应对性别、文化、代际、社会规范，而这些讨论正发生着深刻的变化。歇斯底里症是一个针对所谓过于情绪化的女人的诊断，那自闭症可被看为一个针对所谓情感冷漠的男孩的诊断。尽管被划归为此类病症的患儿表现出非常不同的残障情况，媒体形象却常常对他们形成模式化的刻板成见。就像患有歇斯底里症的女人一样，患了自闭症的男孩常被描述成与社会脱节，多数情况下，他们出生于白人中产阶级，是身陷于自我内心的孤独人。大众流行的形象往往模糊了这些标签背后的人所具备的多样性。

歇斯底里症和自闭症标签的异质性表明了对他人精神进行分门别类的艰巨挑战。社会在开发诊断，定义他人的过程中发挥了作用。特殊的个人和职业或许可以为这些疾病命名，但这些所命之名不能就这样直接地强加在我们身上。我们接受它们，使它们存续，并参与它们的创造。在我们使用自闭症标签时，应要充分了解这个标签的渊源和暗指。

社会对于种族、宗教、性别、性向、民族等议题中的玄妙细微之处正变得越来越敏感。随着现在对神经多样性的理解逐渐加深，我们或许开始看到，基于不同特征的总体化标签所带来的种种危险，因为标签影响了个体的治疗，而治疗影响了他们的生活。阿斯伯格和自闭症的历史展现了社会能如何塑造一个疾病诊断，由此应要强调如下道德观：尊重每个孩子的心灵，予以细致谨慎的对待。

致 谢

我向这些年来支持我写作本书的人们表示感谢。是玛格丽特·拉维妮娅·安德森、约翰·康奈利、罗伯特·穆勒和詹姆斯·希恩鼓励我探索这个最初看来难以实现的主题。当我在维也纳开始我的研究之后，是卡特琳·希普勒、罗克珊·苏泽克、赫维希·切赫、卡特娅·盖格尔、托马斯·迈尔、卡萝拉·萨克塞慷慨地将我引入维也纳精神病学界。我要感谢奥地利国家档案馆的贝特霍尔德·康拉特和鲁道夫·耶拉贝克、维也纳城市及省档案馆的安德鲁·西蒙和苏珊·弗里奇-吕布扎门、维也纳大学档案馆的托马斯·梅塞尔协助我进行研究。我还要感谢斯坦福大学图书馆的卡特勒恩·M.史密斯和玛丽·路易丝·穆尼利亚，帮我找到我根本没想到会存在的文献资源。

本书也大大得益于学术交流活动。斯坦福人文学科协会促进了我与不同学科的同事间一年来的交流对话。由泽菲尔·弗兰克、贾森·黑普勒、马特·布赖恩特主持的斯坦福大学空间史项目（Stanford's Spatial Hisotry Project）也使得我和米歇尔·卡恩能够采取电子化的研究手段。还有许多参与本书研究报告的教师和学生，本书得到他们诸多帮助，特别有芝加哥大学的塔拉·扎赫拉、迈克尔·盖尔、埃莉奥诺·吉尔伯德、斯蒂芬·哈斯韦尔·托德，明尼苏达大学的加里·科恩、霍华德·劳坦、丹尼尔·平克顿，埃默里大学和亚特兰大科学节的阿斯特丽德·埃克特、桑德尔·吉尔曼，马库斯自闭症中心成员阿米·克林，加州大学伯克利分校德国历史研究小组成员珍妮弗·阿伦和斯特凡-路德维希·霍夫曼，和德国与欧洲研究中心成员诺尔玛·费尔德曼和贝弗利·凯·克劳福德。我也要感谢我的同事，他们对本书原稿提出了大量建议；詹姆斯·T.坎贝尔、加里·科恩、桑德尔·吉尔曼、詹姆斯·C.哈里斯、大卫·霍洛韦、诺尔曼·奈马克、罗伯特·普罗克特、理查德·罗伯茨、J. P.多尔顿—同阅读并集思广益，促成了本书的多份草稿。格雷格·埃吉吉安、埃米莉·班韦尔、娜塔莎·迈尔提供了若干材料帮助我完成研究。唐·费尔代理人在本书付诸出版时至关重要，阿兰·梅森编辑则提出了若干修正，非常具有启发性。我尤其要感谢我亲密的学术好友，安妮·莱斯特、艾伦·米哈伊尔、塔拉·扎赫拉、莉萨·茨维克尔与我共同进行学术对话。我也为那些宝贵的热烈讨论感谢我的研究生们，伊恩·比科克、米歇尔·张 *、本杰明·海因、塞缪尔·胡内克、米歇尔·卡恩。

我曾希望我已故的父亲罗伯特·里普洛格尔能看到本书出版。他作为一名内科医生深深地信仰着这一职业的使命。我感谢帕特里夏和

---

* 译名根据发音。

艾伦·谢费尔对本书的持续关注和建议，感谢我的母亲卡罗尔·里普洛格尔，她在多种意义上与我共同经历了写作过程，她带着爱与智慧逐字逐句地阅读每一份草稿。我也很珍重我的丈夫斯科特给予我无条件的支持和启发；还有我的女儿爱丽丝的热情，在我写作的时候坐在我的身边，试图给这个在她看来非常压抑沮丧的主题增添光彩。

我心爱的儿子埃里克希望我将这本书献给他，我也欣然地这样做了。埃瑞克在十七个月大时被诊断患有自闭症，这些年来他都在与许多巨大的困难抗争，在过程中他展现出的决心和毅力，比我在任何人身上看到的都多。在他十三岁的时候，他对自闭症这一概念感到愤懑不平。当然也有很多人认同这一诊断，埃里克还是希望在这本书中加入来自他的声音：

> 自闭症不是真实的，我们每个人都有问题，不过有些人的问题比其他人更明显。自闭症不是一种残疾或者病症诊断，而是对某类人的固有偏见。有自闭症的人理应享受与其他所有人同等的待遇，因为如果不这样做，就只会让他们更加不善社交。所有孩子的家长——无论孩子是否有自闭症——都应该思及他们孩子的视角，站在孩子的视角上帮助他们的孩子。

> 当我四年级的时候，我看到一段描绘自闭症的动画，动画里有一个小孩在同玩具火车玩耍。我想，**这和我有点相似**，因为我在里面看到了一些特征，像缺乏视线交流、像缺乏社交行为。这让我感到屈辱，我想要终结自闭症这一标签。

正如本书讲述的是分类行为，埃里克的话也说明了标签给被贴标签的人造成的影响。不论其他人是否赞同埃里克的观点，我们都认同，标签的力量是巨大的，其造成的历史和后果远远超出这些标签的提出者。

缩 语 表

维也纳城市及省档案馆

1.3.2.202.A5 Personalakten 1. Reihe / Asperger. *WStLA 1.3.2.202.A5 P: A*

1.3.2.202.A5 Personalakten 1. Reihe / Franz Hamburger. *WStLA 1.3.2.202.A5 P: H*

1.3.2.209.1.A47 prov-Kinderklinik; Heilpädagogische Station: Krankenges- chichten, Christine Berka. *WStLA 1.3.2.209.1.A47 HP: CB*

1.3.2.209.1.A47 prov-Kinderklinik; Heilpädagogische Station: Krankenges- chichten, Elfriede Grohmann. *WStLA 1.3.2.209.1.A47 HP: EG*

1.3.2.209.1.A47. B.H.2-B.J.A.2/L. prov-Kinderklinik; Heilpädagogische Station: Krankengeschichten, Margarete Schaffer.

WStLA 1.3.2.209.1.A47 HP: MS

3.13.A1-A. Biographical File, Hans Asperger. *WStLA 3.13.A1-A: A*

奥地利国家档案馆

(AdR) K 10/02. Bundesministerium für Unterricht/Personalakten, Prof. Dr. Hans Asperger, vols. D, I & II. *ÖStA (AdR) K 10/02 Bf U: A*

(AdR 02) Zl36.055. Gauakt—Asperger. *ÖStA (AdR 02) Zl36.055. G: A*

维也纳大学档案馆

MED PA 17 Personnel file, Dean of the Medical Faculty

所选期刊

American Journal of Orthopsychiatry (AJO)

Archiv für Kinderheilkunde (AfK)

Der Erbarzt (DE)

Der Nervenarzt (DN)

Die deutsche Sonderschule (dS)

Erziehung und Unterricht (EU)

Heilpädagogik (HP)

Heilpädagogische Schul- und Elternzeitung (HS-E)

International Council of Nurses (ICN)

Journal of Child Neurology (JCN) Journal of Pediatrics (JP)

Kinderärztliche Praxis (KP)

Klinische Wochenschrift (KW)

Medizinische Klinik (MK)

Monatsschrift für Kinderheilkunde (MfK)

Monatsschrift für Psychiatrie und Neurologie (MfPN)

Münchner Medizinische Wochenschrift (MMW)

Österreichische Zeitschrift für Kinderheilkunde und Kinderfürsorge (OZfKK)

Praxis der Kinderpsychologie und Kinderpsychiatrie (PdKK)

Psychiatrisch-Neurologische Wochenschrift (P-NW)

Wiener Archiv für Innere Medizin (WAfIM)

Wiener klinische Wochenschrift (WkW)

Wiener Medizinische Wochenschrift (WMW)

Zeitschrift für die gesamte Neurologie und Psychiatrie (ZfNP)

Zeitschrift für Heilpädagogik (ZfH)

Zeitschrift für Kinderforschung (ZfK)

Zeitschrift für Kinderpsychiatrie (ZfKp)

Zeitschrift für Kinderschutz und Familien- und Berufsfürsorge (ZfKFB)

Zeitschrift für Kinderschutz und Jugendfürsorge (ZfKJ)

Zeitschrift für Pädagogik (ZfP)

注 释

序章

1. Asperger, Hans. "Die 'Autistischen Psychopathen' im Kindesalter." *Archiv für Psychiatrie und Nervenkrankheiten* 117 no. 1 (1944): 76–136; 99 (54). 本书中对汉斯·阿斯伯格论著的大部分英文引述均来自乌塔·弗里思翻译的英文译本，页码于括号中注明：Asperger, Hans. " 'Autistic Psychopathy' in Childhood," (1944). In *Autism and Asperger Syndrome*, edited and translated by Uta Frith, 37–92. Cambridge: Cambridge UP, 1991. 不带括号说明的引文则由作者本人翻译。本书将阿斯伯格论文标题译为《儿童期的"自闭性精神病态"》（"The 'Autistic Psychopaths' in Childhood"）。

2. Asperger, " 'Psychopathen,' " 135 (89).

3. Asperger, " 'Psychopathen,' " 96, 97 (50).

4. Asperger, " 'Psychopathen,' " 100, 133 (55, 88).

5. Asperger, " 'Psychopathen,' " 101, 102, 97 (56, 57, 52).

6. Asperger, " 'Psychopathen,' " 132, 118, 135, 132 (87, 74, 90).

7. Asperger, " 'Psychopathen,' " 99 (54).

8. Bleuler, Eugen. *Dementia praecox, oder Gruppe der Schizophrenien*. Leipzig: Deuticke, 1911. 概述：Feinstein, Adam. *A History of Autism: Conversations with the Pioneers*. Chichester, West Sussex, UK; Malden: Wiley-Blackwell, 2010, 4–8. 苏联精神病学家格鲁尼亚·苏哈雷娃（Grunya Sukhareva）因她关于"精神分裂性病态"（schizoid psychopathy）的研究而最受关注，之后她将"精神分裂性病态"称为"自闭性（病理性回避型）精神病态"[autistic (pathological avoidant) psychopathy]. Ssucharewa, Grunya Efimovna [姓名误拼引自原文]. "Die schizoiden Psychopathien im Kindesalter." *MfPN* 60 (1926): 235–61.

9. Kanner, Leo. "Autistic Disturbances of Affective Contact." *Nervous Child* 2 (1943): 217–50.

10. World Health Organization. *International Statistical Classification of Diseases and Related Health Problems*, *Tenth Revision*, (ICD-10). 1992–2017. "Asperger's Syndrome," Diagnosis code 84.5.

11. Baoi, Jon. "Prevalence of Autism Spectrum Disorder Among Children Aged 8 Years–Autism and Developmental Disabilities Monitoring Network, 11 Sites, United States, 2010." *Morbidity and Mortality Weekly Report*. [United States Centers for Disease Control] 63, SS02 (2014): 1–21.

12. Asperger, "Die 'Autistischen Psychopathen,' " 120–21, 136 (77, 90). American Psychiatric Association. *Diagnostic and Statistical Manual of Mental Disorders* (DSM-5). Arlington, VA: American Psychiatric Association, 2013, 299.00 (F 84.0).

13. 例如, Silberman, Steve. *NeuroTribes: The Legacy of Autism and the Future of Neurodiversity*. New York: Avery; Random House, 2015, 141; Attwood, Anthony. *The Complete Guide to Asperger's Syndrome*. London: Jessica Kingsley, 2006, 10, 341; Schirmer, Brita. "Hans Aspergers Verteidigung der 'autistischen Psychopathen' gegen die NS-Eugenik." *Neue Sonderschule* 6 (2002): 450–54.

14. 例如, ORF Radio Österreich 1. "Interview mit dem Kinderarzt und Heilpädagogen Hans Asperger" [24 December 1974]. Rebroadcast 28 March 1978. http:// www.mediathek.at/atom/01782B10-0D9-00CD5-00000BEC-01772EE2.

15. 赫维希·切赫曾对阿斯伯格的活动开展大量调查，本书写作亦受助于其研究成果。他的研究也在约翰·多诺万（John Donvan）和卡伦·楚克尔（Caren Zucker）合著的书中被提及，书名为 *In a Different Key: The Story of Autism*. New York: Crown, 2016。

16. Asperger, " 'Psychopathen,' " 132, 133 (87, 88).

17. Burleigh, Michael, and Wolfgang Wippermann. *The Racial State: Germany 1933–1945*. Cambridge: Cambridge UP, 1991. 相关讨论：Pendas, Devin, Mark Roseman, and Richard F. Wetzell, eds. *Beyond the Racial State: Rethinking Nazi Germany*. New York: Cambridge UP, 2017.

18. Fritzsche, Peter. *Life and Death in the Third Reich*. Cambridge, MA: Belknap, 2008, 113–14.

19. Kater, Michael H. *Doctors under Hitler*. Chapel Hill: UNC Press, 1990; Müller-Hill, Benno. *Murderous Science: Elimination by Scientific Selection of Jews, Gypsies, and Others, Germany 1933–1945*, translated by George Fraser. Oxford: Oxford UP, 1988; Aly, Götz, Peter Chroust, and Christian Pross. *Cleansing the Fatherland: Nazi Medicine and Racial Hygiene*. Translated by Belinda Cooper. Baltimore: Johns Hopkins UP, 1994; Proctor, Robert. *Racial Hygiene: Medicine under the Nazis*. Cambridge, MA: Harvard UP, 1988, and Proctor, Robert. *The Nazi War on Cancer*. Princeton, NJ: Princeton UP, 1999; Weindling, Paul. *Health, Race, and German Politics between National Unification and Nazism, 1870–1945*. Cambridge: Cambridge UP, 1989; Szöllösi-Janze, Margit. *Science in the Third Reich*. Oxford: Berg, 2001.

20. Kondziella, Daniel. "Thirty Neurological Eponyms Associated with the Nazi Era." *European Neurology* 62 no. 1 (2009): 56–64.

21. 纳粹精神病学：Beddies, Thomas, and Kristina Hübener, eds. Kinder in der NS-Psychiatrie. Berlin-Brandenburg: Be.bra, 2004; Hamann, Matthias, Hans Asbek, and Andreas Heinz, eds. Halbierte Vernunft und totale Medizin: zu Grundlagen, Realgeschichte und Fortwirkungen der Psychiatrie im Nationalsozialismus. Berlin; Göttingen: Schwarze Risse; Rote Strasse, 1997; Blasius, Dirk. Einfache Seelenstörung: Geschichte der deutschen Psychiatrie, 1800–1945.

Frankfurt: Fischer, 1994; Klee, Ernst. Irrsinn Ost–Irrsinn West: Psychiatrie in Deutschland. Frankfurt: Fischer, 1993; Brink, Cornelia. Grenzen der Anstalt: Psychiatrie und Gesellschaft in Deutschland 1860–1980. Göttingen: Wallstein, 2010, 270–359.

22. Eley, Geoff. Nazism as Fascism: Violence, Ideology, and the Ground of Consent in Germany 1930–1945. London: Routledge, 2013; Paxton, Robert O. The Anatomy of Fascism. New York: Knopf, 2004; Griffin, Roger. The Nature of Fascism. London: Routledge, 1993.

23. Leiter, Anna. "Zur Vererbung von asozialen Charaktereigenschaften." ZfNP 167 (1939): 157–60.

24. 到 1941 年夏天，T4 计划声称已为帝国 "清洗" 了 70273 名不合格的成人。

25. Megargee, Geoffrey P., ed. The United States Holocaust Memorial Museum Encyclopedia of Camps and Ghettos, 1933–1945, vols. 1 & 2. Bloomington: Indiana UP, 2009–2012.

第一章

1. Asperger, " 'Psychopathen,' " 76.

2. von Goethe, Johann Wolfgang, *Faust*, Part II, V/IV; Felder, Maria Asperger. " 'Zum Sehen geboren, zum Schauen bestellt': Hans Asperger (1906–1980: Leben und Werk)." In *Hundert Jahre Kinder- und Jugendpsychiatrie*, edited by Rolf Castell, 99–119. Göttingen: Vandenhoeck & Ruprecht, 2008; Felder, Maria Asperger. " 'Zum Sehen geboren, zum Schauen bestellt,' " 38–43; Sousek, Roxanne. "Hans Asperger (1906–1980)–Versuch einer Annäherung," 15–23, 21. Both in *Auf den Spuren Hans Aspergers*, edited by Arnold Pollack. Stuttgart: Schattauer, 2015. Stuttgart: Schattauer 2015, 21.

3. ORF Radio, Asperger, 1974. "Lebenslauf," 1b, WStLA 1.3.2.202.A5. P: A.

4. Felder, Maria Asperger. "Foreword." In *Asperger Syndrome: Assessing and Treating High-functioning Autism Spectrum Disorders*, edited by James McPartland, Ami Klin, and Fred Volkmar. New York: Guilford, 2014, x; Zweymüller, E. "Nachruf für Herrn Dr. H. Asperger." WkW 93 (1981): 33–34; 33; ORF Radio, Asperger, 1974.

5. Felder, " 'Sehen,' " (2015), 38–39; Frith, Uta. "Asperger and his Syndrome." In *Autism and Asperger Syndrome*, 1–36; 9–10; ORF Radio, Asperger, 1974; Asperger, Hans. "Problems of Infantile Autism." *Communication* (1979): 45–52; 49; Asperger, Hans. *Probleme des kindlichen Autismus*. Lüdenscheid: Gerda Crummenerl, 1977, 2; Asperger, Hans. "Die Jugendgemeinschaften als Erziehungsfaktor." In *Jugend in Not*, edited by Alfred Brodil, 121–36. Vienna: Schriften zur Volksbildung des Bf U, 1959, 130.

6. Felder, " 'Sehen,' " (2008), 100. 他们于 1935 年 7 月结婚。Fragebogen für den Personalkataster, Abteilung V., 27 November 1940. WStLA 1.3.2.202. A5, P: A.

7. Sousek, "Hans Asperger," 20–21; Lyons, Viktoria, and Michael Fitzgerald. "Did Hans Asperger (1906–1980) have Asperger Syndrome?" *Journal of Autism and Developmental Disorders* 37 no. 10 (2007): 2020–21; Asperger, "Infantile Autism," 49; 以及 "Frühkindlicher Autismus." MK 69 no. 49 (1974): 2024–27; 2026.

8. Felder, " 'Sehen,' " (2008), 101. 以及 : ORF Radio, Asperger, 1974.

9. Schorske, Carl. *Fin-de-siècle Vienna: Politics and Culture*. New York: Knopf, 1979; Kandel, Eric. *The Age of Insight: The Quest to Understand the Unconscious in Art, Mind, and Brain,*

from Vienna 1900 to the Present. New York: Random House, 2012.

10. Healy, Maureen. *Vienna and the Fall of the Habsburg Empire: Total War and Everyday Life in World War I.* Cambridge: Cambridge UP, 2004; Maderthaner, Wolfgang, and Lutz Musner. *Unruly Masses: The Other Side of Fin-de-Siècle Vienna.* New York: Berghahn, 2008; Boyer, John. *Political Radicalism in Late Imperial Vienna: Origins of the Christian Social Movement, 1848–1897.* Chicago: University of Chicago Press, 1981; Boyer, John. *Culture and Political Crisis in Vienna: Christian Socialism in Power, 1897–1918.* Chicago: University of Chicago Press, 1995; Judson, Pieter. " 'Where our Commonality is Necessary...': Rethinking the End of the Habsburg Monarchy." *Austrian History Yearbook* 48 (2017): 1–21; Judson, Pieter M. *The Habsburg Empire: A New History.* Cambridge, MA: Belknap, 2016; Deak, John. *Forging a Multinational State: State Making in Imperial Austria from the Enlightenment to the First World War.* Stanford: Stanford UP, 2015.

11. Wasserman, Janek. *Black Vienna: The Radical Right in the Red City, 1918–1938.* Ithaca: Cornell UP, 2014.

12. McEwen, Britta. "Welfare and Eugenics: Julius Tander's Rassenhygienische Vision for Interwar Vienna." *Austrian History Yearbook* 41 (2010): 170–90; Gruber, Helmut. *Red Vienna: Experiment in Working-Class Culture, 1919–1934.* New York: Oxford UP, 1991.

13. Löscher, Monika. *"–der gesunden Vernunft nicht zuwider–?": katholische Eugenik in Österreich vor 1938.* Innsbruck: Studien, 2009; Wolf, Maria. *Eugenische Vernunft: Eingriffe in die reproduktive Kultur durch die Medizin 1900–2000.* Vienna: Böhlau, 2008; Baader, Gerhard, Veronika Hofer, and Thomas Mayer, eds. *Eugenik in Österreich: biopolitische Strukturen von 1900–1945.* Vienna: Czernin, 2007; Logan, Cheryl. *Hormones, Heredity, and Race: Spectacular Failure in Interwar Vienna.* New Brunswick, NJ: Rutgers UP, 2013; Gabriel, Eberhard, and Wolfgang Neugebauer, eds. *Vorreiter der Vernichtung?: Eugenik, Rassenhygiene und Euthanasie in der österreichischen Diskussion vor 1938. Zur Geschichte der NS-Euthanasie in Wien,* vol. 3. Vienna: Böhlau, 2005.

14. Tandler, Julius. *Gefahren der Minderwertigkeit.* Vienna: Verlag des Wiener Jugendhilfswerks, 1929, and *Ehe und Bevölkerungspolitik.* Vienna: Perles, 1924; McEwen, "Welfare," 187, and *Sexual Knowledge: Feeling, Fact, and Social Reform in Vienna, 1900–1934.* New York: Berghahn, 2012, 145; Turda, Marius. *The History of East-Central European Eugenics, 1900–1945: Sources and Commentaries.* London: Bloomsbury, 2015, 21.

15. Gruber, Helmut. "Sexuality in 'Red Vienna': Socialist Party Conceptions and Programs and Working-Class Life, 1920–34." *International Labor and Working-Class History* 31 (1987): 37–68; Sieder, Reinhard. "Housing Policy, Social Welfare, and Family Life in 'Red Vienna,' 1919–34." *Oral History* 13 no. 2 (1985): 35–48; Gruber, Helmut, and Pamela Graves. "The 'New Woman': Realities and Illusions of Gender Equality in Red Vienna." In *Women and Socialism, Socialism and Women: Europe between the two World Wars,* edited by Helmut Gruber and Pamela Graves, 56–94. New York: Berghahn, 1998; Wegs, Robert. *Growing up Working Class: Continuity and Change among Viennese Youth, 1890–1938.* University Park: Pennsylvania State UP, 1989.

16. Dickinson, Edward Ross. *The Politics of German Child Welfare from the Empire to the Federal Republic.* Cambridge, MA: Harvard UP, 1996, 48–79. 国际 : Dekker, Jeroen. *The Will*

to Change the Child: Re-Education Homes for Children at Risk in Nineteenth Century Western Europe. Frankfurt: Peter Lang, 2001; *Rosenblum, Warren. Beyond the Prison Gates: Punishment and Welfare in Germany, 1850–1933.* Chapel Hill: UNC Press, 2012. Foucault, Michel. *History of Madness,* edited by Jean Khalfa. London: Routledge, 2006, and *Madness and Civilization: A History of Insanity in the Age of Reason.* New York: Pantheon, 1965; Blackshaw, Gemma, and Sabine Wieber, eds. *Journeys into Madness: Mapping Mental Illness in the Austro-Hungarian Empire.* New York: Berghahn, 2012.

17. Fadinger, Biljana. "Die vergessenen Wurzeln der Heilpädagogik: Erwin Lazar und die Heilpädagogische Station an der Universitäts-Kinderklinik in Wien." University of Vienna, 1999, 91; Lazar, Erwin. "Die heilpädagogische Abteilung der k. k. Universitäts-Kinderklinik in Wien und ihre Bedeutung für die Jugendfürsorge." *ZfKJ* 5 no. 11 (1913): 309–13; Bruck, Valerie, Georg Frankl, Anni Weiß, and Viktorine Zak. "Erwin Lazar und sein Wirken." *ZfK* 40 (1932): 211–18; 211–12.

18. Biewer, Gottfried. *Grundlagen der Heilpädagogik und inklusiven Pädagogik.* Stuttgart: UTB, 2010; Moser, Vera. "Gründungsmythen der Heilpädagogik." *ZfP* 58 no. 2 (2012): 262–74. 基础信息: Georgens, Jan, and H. Deinhardt. *Die Heilpädagogik: mit Berücksichtigung der Idiotie und der Idiotenanstalten.* Leipzig: Fleischer, 1863; Heller, Theodor. *Grundriss der Heilpädagogik.* Leipzig: Engelmann, 1904.

19. Frankl, Georg. "Die Heilpädagogische Abteilung der Wiener Kinderklinik." *ZfKFB* 29 no. 5–6 (1937): 33–38; 33; Heller, Theodor. "Nachruf, Erwin Lazar." *ZfK* 40 (1932): I–III; Heller, Theodor. "Fürsorgeerziehung und Heilpädagogik in Deutschland und Österreich." *Zentralblatt für Jugendrecht und Jugendwohlfahrt* 22 no. 10/11 (1931): 369–75.

20. Schröder, Paul. "Kinderpsychiatrie und Heilpädagogik," *ZfK* 49 (1943): 9–14; 10; Asperger, Hans. "Tagungsbericht: Erziehungsfragen im Rahmen der Kinderkundlichen Woche." DN 14 no. 2 (1941): 28–31; 29. 历史上的阿斯伯格: "Pädiatrie–Kinderpsychiatrie–Heilpädagogik." *WkW* 87 (1975): 581–82; "Heilpädagogik in Österreich." HP 1 (1958): 2–4; "Die medizinische Grundlagen der Heilpädagogik." *MfK* 99 no. 3 (1950): 105–7.

21. Wagner, Richard. *Clemens von Pirquet: His Life and Work.* Baltimore: Johns Hopkins, 1968, 118; Neuburger, Max. "The History of Pediatrics in Vienna," translated by Robert Rosenthal. *Medical Record* 156 (1943): 746–51.

22. von Pirquet, Clemens Peter. "Die Amerikanische Schulausspeisung in Österreich." *WkW* 31 no. 27 (1921): 323–24; von Pirquet, Clemens Peter. "Die Amerikanische Kinderhilfsaktion in Österreich." *WMW* 70 nos. 19 and 20 (1920): 854, 858; 908–9; Obrowsky, Louis. *Historische Betrachtung der sozialmedizinischen Einrichtungen in Wien vom Beginn des 20. Jahrhunderts bis zum Ende der Ersten Republik.* Frankfurt: Lang, 2005, 74–81; Schick, Béla. "Pediatric Profiles: Pediatrics in Vienna at the Beginning of the Century." *JP* 50 no. 1 (1957): 114–24; 121.

23. Hubenstorf, Michael. "Pädiatrische Emigration und die 'Hamburger Klinik' 1930–1945," 69–220; 78, and Gröger, Helmut. "Der Entwicklungsstand der Kinderheilkunde in Wien am Beginn des 20. Jahrhunderts," 53–68, both in *90 Jahre Universitäts-Kinderklinik in Wien,* edited by Kurt Widhalm and Arnold Pollak. Vienna: Literas-Universitätsverlag, 2005.

24. Rudolph, Clarissa, and Gerhard Benetka. "Kontinuität oder Bruch? Zur Geschichte der Intelligenzmessung im Wiener Fürsorgesystem vor und in der NS-Zeit." In V*erfolgte Kindheit:*

Kinder und Jugendliche als Opfer der NS-Sozialverwaltung, edited by Ernst Berger and Else Rieger, 15–40. Vienna: Böhlau, 2007, 36 (34–39); Lazar, Erwin. "Die Aufgaben der Heilpädagogik beim Jugendgericht." *HS-E* 10 Nr. 1–2 (1919): 1–9; Fadinger, "Wurzeln," 39–137; Brezinka, Wolfgang. "Heilpädagogik in der Medizinischen Fakultät der Universität Wien: ihre Geschichte von 1911–1985." *ZfP* 43 no. 3 (1997): 395–420; Fadinger, "Wurzeln"; Skopec, Manfred, and Helmut Wyklicki. "Die Heilpädagogische Abteilung der Universitätsklinik in Wien." *HP* 24 no. 1 (1981): 98–105.

25. Bruck, Frankl, Weiß, and Zak, "Erwin Lazar," 212; Zak, Viktorine. "Die Entwicklung der klinischen Heilpädagogik in Wien." *ICN* 3 no. 4 (1928): 348–57; 356; Malina, Peter. "Zur Geschichte des Spiegelgrunds." In *Verfolgte Kindheit*, 159–92; 183; Malina, Peter. "Im Fangnetz der NS-'Erziehung': Kinder- und Jugend- 'Fürsorge' auf dem 'Spiegelgrund' 1940–1945." In *Von der Zwangssterilisierung zur Ermordung–zur Geschichte der NS-Euthanasie in Wien*, vol. 2, edited by Eberhard Gabriel and Wolfgang Neugebauer, 77–98. Vienna: Böhlau, 2002, 91–92.

26. *Neue deutsche Biographie*, 14, "Lazar, Erwin," 8–9; Teller, Simone. "Zur Heilpädagogisierung der Strafe: oder Geschichte der Wiener Jugendgerichtshilfe von 1911 bis 1928." University of Vienna, 2009.

27. Rudolph and Benetka, "Kontinuität," 35; Lazar, Erwin. "Über die endogenen und exogenen Wurzeln der Dissozialität Jugendlicher." *HS-E* 4 (1913). Part 1: no. 11, 199–205; Part 2: no. 12, 218–25; Lazar, Erwin. *Medizinische Grundlagen der Heilpädagogik*. Vienna: Springer, 1925. 伊娜·弗里德曼 (Ina Friedmann) 将在她正在撰写的论文中呈现疗愈教育诊室的完整历史，其论文题为 "Hans Asperger und die Heilpädagogische Abteilung der Wiener Universitäts-Kinderklinik. Konzepte und Kontinuitäten im 20. Jahrhundert." University of Vienna。

28. Dorffner, Gabriele, and Gerald Weippl. *Clemens Freiherr von Pirquet: ein begnadeter Arzt und genialer Geist*. Strasshof-Vienna: Vier-Viertel, 2004, 143.

29. Feldner, Josef. "Wer war Lazar?" *ZfH* 24 (1932): 36–38; 36, 37; Frankl, Georg. "Die Heilpädagogische Abteilung der Wiener Kinderklinik." *ZfKFB* 29 no. 7–8 (1937): 50–54; 51.

30. Groh, Ch., E. Tatzer, and M. Weninger. "Das Krankengut der Heilpädagogischen Abteilung im Wandel der Zeit." *HP* 24 no. 4 (1981): 106–111; 108; Bruck, Frankl, Weiss, and Zak, "Erwin Lazar," 212. 转引：Wolf, *Vernunft*, 434. Bruck, Valerie. "Die Bedeutung der Heilpädagogik für die Jugendgerichtshilfe." In *Festschrift der Wiener Jugendgerichtshilfe zur Erinnerung an die 25. Wiederkehr ihrer Gründung*, 26–27. Vienna, 1937, 37.

31. Löscher, Eugenik; Wolf, *Vernunft*; Baader, Gerhard, Hofer, and Mayer, eds., *Eugenik*; Logan, *Hormones*.

32. Sieder, Reinhard, and Andrea Smioski. "Gewalt gegen Kinder in Erziehungsheimen der Stadt Wien: Endbericht." Stadt Wien, Amtsführender Stadtrat Christian Oxonitsch, 2012, 27–29. Terms: *Verwahrlosung, Gefährdung, Asozialität, Erziehungsschwierigkeiten.*

33. Sieder and Smioski, "Gewalt," 40. Wolfgruber, Gudrun. *Zwischen Hilfestellung und Sozialer Kontrolle: Jugendfürsorge im Roten Wien, dargestellt am Beispiel der Kindesabnahme*. Vienna: Ed. Praesens, 1997.

34. Baader, Gerhard, Hofer, and Mayer, eds., *Eugenik*.

35. 转引：Midgley, Nick. *Reading Anna Freud*. London: Routledge, 2012, 5.

36. Danto, Elizabeth Ann. *Freud's Free Clinics: Psychoanalysis & Social Justice, 1918–1938.*

New York: Columbia UP, 2005, 17.

37. Danto, *Clinics*, 4.

38. Aichhorn, August. *Verwahrloste Jugend: die Psychoanalyse in der Fürsorgeerziehung: zehn Vorträge zur ersten Einführung.* Internationaler Psychoanalytischer Verlag, 1925, 123, 124, 144; Adler, Alfred. *Guiding the Child: On the Principles of Individual Psychology.* London: Routledge, 2013.

39. 精神病学德语文献：Engstrom, Eric. *Clinical Psychiatry in Imperial Germany: A History of Psychiatric Practice.* Ithaca: Cornell UP, 2003; Blasius, *Seelenstörung*; Brink, *Grenzen*; Schaffner-Hänny, Elisabeth. *Wo Europas Kinderpsychiatrie zur Welt kam: Anfänge und Entwicklungen in der Region Jurasüdfuss.* Dietikon: Juris Druck + Verlag, 1997; Engstrom, Eric, and Volker Roelcke. *Psychiatrie im 19. Jahrhundert: Forschungen zur Geschichte von psychiatrischen Institutionen, Debatten und Praktiken im deutschen Sprachraum.* Basel: Schwabe, 2003; Roelcke, Volker. "Continuities or Ruptures? Concepts, Institutions and Contexts of Twentieth-Century German Psychiatry and Mental Health Care." In *Psychiatric Cultures Compared: Psychiatry and Mental Health Care in the Twentieth Century: Comparisons and Approaches,* edited by Marijke Gijswijt-Hofstra, Harry Oosterhuis, and Joost Vijselaar, 162–82: Amsterdam: Amsterdam UP, 2005, 163–65; Müller-Küppers, Manfred. "Die Geschichte der Kinder- und Jugendpsychiatrie unter besonderer Berücksichtigung der Zeit des Nationalsozialismus." *Forum der Kinder- und Jugendpsychiatrie und Psychotherapie* 11 no. 2 (2001).

跨国文献：Eghigian, Greg. *From Madness to Mental Health: Psychiatric Disorder and its Treatment in Western Civilization.* New Brunswick: Rutgers UP, 2010; Remschmidt, Helmut, and Herman van Engeland. *Child and Adolescent Psychiatry in Europe: Historical Development, Current Situation, Future Perspectives.* Darmstatt: Steinkopff, 1999; Berrios, German, and Roy Porter. A History of Clinical Psychiatry: The Origin and History of Psychiatric Disorders. London: Athlone, 1995; Roelcke, Volker, Paul Weindling, and Louise Westwood, eds. *International Relations in Psychiatry: Britain, Germany, and the United States to World War II.* Rochester: University of Rochester Press, 2010; Eghigian, Greg. "Deinstitutionalizing the History of Contemporary Psychiatry." *History of Psychiatry* 22 (2011): 201–14. 奥地利神经学：Jellinger, Kurt A. "Highlights in the History of Neurosciences in Austria–Review." *Clinical Neuropathology* 5 (2006): 243–52; Jellinger, Kurt A. "A Short History of Neurosciences in Austria." *Journal of Neural Transmission* 113: 271–82.

40. 神经病学和精神分析学跨学科文献：Hoffmann-Richter, Ulrike. "Die Wiener akademische Psychiatrie und die Geburt der Psychoanalyse." In *Gründe der Seele: die Wiener Psychiatrie im 20. Jahrhundert,* edited by Brigitta Keintzel and Eberhard Gabriel, 49–72. Vienna: Picus, 1999; Benetka, Gerhard. *Psychologie in Wien: Sozial- und Theoriegeschichte des Wiener Psychologischen Instituts, 1922–1938.* Vienna: WUV-Universitätsverlag, 1995, and *Zur Geschichte der Institutionalisierung der Psychologie in Österreich: die Errichtung des Wiener Psychologischen Instituts.* Vienna: Geyer-Edition, 1990.

41. 这些发现来自斯坦坦福空间史项目（Spatial History Project）中的一个数字历史项目，项目组织者为 Edith Sheffer and Michelle Kahn, "Forming Selves: The Creation of Child Psychiatry from Red Vienna to the Third Reich and Abroad." 研究追踪了维也纳五十位领导者间的工作、私人往来，在数据库中以 20 世纪 20 年代、30 年代、40 年代为跨度将他们

的学校教育、职业培训、参与的组织机构、社会交际圈编入索引。

42. Hubenstorf, Michael. "Tote und/oder Lebendige Wissenschaft: die intellektuellen Netzwerke der NS-Patientenmordaktion in Österreich." In *Zwangssterilisierung zur Ermordung*, vol. 2, 237–420; 287–88; Gröger, "Entwicklung"; Danto, *Clinics*.

43. *Neue deutsche Biographie*, "Lazar, Erwin," 8; Skopec and Wyklicki, "Abteilung," 102; Fadinger, "Wurzeln," 91.

44. Frankl, "Abteilung," 34, 35; Frankl, Georg. "Die Wirkungskreis der ärztlichen Heilpädagogik." *Volksgesundheit* 6 (1932): 180–85.

45. Roazen, Paul. *Helene Deutsch: A Psychoanalyst's Life.* New Brunswick: Transaction, 1992, 102, 106. 据阿斯伯格所说，儿童精神分析师萝塞塔·赫维茨（Rosetta Hurwitz）也曾像著名儿童精神分析师赫米内·胡格-赫尔穆特一样在疗愈教育诊室中工作过一段时间。Asperger, "Erwin Lazar und seine Heilpädagogische Abteilung der Wiener Kinderklinik." *HP* 3 (1962): 34–41; 39.

46. 细节: Hubenstorf, "Emigration," 80–86; Wagner, *von Pirquet.*

47. Mayer, Thomas. "Akademische Netzwerke um die 'Wiener Gesellschaft für Rassenpflege (Rassenhygiene)' von 1924 bis 1948." University of Vienna, 2004, 94–95, 98.

48. *Der Abend*, 15 March 1929, 3, Quoted: Dorffner and Weippl, von Pirquet, 282 (succession debates: 275–82).

49. Berger, Karin. *Zwischen Eintopf und Fliessband: Frauenarbeit und Frauenbild im Faschismus, Österreich, 1938–1945.* Vienna: Gesellschaftskritik, 1984; Bischof, Günter, Anton Pelinka, and Erika Thurner, eds. Women in Austria. New Brunswick: Transaction, 1988; Hamburger, Franz A. "Lebenslauf von Univers.-Professor Dr. Hamburger, Vöcklabruck." *MmW* 96 no. 33 (1954): 928.

50. "100 Jahre Wiener Kinderklinik." *Medical Tribune*, 11 May 2011; Hamburger, Franz A., "Lebenslauf," 928.

51. Hamburger, Franz. "Festvortrag: Nationalsozialismus und Medizin." *WkW* 52 (1939): 133–38; 137.

52. Hubenstorf, "Emigration," 99, 93.

53. Hubenstorf, "Wissenschaft," 320.

54. "Lebenslauf," 1b, 4b, WStLA 1.3.2.202.A5. P: A. ORF Radio, Asperger, 1974.

55. "Lebenslauf," 1b, 4b, WStLA 1.3.2.202.A5. P: A. Asperger, "Erlebtes Leben," 216. 阿斯伯格在维也纳大学的人事档案: MED PA 17。

56. 转引: Felder, " 'Sehen,' " (2008), 101. Asperger, Hans. "Erlebtes Leben: fünfzig Jahre Pädiatrie." *Pädiatrie und Pädagogie* 12 (1977): 214–23; 216.

57. Löscher, Eugenik, 18, 217; Gröger, Helmut. "Zur Ideengeschichte der medizinischen Heilpädagogik." In *Auf den Spuren Hans Aspergers*, 30–37; 31. "Lebenslauf," 1b, 4b, WStLA 1.3.2.202.A5 P: A.

58. Hubenstorf, "Emigration," 108. 耶克尔柳斯在国家社会主义德意志工人党中的隶属关系: Ertl, Karin Anna. "NS-Euthanasie in Wien: Erwin Jekelius–der Direktor vom 'Spiegelgrund' und seine Beteiligung am NS-Vernichtungsprogramm." University of Vienna, 2012, 134–35; 早期事业: 113–15. 与阿斯伯格的关系: Hubenstorf, "Tote," 319–20。

59. Ertl, "NS-Euthanasie," 114.

60. Bischof, Günther, Anton Pelinka, and Alexander Lassner, eds. *The Dollfuss-Schuschnigg Era in Austria: A Reassessment*. New Brunswick: Transaction, 2003; Lewis, Jill. *Fascism and the Working Class in Austria, 1918–1934: The Failure of Labour in the First Republic*. New York: Berg, 1991; Lauridsen, John. *Nazism and the Radical Right in Austria, 1918–1934*. Copenhagen: Royal Library, Museum Tusculanum, 2007; Beniston, Judith, and Robert Vilain, eds. *Culture and Politics in Red Vienna*. Leeds: Maney, 2006; Holmes, Deborah, and Lisa Silverman, eds. *Interwar Vienna: Culture between Tradition and Modernity*. Rochester: Camden House, 2009.

61. Large, David Clay. *Between Two Fires: Europe's Path in the 1930s*. New York: W. W. Norton, 1991, 77.

62. Thorpe, Julie. *Pan-Germanism and the Austrofascist State, 1933–38*. New York: Oxford UP, 2011, 91. 纳粹党在奥地利: Pauley, Bruce. *Hitler and the Forgotten Nazis: A History of Austrian National Socialism*. Chapel Hill: UNC Press, 1981.

63. Burgwyn, James. *Italian Foreign Policy in the Interwar Period, 1918–1940*. Westport: Praeger, 1997, 88.

64. 会员编号 B 134831。 "Lebenslauf," 1b, WStLA 1.3.2.202.A5. P: A.

65. Dr. Asperger Hans, 7 October 1940. WStLA 1.3.2.202.A5. P: A. Ernst, Edzard. "A Leading Medical School Seriously Damaged: Vienna 1938." *Annals of Internal Medicine* 122 no. 10 (1995): 789–92; 790.

66. Löscher, Monika. "Eugenics and Catholicism in Interwar Austria." In *"Blood and Homeland": Eugenics and Racial Nationalism in Central and Southeast Europe, 1900–1940*, edited by Marius Turda and Paul Weindling, 299–316. Budapest: Central European UP, 2007, 308–9.

67. Löscher, "Eugenics," 308–9. 成员: Czech, Herwig. "Hans Asperger und die 'Kindereuthanasie' in Wien–mögliche Verbindungen." In *Auf den Spuren Hans Aspergers*, 24–29; Hager, Christa, "Hans Asperger–'Er war Teil des Apparats.'" Interview of Herwig Czech. Wiener Zeitung, 31 March 2014; Beniston, Judith, and Ritchie Robertson. *Catholicism and Austrian Culture*. Edinburgh: Edinburgh UP, 1999.

68. Asperger, "Erlebtes Leben," 215.

69. 图表: Hubenstorf, "Tote," 271.

第二章

1. Frith, "Asperger," 9; Felder, " 'Sehen,' " (2015), 40–41. Rosenmayr, E. "Gedanken zur Pirquet'schen Klinik und ihrem Umfeld." In *90 Jahre Universitäts-Kinderklinik*, 31–39; 34. *Neue deutsche Biographie*, 14, "Lazar, Erwin," 8.

2. Asperger, Hans. "Erwin Lazar–der Mensch und sein Werk." EU (1958): 129–34; 130, 133; Asperger, "Erwin Lazar," 38.

3. Zak, "Entwicklung," 355, 366.

4. Zak, Viktorine. "Die heilpädagogische Abteilung unter Lazar." *ZfH* 24 (1932): 38–40; 40, 39; Mühlberger, Theresa. "Heilpädagogisches Denken in Österreich zwischen 1945 und 1980." University of Vienna, 2012, 45.

5. Zak, "Heilpädagogische Abteilung," 39, 40.

6. Asperger, Hans. *Heilpädagogik: Einführung in die Psychopathologie des Kindes für Ärzte, Lehrer, Psychologen und Fürsorgerinnen.* Vienna: Springer, 1952 [1956, 1961, 1965, and 1968], iv; Asperger, Hans. "Schwester Viktorine Zak." *EU* (1946): 155–58; 157.

7. Asperger, "Schwester Zak," 157.

8. Asperger, "Erwin Lazar–Mensch," 131.

9. Asperger, "Schwester Zak," 156.

10. Hubenstorf, "Emigration," 118–19.

11. Bruck, Frankl, Weiß, and Zak, "Erwin Lazar," 213. Hamburger's portrayal: Hamburger, Franz. "Prof. Erwin Lazar (Nachruf zum Tode von Erwin Lazar)." *WkW* 45 (1932): 537–38. Bruck, "Bedeutung," 37. Bruck-Biesok, Valerie, Clemens von Pirquet, and Richard Wagner. "Rachitisprophylaxe."*KW* 6 no. 20 (1927): 952.

12. Frankl, "Wirkungskreis," 185. 注意勿将格奥尔格·弗兰克尔与哲学家、精神分析学家乔治·弗兰克尔（George Frankl）混淆。乔治·弗兰克尔被送往达豪集中营后于1939年离开维也纳，但他的逃亡目的地是英国。

13. Braiusch-Marrain, A., and Hans Asperger. "Über den Einfluss von Ultra- violettbestrahlung auf die Pirquet- und die Schickreaktion." *MK* 2 (1932): 1310–12; Siegl, Josef, and Hans Asperger. "Zur Behandlung der Enuresis," *AfK* (1934): 88–102; Asperger, Hans. "Leuzin und Tyrosin im Harn bei Lungengeschwulsten." *WkW* 43 (1930): 1281–84; Risak, Erwin, and Hans Asperger. "Neue Untersuchungen über das Auftreten von Melaninreaktionen im Menschlichen Harn nach Sonnenbestrahlung." *KW* 11 no. 4 (1932): 154–56; Löscher, *"Katholische Eugenik,"* 217. In 1939: Asperger, Hans. "Eczema Vaccinatum." *WkW* 52 (1939): 826.

14. Asperger, "Erwin Lazar," 38; Asperger, "Erwin Lazar–Mensch," 130. 费尔德纳的类型学分析: Feldner, Josef. "Gesellschaftsfeindliche Schulkinder." In *Festschrift der Wiener Jugendgerichtshilfe zur Erinnerung an die 25. Wiederkehr ihrer Gründung*, 24–26. Vienna, 1937.

15. Michaels, Joseph. "The Heilpedagogical Station of the Children's Clinic at the University of Vienna." *AJO* 5 no. 3 (1935): 266–75; 266, 271.

16. Michaels, "Heilpedagogical Station," 274, 275.

17. Michaels, "Heilpedagogical Station," 266; Zak, "Entwicklung," 354.

18. Michaels, "Heilpedagogical Station," 268.

19. Michaels, "Heilpedagogical Station," 271.

20. Michaels, "Heilpedagogical Station," 272.

21. Michaels, "Heilpedagogical Station," 274, 267.

22. 转引: Felder, " 'Sehen,' " (2008), 102.

23. Michaels, "Heilpedagogical Station," 270.

24. Frankl, Georg. "Befehlen und Gehorchen." *ZfK* 42 (1934): 463–74; 478.

25. Frankl, Georg. "Über postenzephalitischen Parkinsonismus und verwandte Störungen im Kindesalter." *ZfK* 46 no. 3 (1937): 199–249; 208, 212, 247, 244–45; Frankl, Georg. "Triebhandlungen bei Dissozialität nach Encephalitis epidemica und anderen psychopathischen Störungen des Kindesalters." *ZfK* 46 no. 5 (1937): 401–48; 423, 425. 以及: Frankl, "Heilpädagogische Abteilung," 54.

26. Weiss, Anni B. "Qualitative Intelligence Testing as a Means of Diagnosis in the Examination

of Psychopathic Children." *AJO* 5 no. 2 (1935): 154–79; 155.

27. Weiss, "Qualitative Intelligence," 155.

28. Weiss, "Qualitative Intelligence," 158, 156.

29. Weiss, "Qualitative Intelligence," 160, 167, 156.

30. Weiss, "Qualitative Intelligence," 160, 161, 157, 160.

31. Weiss, "Qualitative Intelligence," 173.

32. Tramer, Moritz. "Einseitig talentierte und begabte Schwachsinnige." *Schweizerische Zeitschrift für Gesundheitspflege* 4 (1924): 173–207.

33. Asperger, " 'Psychopathen,' " 118 (75).

34. Teachers College, Columbia University. *Teachers College Record* 37, no. 3(1935): 252; 38, no. 2 (1936): 161–62. Teachers College, Columbia University. *Advanced School Digest* 1–6, (1936).

35. Teachers College, Columbia University. The Advanced School Digest 7 (1941):18. 犹太移民和帝国政策: Zahra, Tara. *The Great Departure: Mass Migration from Eastern Europe and the Making of the Free World*. New York: W. W. Norton, 2016.

36. Robison, John. "Kanner, Asperger, and Frankl: A Third Man at the Genesis of the Autism Diagnosis." *Autism* (September 2016): 1–10; Silberman, *NeuroTribes*, 167–69.

37. Kanner, Leo. *Child Psychiatry*. Springfield, IL: Charles C. Thomas, 1935.

38. Silberman, *NeuroTribes*, 141; Feinstein, History, 10–12; Schirmer, Brita. "Autismus–von der Außen–zur Innenperspektive." Behinderte in *Familie, Schule und Gesellschaft* 3 (2003): 20–32.

39. Druml, Wilfried. "*The Wiener klinische Wochenschrift* from 1938 to 1945: On the 50th Anniversary of its Reappearance." *WkW* 110 no. 4–5 (1998): 202–5; 202, 203; Birkmeyer, W. "Über die Vererbung der Nervenkrankheiten–aus den Schulungsabenden der Ärzteschaft des SS-Oberabschnittes 'Donau.' " *WkW* 51 no. 46 (1938): 1150–51; 1051.

40. Silberman, *NeuroTribes*, 168; Robison, "Kanner," 4.

41. 例如, Kanner, Leo. "Play Investigation and Play Treatment of Children's Behavior Disorders." *JP* 17 no. 4 (1940): 533–46.

42. Kanner, "Autistic Disturbances," 219–21.

43. Robison, "Kanner," 6. Kanner, "Autistic Disturbances"; Frankl, George. "Language and Affective Contact." *Nervous Child* 2 (1943): 251–62.

44. Frankl, "Language," 261.

45. Frankl, "Language," 261, 258, 260.

46. Frankl, "Language," 258, 260, 256.

第三章

1. 转引: Felder, " 'Sehen' " (2008), 102–3.

2. Rempel, Gerhard. *Hitler's Children: The Hitler Youth and the SS*. Chapel Hill: UNC Press, 1989; Reese, Dagmar. *Growing up Female in Nazi Germany*. Ann Arbor: University of Michigan Press, 2006; Kater, Michael H. *Hitler Youth*. Cambridge, MA: Harvard UP, 2004.

3. Kuhn, Hans-Werner, Peter Massing, and Werner Skuhr. *Politische Bildung in Deutschland: Entwicklung, Stand, Perspektiven*. Opladen: Leske + Budrich, 1990, 90.

4. Fritzsche, *Life*, 113–14.

5. Tornow, Karl, and Herbert Weinert, *Erbe und Schicksal: von geschädigten Menschen, Erbkrankheiten und deren Bekämpfung*. Berlin: Metzner, 1942, 159.

6. *Richtlinien für die Leibeserziehung in Jungenschulen*. Berlin: Weidmann'sche Verlagsbuchhandlung, 1937, 7–8.

7. "Führer." *Deutsches Lesebuch für Volksschulen. 3. u. 4.* Schuljahr. Munich: Oldenbourg, 1937, 272.

8. *Deutsches Lesebuch für Volksschulen. 5. u. 6. Schuljahr*. Nuremberg: F. Korn, 1936, 361–63.

9. Razumovsky, Maria, Dolly Razumovsky, and Olga Razumovsky. *Unsere versteckten Tagebücher, 1938–1944: drei Mädchen erleben die Nazizeit*. Vienna: Böhlau, 1999, 16.

10. Williams, John A. *Turning to Nature in Germany: Hiking, Nudism, and Conservation, 1900–1940*. Stanford: Stanford UP, 2007, 203. Kater, *Hitler Youth*.

11. Cesarani, David, and Sarah Kavanaugh. *Holocaust: Hitler, Nazism and the "Racial State."* London: Routledge, 2004, 371.

12. Good, David, Margarete Grandner, and Mary Jo Maynes, eds. *Austrian Women in the Nineteenth and Twentieth Centuries: Cross-Disciplinary Perspectives*. Providence: Berghahn, 1996; Bischof, Pelinka, and Thurner, eds., *Women*; Bischof, Günter, Anton Pelinka, and Dagmar Herzog, eds. *Sexuality in Austria*. New Brunswick: Transaction, 2007.

13. Tantner, Anton. *"Schlurfs": Annäherungen an einen subkulturellen Stil Wiener Arbeiterjugendlicher*. Morrisville: Lulu, 2007; Mejstrik, Alexander. "Urban Youth, National-Socialist Education and Specialized Fun: The Making of the Vienna Schlurfs, 1941–44." In *European Cities, Youth and the Public Sphere in the Twentieth Century*, edited by Axel Schildt and Detlef Siegfried, 57–89. Aldershot: Ashgate, 2005.

14. Fritz, Regina. "Die 'Jugendschutzlager' Uckermark und Moringen im System nationalsozialistischer Jugendfürsorge." In *Verfolgte Kindheit*, 303–26; 314; Malina, Peter. "Verfolgte Kindheit. Die Kinder vom 'Spiegelgrund' und ihre 'Erzieher.' " In *Totenwagen: Kindheit am Spiegelgrund von Alois Kaufmann*, edited by Robert Sommer, 94–115. Vienna: Uhudla, 1999, 102; Schikorra, Christa. "Über das Zusammenspiel von Fürsorge, Psychiatrie und Polizei bei der Disziplinierung auffälliger Jugendlicher." In *Kinder in der NS-Psychiatrie*, edited by Thomas Beddies and Kristina Hübener, 87–106. Berlin-Brandenburg: Be.bra, 2004, 93–95.

15. Steinberg, Holger, "Rückblick auf Entwicklungen der Kinder- und Jugend- psychiatrie: Paul Schröder." *PdKK* 48 (1999): 202–6, 204; Ettrich, K. U., "Gottlieb Ferdinand Paul Schröder–wissenschaftliches Denken und praktische Bedeutung." In *Bewahren und Verändern. 75 Jahre Kinder- und Jugendpsychiatrie an der Universität Leipzig*, edited by K. U. Ettrich, 14–25. Leipzig: Klinik und Poliklinik für Psychiatrie, Psychotherapie und Psychosomatik, 2002; Laube, S. "Zur Entwicklung der Kinder- und Jugendpsychiatrie in Deutschland von 1933 bis 1945." Leipzig: MD thesis, 1996.

16. Bürger-Prinz, Hans. *Ein Psychiater berichtet*. Hamburg: Hoffmann und Campe, 1971, 113; Steinberg, "Rückblick," 205; Thüsing, Carina. "Leben und wissenschaftliches Werk des Psychiaters Paul Schröder unter besonderer Berücksichtigung seines Wirkens an der Psychiatrischen und Nervenklinik der Universität Leipzig." University of Leipzig, 1999, 27.

17. Dahl, Matthias. "Aussonderung und Vernichtung–der Umgang mit 'lebensunwerten'

Kindern während des Dritten Reiches und die Rolle der Kinder- und Jugendpsychiatrie." *PdKK* 50 no. 3 (2001): 170–91; 185. Steinberg, Holger and M. C. Angermeyer. "Two Hundred Years of Psychiatry at Leipzig University: An Overview." *History of Psychiatry* 13 no. 51 (2002): 267–83; 277; Castell, Rolf, and Uwe-Jens Gerhard. *Geschichte der Kinder- und Jugendpsychiatrie in Deutschland in den Jahren 1937 bis 1961*. Göttingen: Vandenhoeck & Ruprecht, 2003, 441. Thüsing, "Leben," 47–50.

18. Schepker, Klaus, and Heiner Fangerau. "Die Gründung der Deutschen Gesellschaft für Kinderpsychiatrie und Heilpädagogik." *Zeitschrift für Kinder- und Jugendpsychiatrie und Psychotherapie* 44 no. 3 (2016): 180–88; 181–82.

19. Schepker and Fangerau, "Gründung," 182, 183.

20. Asperger, Hans. " 'Jugendpsychiatrie' und 'Heilpädagogik.' " *MmW* 89 no. 16 (1942): 352–56.

21. Rudert, Johannes. "Gemüt als charakterologischer Begriff." In *Seelenleben und Menschenbild*, edited by Adolf Daümling and Philipp Lersch, 53–73. Munich: Barth, 1958; Scheer, Monique. "Topographies of Emotion," 32–61; 44, and Gammerl, Benno. "Felt Distances," 177–200; 195, both in *Emotional Lexicons: Continuity and Change in the Vocabulary of Feeling, 1700–2000*, edited by Monique Scheer, Anne Schmidt, Pascal Eitler, et al. Oxford: Oxford UP, 2014.

22. *Dictionary of Untranslatables: A Philosophical Lexicon*, edited by Barbara Cassin, Emily Apter, Jacques Lezra, Michael Wood. Princeton, NJ: Princeton UP, 2014, 374. Scheer, "Topographies," 49, 56; Bonds, Mark Evan. *Absolute Music: The History of an Idea*. New York: Oxford UP, 2014, 150, 151.

23. Frevert, Ute. "Defining Emotions: Concepts and Debates over Three Centuries." In *Emotional Lexicons*, 1–31; 26–28; Rudert, "Gemüt," 55.

24. Diriwachter, Rainer, and Jaan Valsiner, eds. *Striving for the Whole: Creating Theoretical Syntheses*. New Brunswick: Transaction, 2011, 26–27.

25. Ash, Mitchell G. *Gestalt Psychology in German Culture, 1890–1967: Holism and the Quest for Objectivity*. Cambridge: Cambridge UP, 1998, 342.

26. Goebbels, Joseph. *Die Tagebücher von Joseph Goebbels*, Part 1, vol. 1, Munich: K. G. Saur, 2004, 110.

27. Asperger, "Problems of Infantile Autism," 45–52, 46, and *Probleme des kindlichen Autismus*, 3. 阿斯伯格在 1944 年论文中对克拉格斯的引用: Klages, Ludwig. Die Grundlagen der Charakterkunde. Leipzig: Barth, 1936, and Klages, Ludwig. *Grundlegung der Wissenschaft vom Ausdruck*. Leipzig: Barth, 1936; Lebovic, Nitzan. *The Philosophy of Life and Death: Ludwig Klages and the Rise of a Nazi Biopolitics*. New York: Palgrave Macmillan, 2013; Ash, *Gestalt*, 345.

28. Geuter, Ulfried. *The Professionalization of Psychology in Nazi Germany*. Cambridge; New York: Cambridge UP, 1992, 169. 阿斯伯格的引用: Jaensch, Erich. *Der Gegentypus: Psychologisch-anthropologische Grundlagen deutscher Kulturphilosophie*. Leipzig: Barth, 1938, and Jaensch, Erich. *Grundformen menschlichen Seins*. Berlin: Elsner, 1929.

29. Wetzell, Richard F. *Inventing the Criminal: A History of German Criminology, 1880–1945*. Chapel Hill: UNC Press, 2000, 181, 297; Schneider, Kurt. *Die psychopathischen*

Persönlichkeiten. Leipzig: Deuticke, 1923.

30. Stumpfl, Friedrich. "Kriminalität und Vererbung." In *Handbuch der Erbbiologie des Menschen*, vol. 2, edited by Günther Just, 1223–72. Berlin: J. Springer, 1939–1940; 1257; Wetzell, *Inventing*, 151,152; 191–208.

31. Frevert, "Defining," 26; Bailey, Christian. "Social Emotions," In *Emotional Lexicons*, 201–29; 207. Another translation: Scheer, "Topographies," 50.

32. 在波茨南党卫军小组领导会议中的讲话（1943 年 10 月 4 日）, in Röttger, Rüdiger. *Davon haben wir nichts gewusst: jüdische Schicksale aus Hochneukirch/ Rheinland 1933–1945.* Düsseldorf: DTP, 1998, 181.

33. Bailey, "Social," 201–29, 216, 225–26 (1933); Scheer, "Topographies," 55.

34. Schröder, Paul, and Hans Heinze. *Kindliche Charaktere und ihre Abartigkeiten, mit erläuternden Beispielen von Hans Heinze.* Breslau: Hirt, 1931, 30, 33.

35. Schröder, Paul. "Kinderpsychiatrie." *MfPN* 99 (1938): 269–93; 287, 291. Schröder's terminology: Nissen, Gerhardt. *Kulturgeschichte seelischer Störungen bei Kindern und Jugendlichen.* Stuttgart: Klett-Cotta, 2005, 455–56; Thüsing, "Leben," 32–37, characterology: 80–84; Rudert, "Gemüt," 57.

36. 转引: Felder, " 'Sehen,' " (2008), 102.

37. Felder, " 'Sehen,' " (2015), 39, and (2008), 102–3.

38. Schröder and Heinze, *Kindliche Charaktere*, 33.

39. Schröder and Heinze, *Kindliche Charaktere*; Asperger, "Erwin Lazar," 37.

40. Heinze, Hans. "Zur Phänomenologie des Gemüts." *ZfK* 40 (1932): 371–456; Asperger, " 'Psychopathen,' " 78.

41. Heinze, "Phänomenologie," 395, 384–85, and "Psychopathische Persönlichkeiten. Allgemeiner und klinischer Teil." *Handbuch der Erbkrankheiten* 4 (1942): 154–310; 179–84.

42. Schultz, Heinz. "Die hypomanischen Kinder: Charakter, Temperament und soziale Auswirkungen." *ZfK* 45 (1936): 204–33. Leiter, "Zur Vererbung," and "Über Erbanlage und Umwelt bei gemütsarmen, antisozialen Kindern und Jugendlichen." *ZfK* 49 (1943): 87–93.

43. Kramer, Franz, and Ruth von der Leyen. "Entwicklungsverläufe 'anethischer, gemütloser' psychopathischer Kinder." *ZfK* 43 (1934): 305–422. 与施勒德的交流：*ZfK* 44 (1935): 224–28.

44. Lange, Klaus, Susanne Reichl, Katharina Lange, Lara Tucha, and Oliver Tucha. "The History of Attention Deficit Hyperactivity Disorder." *Attention Deficit and Hyperactivity Disorders* 2 no. 4 (2010): 241–55; 247–48; Müller- Küppers, "Geschichte," 23; Neumärker, Klaus-Jürgen. "The Kramer-Pollnow Syndrome: A Contribution on the Life and Work of Franz Kramer and Hans Pollnow." *History of Psychiatry* 16 no. 4 (2005): 435–51; Fuchs, Petra, and Wolfgang Rose. "Kollektives Vergessen: die Diagnose Psychopathie und der Umgang mit dem schwierigen Kind im Verständnis von Franz Kramer und Ruth von der Leyen." In *Kinder- und Jugendpsychiatrie im Nationalsozialismus und in der Nachkriegszeit: zur Geschichte ihrer Konsolidierung*, edited by Heiner Fangerau, Sascha Topp, and Klaus Schepker, 187–208. Berlin: Springer, 2017.

45. 而德国的返票率为 99.08%。Bukey, Evan Burr. *Hitler's Austria: Popular Sentiment in the Nazi Era, 1938–1945.* Chapel Hill: UNC Press, 2000, 38.

46. Bukey, *Hitler's Austria*, 74, 55; Tálos, Emmerich, Ernst Hanisch, Wolfgang Neugebauer,

and Reinhard Sieder, eds. *NS-Herrschaft in Österreich*. Vienna: öbv & htp, 2000.

47. Bukey, *Hitler's Austria*, 131. Pauley, Bruce F. *From Prejudice to Persecution: A History of Austrian Anti-Semitism*. Chapel Hill: UNC Press, 1992; Vyleta, Dan. *Crime, Jews and News: Vienna, 1895–1914*. New York: Berghahn Books, 2012.

48. ORF Radio, Asperger, 1974.

49. Pernkopf, "Nationalsozialismus und Wissenschaft," *WkW* 51 No. 20 (1938): 547–48. 转引: Medizinische Universität Wien. http://www.meduni wien.ac.at/geschichte/anschluss/an_pernkopf.html. Neugebauer, "Racial Hygiene."

50. Malina, Peter, and Wolfgang Neugebauer. "NS-Gesundheitswesen und- Medizin." In *NS-Herrschaft in Österreich. Ein Handbuch*, edited by Emmerich Tálos, Ernst Hanisch, and Wolfgang Neugebauer, 696–720. Vienna: öbv & htp, 2000. 在 173 位被免职的成员中，26 名是因政治原因被撤职。

51. 被解雇的内科医生中有三分之二移民美国，15% 的人移民英国。剩下的人或者自杀，或被驱逐出境，又或在集中营被杀害。Ernst, "Medical School," 790; Merinsky, Judith. "Die Auswirkungen der Annexion Österreichs durch das Deutsche Reich auf die Medizinische Fakultät der Universität Wien im Jahre 1938." University of Vienna, 1980; Lehner, Martina. "Die Medizinische Fakultät der Universität Wien 1938–1945." University of Vienna, 1990.

52. Hubenstorf, "Emigration," 71–72, 132. Seidler, Eduard. "Das Schicksal der Wiener jüdischen Kinderärzte zwischen 1938 und 1945." *WkW* 111 no. 18 (1999): 754–63, and *Jüdische Kinderärzte, 1933–1945: Entrechtet/geflohen/ermordet*. Basel: Karger, 2007; Feikes, Renate. "Veränderungen in der Wiener jüdischen Ärzteschaft 1938." University of Vienna, 1993. Specifics: Gröger, Helmut. "Zur Vertreibung der Kinderheilkunde: zwischen 1918 und 1938 lehrende Privatdozenten für Kinderheilkunde der Universität Wien." In *100 Jahre Universitätsklinik für Kinder- und Jugendheilkunde*, edited by Arnold Pollak, 55–66. Vienna, 2011.

53. Kater, Doctors, 58. 维也纳科学界: Ash, Mitchell G., and Alfons Söllner, eds. *Forced Migration and Scientific Change: Emigré German-Speaking Scientists and Scholars after 1933*. New York: Cambridge UP, 1995; Heiss, Gernot, Siegfried Mattl, Sebastian Meissl, Edith Saurer, and Karl Stuhlpfarrer, eds. *Willfährige Wissenschaft: die Universität Wien 1938–1945*. Vienna: Gesellschaftskritik, 1989; Ash, Mitchell G., Wolfram Niess, and Ramon Pils, eds. *Geisteswissenschaften im Nationalsozialismus: das Beispiel der Universität Wien*. Göttingen: V & R Unipress; Vienna UP, 2010; Stadler, *Friedrich, ed. Kontinuität und Bruch 1938–1945–1955: Beiträge zur österreichischen Kultur- und Wissenschaftsgeschichte*. Vienna: Jugend und Volk, 1988.

54. Hubenstorf, "Tote," 258.

55. Mühlleitner, Elke, and Johannes Reichmayr. "The Exodus of Psychoanalysts from Vienna." In *Vertreibung der Vernunft: The Cultural Exodus from Austria*, edited by Peter Weibel and Friedrich Stradler. Vienna: Löcker, 1993, 111; Peters, Uwe Henrik. *Psychiatrie im Exil: die Emigration der Dynamischen Psychiatrie aus Deutsch- land 1933–1939*. Düsseldorf: Kupka, 1992, 65–103; Ash, Mitchell G. "Diziplinentwicklung und Wissenschaftstransfer–deutschsprachige Psychologen in der Emigration." *Berichte zur Wissenschaftsgeschichte* 7 (1984): 207–26.

56. Mühlleitner, Elke, and Johannes Reichmayr. "Following Freud in Vienna: The Psychological Wednesday Society and the Viennese Psychoanalytical Society 1902–1938." *International Forum of Psychoanalysis* 6 no. 2 (1997): 73– 102; 79, 80; Reichmayr, Johannes, and Elke Mühlleitner. "Psychoanalysis in Austria after 1933–34: History and Historiography." *International Forum of Psychoanalysis* 12 (2003): 118–29.

57. Geuter, Professionalization; Ash, Mitchell G., and Ulfried Geuter. *Geschichte der deutschen Psychologie im 20. Jahrhundert: ein Überblick.* Opladen: Westdeutscher Verlag, 1985; Cocks, Geoffrey. *Psychotherapy in the Third Reich: The Göring Institute.* New Brunswick: Transaction, 1997; Ash, Mitchell G., and Thomas Aichhorn, *Psychoanalyse in totalitären und autoritären Regimen.* Frankfurt: Brandes & Apsel, 2010; Goggin, James, and Eileen Brockman Goggin. *Death of a "Jewish Science": Psychoanalysis in the Third Reich.* West Lafayette: Purdue UP, 2001; Fallend, Karl, B. Handlbauer, and W. Kienreich, eds. *Der Einmarsch in die Psyche: Psychoanalyse, Psychologie und Psychiatrie im Nationalsozialismus und die Folgen.* Vienna: Junius, 1989.

58. König, Karl. *The Child with Special Needs: Letters and Essays on Curative Education.* Edinburgh: Floris, 2009, 41; Brennan-Krohn, Zoe. "In the Nearness of Our Striving: Camphill Communities Re-Imagining Disability and Society." Brown University, 2009; Mühlberger, "Heilpädagogisches Denken," 44.

59. Asperger, Hans, 7 October 1940. WStLA 1.3.2.202.A5. P: A.

60. 阿斯伯格的活动: ÖStA (AdR) K 10/02 Bf U: A. Czech, "Hans Asperger"; Hager, "Hans Asperger;" Feinstein, *History*, 15; Hubenstorf, "Emigration." 76, 120.

61. Hamburger, "Festvortrag," 134; Hubenstorf, "Emigration," 111.

62. Asperger, Hans. "Das psychisch abnorme Kind." *WkW* 50 (1937): 1460–61; 1461.

63. Asperger, Hans. "Das psychisch abnorme Kind." *WkW* 49/51 (1938): 1314–17; 1316.

64. Mejstrik, Alexander. "Die Erfindung der deutschen Jugend. Erziehung in Wien, 1938–1945." In *NS-Herrschaft in Österreich*, edited by Tálos, Hanisch, Neugebauer, and Sieder, 494–522; Gehmacher, Johanna. *Jugend ohne Zukunft: Hitler-Jugend und Bund Deutscher Mädel in Österreich vor 1938.* Vienna: Picus, 1994.

65. "News and Comment." *Archives of Neurology & Psychiatry* 37, no. 5 (1937): 1171; "News and Notes." *American Journal of Psychiatry* 94, no. 3 (1937): 720–36, 727, 729; Castell and Gerhard, Geschichte, 48–49, 45–46; Schröder, "Kinderpsychiatrie," 9; Dahl, "Aussonderung," 186; Schepker and Fangerau, "Gründung," 183. 瑞士莫里茨·特拉梅当选协会秘书长。

66. Asperger, "Das psychisch abnorme Kind" (1938), 1314.

67. Asperger, "Das psychisch abnorme Kind" (1938), 1314.

68. Asperger, "Das psychisch abnorme Kind" (1938), 1314, 1317. 阿斯伯格还在为弗朗茨·金特·冯·施托克特（Franz Günther von Stockert）1939 年出版的《儿童精神病理学入门》（ *Introduction to the Psychopathology of Childhood* ）撰写的书评中不吝溢美之词，坚定维护绝育措施，并列举措施的适用条件。Asperger, "Bücherbesprechungen: F. G. v. Stockert, *Einführung in die Psychopathologie des Kindesalters*." AfK 120 (1940): 48; Castell and Gerhard, Geschichte, 48.

69. Asperger, "Das psychisch abnorme Kind" (1938), 1314.

70. Asperger, "Das psychisch abnorme Kind" (1938), 1317, 1314.

71. Asperger, "Das psychisch abnorme Kind" (1938), 1316.

72. Asperger, "Das psychisch abnorme Kind" (1938), 1316.

73. Asperger, "Das psychisch abnorme Kind" (1938), 1316.

74. Asperger, "Das psychisch abnorme Kind" (1938), 1316.

75. Eghigian, Greg. "A Drifting Concept for an Unruly Menace: A History of Psychopathy in Germany." *Isis* 106 no. 2 (2015): 283–309; Schmiedebach, Heinz-Peter. *Entgrenzungen des Wahnsinns: Psychopathie und Psychopathologisierungen um 1900*. Berlin: Walter de Gruyter, 2016.

76. Schneider, *Persönlichkeiten*, 16.

77. Wetzell, *Inventing*, 149–52; 203–5. Steinberg, Holger, Dirk Carius and Hubertus Himmerich. "Richard Arwed Pfeifer–A Pioneer of 'Medical Pedagogy' and an Opponent of Paul Schröder." *History of Psychiatry* 24 no. 4 (2013): 459–76; 471.

78. Asperger, "Das psychisch abnorme Kind" (1938), 1314.

79. Asperger, "Das psychisch abnorme Kind" (1938), 1315.

80. Asperger, "Das psychisch abnorme Kind" (1938), 1315.

81. Asperger, "Das psychisch abnorme Kind" (1938), 1316.

82. Asperger, "Das psychisch abnorme Kind" (1938), 1315.

83. Schröder, "Kinderpsychiatrie," 9. 会议记录 : Hanselmann, Heinrich, and Therese Simon, eds. *Bericht über den I. Internationalen Kongress für Heilpädagogik*. Zürich: Leemann, 1940, 11, 201; Asperger, Hans. "Kurze Geschichte der Internationalen Gesellschaft für Heilpädagogik." *HP* 14 (1971): 50–52; 50. 概述 : Hanselmann, Heinrich. "Erster Internationaler Kongreß für Heilpädagogik." *ZfK* 48 (1940): 142–48; Castell and Gerhard, *Geschichte*, 367–77; 375.

第四章

1. Bornefeld, Adele. "Entstehung und Einsatz des Gesundheitswagens." *WkW* 53 (1940): 704–5; Czech, Herwig. "Zuträger der Vernichtung? Die Wiener Universitäts-Kinderklinik und die NS-Kindereuthanasieanstalt 'Am Spiegelgrund.'" In *100 Jahre Universitätsklinik*, 23–54; 40; Hubenstorf, "Emigration," 152–61. 维也纳的哺育咨询服务中心: Czech, Herwig. "Geburtenkrieg und Rassenkampf: Medizin, 'Rassenhygiene' und selektive Bevölkerungspolitik in Wien 1938 bis 1945." *Jahrbuch des Dokumentationsarchivs des österreichischen Widerstandes* (2005): 52–95; 59–61.

2. Hans Asperger to H. Hoberstorfer, Verwaltung des Reichsgaues Wien. Gesundheitsamt, 14 September 1940, 3a. WStLA 1.3.2.202.A5. P: A.

3. Hamburger, Franz. "Der Gesundheitswagen (Motorisierte Mütterberatung)." *WkW* 53 (1940): 703–4; 704; Goll, Heribert. "Erfahrungen mit dem ersten Gesundheitswagen im Kreise Zwettl, Niederdonau." *WkW* 53 (1940): 705–9; 705; Asperger to Hoberstorfer, 14 September 1940, 3a. WStLA 1.3.2.202.A5. P: A.

4. Goll, "Erfahrungen." 1940 年，多瑙河下游地区共有二十五个类似的咨询计划，多瑙河上游地区有十五个，奥地利其他地区有三十七个。Wolf, *Vernunft*, 351–53.

5. Hubenstorf, "Emigration." 156–58; Koszler, Viktor. "Franz Hamburger 70 Jahre." *WkW* 57

no. 31/32 (1944): 391–92; 391; Hamburger, "Gesundheitswagen," 704.

6. Bornefeld, "Entstehung," 704.

7. Goll, "Erfahrungen," 705.

8. Asperger to Hoberstorfer, 14 September 1940; Hubenstorf, "Emigration," 158.

9. Häupl, *Kinder*, 118.

10. Asperger, Hans. "Zur Erziehungstherapie in der Jugendfürsorge." *MfK* 87 (1941): 238–47; 240.

11. Asperger, "Zur Erziehungstherapie," 240.

12. Asperger, "Das psychisch abnorme Kind." (1938), 1315.

13. Asperger, "Zur Erziehungstherapie," 240, 245, and "Tagungsbericht: Erzie- hungsfragen im Rahmen der Kinderkundlichen Woche." *DE* 14 no. 2 (1941): 28–31; 28–29.

14. Hamburger, "Festvortrag," 134.

15. SS-Sturmbahnführer (Jahrmann) to Gemeindeverwaltung des Reichsgaues Wien, Personalamt, 14 November 1940, 11. WStLA 1.3.2.202.A5. P: A.

16. Ertl, "NS-Euthanasie," 12.

17. Felder, " 'Sehen,' " (2008), 104.

18. 例如, Asperger to Hauptgesundheitsamt der Stadt Wien, WStLA 1.3.2.202.A5. P: A. Donvan and Zucker, *Different*, 341: citing Herwig Czech.

19. SS-Sturmbahnführer to Gemeindeverwaltung des Reichsgaues Wien, 14 November 1940.

20. Parkinson, Fred. *Conquering the Past: Austrian Nazism Yesterday & Today*. Detroit: Wayne State UP, 1989, 139; Spicer, Kevin. "Catholic Life under Hitler." In *Life and Times in Nazi Germany*, edited by Lisa Pine, 239–62. London: Bloomsbury, 2016, 241.

21. Gauamt für Volksgesundheit, "Politische Beurteilung," 2 May 1939. ÖStA (AdR 02) Zl36.055. G: A.

22. Kamba (Gauhauptstellenleiter, Gauleitung Wien) to Scharizer (Stellvertretenden Gauleiter), 11 July 1940, 36. Similar: Marchet. 1938. Both: ÖStA (AdR 02) Zl36.055. G: A.

23. ÖStA (AdR 02) Zl36.055. G: A; WStLA 1.3.2.202.A5, 7.

24. SS-Sturmbahnführer to Gemeindeverwaltung des Reichsgaues Wien, 14 November 1940, 11.

25. "Schwer erziehbare Jugend findet zur Gemeinschaft." *Neues Wiener Tagblatt*, 7 August 1940.

26. Asperger to Hauptgesundheitsamt der Stadt Wien, 1 October 1940, 4a; Gemeindeverwaltung des Reichsgaues Wien, Personalamt, 9 November 1940, 6a. WStLA 1.3.2.202.A5. P: A. Asperger's activities: ÖStA (AdR) K 10/02 Bf U: A. Hüntelmann, Axel, Johannes Vossen, and Herwig Czech. *Gesundheit und Staat: Studien zur Geschichte der Gesundheitsämter in Deutschland*, 1870–1950. Husum: Matthiesen, 2006.

27. Gemeindeverwaltung des Reichsgaues Wien, Personalamt, 9 November 1940, 6a; Vellguth, Stadtmedizinaldirektor, Hauptgesundheits- und Sozialamt to Personalamt, Abteilung 2, 10 October 1940, 4c; Erneuerung des Dienstvertrages, 25 October 1954. WStLA 1.3.2.202.A5. P: A. Evans, Richard. *The Third Reich at War*. New York: Penguin, 2008, 429.

28. Czarnowski, Gabriele. "The Value of Marriage for the '*Volksgemeinschaft*': Politics towards Women and Marriage under National Socialism. In *Fascist Italy and Nazi Germany*, edited by Richard Bessel, 94–112. Cambridge: Cambridge UP, 1996, 98.

29. Malina and Neugebauer, "NS-Gesundheitswesen." Häupl, *Massenmord*, 23.

30. Czech, Herwig. "Venereal Disease, Prostitution, and the Control of Sexuality in World War II Vienna." *East Central Europe* 38 (2011): 64–78; 71.

31. Burleigh, *Death*, 56.

32. 估计数值在 5000 到 10000 区间。Malina and Neugebauer, "NS-Gesundheitswesen"; Neugebauer, Wolfgang. "Zwangssterilisierung und 'Euthanasie' in Österreich 1940–1945." *Zeitgeschichte* 19 no. 1/2 (1992): 17–28. Vienna: Spring, Claudia. *Zwischen Krieg und Euthanasie: Zwangssterilisationen in Wien 1940–1945*. Vienna: Böhlau, 2009. Reich: Bock, Gisela. *Zwangssterilisation im Nationalsozialismus: Studien zur Rassenpolitik und Frauenpolitik*. Opladen: Westdeutscher Verlag, 1986.

33. Aly, Götz, and Karl Heinz Roth. *The Nazi Census: Identification and Control in the Third Reich*. Translated by Edwin Black and Assenka Oksiloff. Philadelphia: Temple UP, 2004, 104.

34. Fritzsche, *Life*, 117. Proctor, Racial *Hygiene*, 106 [*Hitlerschnitt*].

35. Gellately, Robert, and Nathan Stoltzfus, eds. *Social Outsiders in Nazi Germany*. Princeton, NJ: Princeton UP, 2001, 149. 在奥地利，受害者接受绝育的原因有 43.2% 是 "低能"（其中 2/3 为女性），28% 为精神分裂症，17.8% 为癫痫症，37% 为躁郁症，此外还有小部分是因为身体残疾、失聪、失明、酗酒。Spring, Claudia. " 'Patient tobte und drohte mit Selbstmord': NS-Zwangssterilisationen in der Heil- und Pflegeanstalt Am Steinhof und deren Rechtfertigung der Zweiten Republik." In *Zwangssterilisierung zur Ermordung*, vol. 2, 41–76; 56.

36. Torrey, E. Fuller, and Robert Yolken. "Psychiatric Genocide: Nazi Attempts to Eradicate Schizophrenia." *Schizophrenia Bulletin* 36 no. 1 (2010): 26–32. 约 13.2 万人因被诊断为精神分裂症而接受绝育。

37. Dr. A. Marchet, 1938; Hauptstellenleiter Stowasser to Gemeindeverwaltung des Reichsgaues Wien, 1 November 1940, 7. WStLA 1.3.2.202.A5. P: A.

38. Asperger, Hans. "Über einen Fall von Hemichorea bei einem eineiigen Zwillingspaar." *DE* 6 (1939): 24–28; Asperger, Hans, and Heribert Goll. "Über einen Fall von Hemichorea bei einem eineiigen Zwillingspaar; Gleichzeitung ein Beitrag zum Problem der Individualität bei erbleichen Zwillingen." *AfK* 116–18 (1939): 92–115; Löscher, *Eugenik*, 217–19; Proctor, *Racial Hygiene*, 104–6.

39. Asperger, "Das psychisch abnorme Kind" (1938), 1315.

40. "Nimm ein haarsieb und spare–auch mit Menschenseelen!" *Das Kleine Volksblatt*, 11 September 1940, 8.

41. Asperger, "Zur Erziehungstherapie," 239, 245–46; Asperger, " 'Jugendpsychiatrie,' " 353.

42. 完整列表：Aly and Roth, *Nazi Census*, 2–3.

43. Czarnowski, "Value," 99.

44. Spring, " 'Patient,' " 51. 帝国所做工作概览：Roth, Karl Heinz. " 'Erbbiologische Bestandsaufnahme': ein Aspekt 'ausmerzender' Erfassung vor der Entfesselung des Zweiten Weltkrieges." In *Erfassung zur Vernichtung: von der Sozialhygiene zum "Gesetz über Sterbehilfe*," edited by Karl Heinz Roth, 57–100. Berlin: Verlagsgesellschaft Gesundheit, 1984; Nitschke, Asmus. *Die "Erbpolizei" im Nationalsozialismus: zur Alltagsgeschichte der Gesundheitsämter im Dritten Reich*. Berlin: Springer, 2013.

45. "Erbbestandsaufnahme: Meldungen der Universitätskliniken an die Gesundheitsämter."

Deutsche Wissenschaft, Erziehung und Volksbildung: Amtsblatt des Reichsministeriums für Wissenschaft, Erziehung und Volksbildung und der Unterrichtsverwaltungen der Länder (5, 1939): 289–90; 289.

46. "Erbbestandsaufname," *Deutsche Wissenschaft, Erziehung und Volksbildung*, 290.

47. *WAfIM* 34–35 (1940): 327, 328.

48. Kresiment, Max. "Massnahmen durch Staat und Gemeinden: Erbbestandsaufnahme," 76–79 (1940). In *Carl Flügge's Grundriss der Hygiene: für Studierende und Praktische Ärzte, Medizinal- und Verwaltungsbeamte*, edited by Carl Flügge, Hans Reiter, and Bernhard Möllers. Berlin, Heidelberg: Springer, 2013, 79.

49. Wolf, *Vernunft*, 359. Malina and Neugebauer, "NS-Gesundheitswesen."

50. Czech, Herwig. "Die Inventur des Volkskörpers: die 'erbbiologische Bestandsaufnahme' im Dispositiv der NS-Rassenhygiene in Wien." In *Eugenik in Österreich*, edited by Baader, Hofer, and Mayer, 284–311; 291–98; Czech, Herwig. "From Welfare to Selection: Vienna's Public Health Office and the Implementation of Racial Hygiene Policies under the Nazi Regime." In *"Blood and Homeland,"* 317–33; 324–25.

51. Czech, "Inventur," 304–5; Czech, *Selektion und Auslese*, 55–59; Aly and Roth, *Nazi Census*, 106–7.

52. Czech, "Welfare," 325.

53. *WAfIM* 34–35 (1940): 326.

第五章

1. Burleigh, Michael. Death and Deliverance: *"Euthanasia" in Germany c. 1900– 1945.* Cambridge: Cambridge UP, 1994, 105.

2. 概览: Beddies and Hübener, eds., *Kinder*; Benzenhöfer, Udo. *Der gute Tod? Geschichte der Euthanasie und Sterbehilfe.* Göttingen: Vandenhoeck & Ruprecht, 2009; Benzenhöfer, *Der Fall Leipzig (alias Fall Kind Knauer) und die Planung der NS-Kindereuthanasie.* Münster: Klemm & Oelschläger, 2008; Benzenhöfer, *Kinderfachabteilungen und NS-Kindereuthanasie.* Wetzlar: GWAB, 2000; Burleigh, *Death*, 101–3; Friedlander, Henry. *The Origins of Nazi Genocide: from Euthanasia to the Final Solution.* Chapel Hill: UNC Press, 1995; Aly, Götz. *Aktion T4, 1939–1945: die "Euthanasie"-Zentrale in der Tiergartenstrasse 4.* Berlin: Hentrich, 1987; Lifton, Robert Jay. *The Nazi Doctors: Medical Killing and the Psychology of Genocide.* New York: Basic, 1988; 2000; Mostert, Mark. "Useless Eaters: Disability as Genocidal Marker in Nazi Germany." *Journal of Special Education* 36 no. 3 (2002): 157–70; Schmidt, Gerhard, and Frank Schneider. *Selektion in der Heilanstalt 1939–1945.* Berlin: Springer, 2012.

3. Mende, Susanne. "Die Wiener Heil- und Pflegeanstalt am Steinhof in der Zeit des NS-Regimes in Österreich." In *NS-Euthanasie in Wien*, vol. 1, edited by Eberhard Gabriel and Wolfgang Neugebauer, 61–73. Vienna: Böhlau, 2000; Schwartz, Peter. "Mord durch Hunger: 'Wilde Euthanasie' und 'Aktion Brandt' am Steinhof in der NS-Zeit." In *Zwangssterilisierung zur Ermordung*, vol. 2, 113–141; Kepplinger, Brigitte, Gerhart Marckhgott, and Hartmut Reese. *Tötungsanstalt Hartheim.* Vienna: OÖLA, 2008. 据称，哈特海姆城堡死亡人数有 18269 名。奥地利安乐死计划遇害总人数（包括儿童）约为 25000 名。奥地利各所州

立精神病机构中 62% 的病人死于 T4 计划。Kepplinger, Brigitte. "The National Socialist Euthanasia Program in Austria: Aktion T4." In *New Perspectives on Austrians and World War II*, edited by Günther Bischof, Fritz Plasser, and Barbara Stelzl-Marx, 224–49. New Brunswick: Transaction, 2009, 238; Hartheim: Kepplinger, Brigitte, Irene Leitner, and Andrea Kammerhofer, eds. *Dameron Report: Bericht des War Crimes Investigating Teams No. 6824 der U.S. Army vom 17.7.1945 über die Tötungsanstalt Hartheim*. Innsbruck: Studien, 2012. "Wild euthanasia" in Austria: Czech, Herwig. "Vergessene Opfer der NS-Zeit: 'wilde Euthanasie' in psychiatrischen Anstalten in den 'Donau- und Alpenreichsgauen.'" *Pflegen: Psychosozial* 1 (2010): 42–47. Elderly in Austria: Arias, Ingrid, Sonia Horn, and Michael Hubenstorf, eds. *"In der Versorgung": vom Versorgungshaus Lainz zum Geriatriezentrum "Am Wienerwald."* Vienna: Verlagshaus der Ärzte, 2005. Maps: Häupl, Waltraud. *Der organisierte Massenmord an Kindern und Jugendlichen in der Ostmark 1940–1945: Gedenkdokumentation für die Opfer der NS-Euthanasie*. Vienna: Böhlau, 2008, 11–14.

4. 17 号 楼：Czech, Herwig. "Selektion und Auslese," In *Von der Zwangsster-ilisierung zur Ermordung*, vol. 2, 165–187. Vienna: Böhlau, 2002, 186. 接下来的五年时间里，斯皮格朗地将经历一连串名称更换、领导层更迭、机构改组。机构最开始名为斯皮格朗地维也纳市青少年福利机构（*Wiener Städtische Jugendfürsorgeanstalt "Am Spiegelgrund"*），1940 年至 1941 年间由埃尔温·耶克尔柳斯负责管理。1942 年上半年，汉斯·贝尔塔（Hans Bertha）和玛格丽特·许布施担任机构的临时主管，此时机构更名为斯皮格朗地维也纳市康复教育诊室（*Heilpädagogische Klinik der Stadt Wien "Am Spiegelgrund"*）。恩斯特·伊林从 1942 年 7 月 1 日起接管斯皮格朗地，直至 1945 年。1942 年 11 月，斯皮格朗地拆分为不同家机构，第 15、17 号楼拆分为维也纳市政儿童心理诊室（*Wiener städtische Nervenklinik für Kinder "Am Spiegelgrund"*），配有 220 张床位，由市政议员马克斯·贡德尔负责监管。其他各楼更名为斯皮格朗地维也纳市惩教所（*Wiener Städtische Erziehungsanstalt "Am Spiegelgrund"*），配有 680 张床位。更多细节信息：Neugebauer, Wolfgang. "Die Klinik 'am Spiegelgrund' 1940–1945–eine 'Kinderfachabteilung' im Rahmen der NS-'Euthanasie.'" *Jahrbuch des Vereins für Geschichte der Stadt Wien* 52/53 (1996/1997): 289–305; 294–97.

5. Dahl, Matthias. *Endstation Spiegelgrund: die Tötung behinderter Kinder während des Nationalsozialismus am Beispiel einer Kinderfachabteilung in Wien 1940 bis 1945*. Vienna: Erasmus, 1998, 97; Cervik, Karl. *Kindermord in der Ostmark: Kinder- euthanasie im Nationalsozialismus 1938–1945*. Münster: Lit, 2001.

6. 恩斯特·伊林的审讯，1945 年 10 月 22 日。转引：Dahl, *Endstation*, 41.

7. 埃尔温·耶克尔柳斯的审讯，1948 年 7 月 7 日。转引：Ertl, "NS-Euthanasie," 151.

8. Häupl, Kinder, 14.

9. Häupl, Waltraud. *Die ermordeten Kinder vom Spiegelgrund: Gedenkdokumentation für die Opfer der NS-Kindereuthanasie in Wien*. Vienna: Böhlau, 2006, 537.

10. Häupl, *Kinder*, 154–55.

11. Häupl, *Kinder*, 476.

12. Stutte, Hermann. "30 Jahre Deutsche Vereinigung für Jugendpsychiatrie." *DN* 41 (1970): 313–17; 313.

13. Müller-Küppers, "Geschichte." Schröder, "Kinderpsychiatrie," 9; Castell and Gerhard,

305

Geschichte, 46, 60–62; "Geschäftssitzung," *ZfK* 49 (1943): 118.

14. Schröder, "Kinderpsychiatrie," 11.

15. Schröder, "Kinderpsychiatrie," 12. Asperger, "Tagungsbericht," 29.

16. Schröder, "Kinderpsychiatrie," 14.

17. Asperger, "Tagungsbericht;" Steinert, T., and B. Plewe. "Psychiatrie in 'Der Nervenarzt' von 1928–2000." *DE* 76 no. 1 (2005): 93–102; 98; Pfeiffer, Martina. "Das Erbgesundheitsgesetz im Spiegel der Publikationen aus der Zeitschrift 'Der Nervenarzt' in den Jahren von 1928 bis 1945." Ludwig Maximilian University of Munich, 2008; Hübel, Stefan. "Vergleichende Darstellung der psychiatrischen und neurologischen Begutachtung in der Zeitschrift 'Der Nervenarzt' in den Jahren 1928 bis 1944." LMU Munich, 2006.

18. Asperger, "Tagungsbericht," 29.

19. Schröder, "Kinderpsychiatrie," 10; Asperger, "Tagungsbericht," 29.

20. "Bericht über die 1. Tagung der Deutschen Gesellschaft für Kinderpsychiatrie und Heilpädagogik in Wien am 5. September 1940." *ZfK* 49 (1943): 1–118; 3.

21. V. B., "Ansprachen," *ZfK* 49 (1943): 4. Riedel, Heinz. "Kinderpsychiatrie und Psychotherapie in Wien." *MmW* 87 (1940): 1161–63. 之后，赖特尔因战争罪于纽伦堡受审，但未被定罪。

22. Asperger, "Tagungsbericht," 30.

23. 儿科协会会议于1940年9月1、2、4日召开。精神治疗协会会议于1940年9月6日召开。会议记录：Goebel, F. "Verhandlungen der siebenundvierzigsten ordentlichen Versammlung der Deutschen Gesellschaft für Kinderheilkunde in Wien 1940." *MfK* 87 (1941): 1–307; Bilz, Rudolf. *Psyche und Leistung: Bericht über die 3. Tagung der Deutschen allgemeinen ärztlichen Gesellschaft für Psychotherapie in Wien, 6.–7. Sept. 1940.* Stuttgart: Hippokrates-Verlag Marquardt, 1941. Summaries: "Berichte Kinderärztlicher Gesellschaften–Kinderkundliche Woche in Wien vom 1.–7. September 1940." KP 12, no. 1 (1941): 25–29; no. 2 (1941): 57–60; no. 3 (1941): 89–93; no. 4 (1941): 121–24.

24. Schepker and Fangerau, "Gründung," 185; Hamburger, Franz. "Willkommen zur ersten Kinderkundlichen Woche in Wien!" *WkW* 53 no. 35 (1940).

25. "Tagesgeschichtliche Notizen." *MmW*, 87(30) 1940. 转引：Schepker and Fangerau, "Gründung," 187.

26. "Glanzvoller Auftakt der Wiener Herbstmesse." *Wiener Illustrierte*, 11 September 1940, 4–5.

27. "Wiener Geschmack." (*Neuigkeits*) *Welt Blatt*, 5 September 1940, 4; HofmannSöllner, "Wiener Mode auf der Wiener Herbstmesse." *Wiener Illustrierte*, 11 September 1940, 23.

28. "Opfer der Jugend garantieren den Sieg." *Österreichische Volks-Zeitung*, 5 September 1940, 3.

29. "Mitteilung." *ZfK* 7 (1940): 63.

30. 有大量文献研究其他集权国家的精神病学和精神分析学。概览：Damousi, Joy, and Mariano Ben Plotkin, eds. *Psychoanalysis and Politics: Histories of Psychoanalysis under Conditions of Restricted Political Freedom.* New York: Oxford UP, 2012; Eghigian, Greg, Andreas Killen, and Christine Leuenberger, eds. *The Self as Project: Politics and the Human Sciences.* Chicago: University of Chicago Press, 2007; Ash and Aichhorn, Psychoanalyse.

31. Schröder, "Kinderpsychiatrie," 9; Schröder, Paul. "Gründung und Erste Tagung der Deutschen Gesellschaft für Kinder-Psychiatrie und Heilpädagogik in Wien." *Zeitschrift für*

psychische Hygiene 13 no. 5/6 (1940): 67–71; 68. 包括维也纳教育委员会（Vienna Board of Education）、维也纳公共卫生办公室、帝国青少年领袖卫生指导办公室（Office for the Health Guidance of the Reich Youth Leadership）、德国市政委员会、德国少年法庭和少年法庭服务协会（German Association of Juvenile Courts and Juvenile Court Services）、德国公共福利及私人福利协会（German Association for Public and Private Welfare）、内在使命中央委员会（Central Committee of the Inner Mission）。

32. Schröder, "Gründung," 68.

33. Huber, Wolfgang. *Psychoanalyse in Österreich seit 1933*. Vienna: Geyer-Ed., 1977, 60–3.

34. "Mitteilung," *ZfK* p 7 (1940): 63.

35. 概述：Riedel, "Kinderpsychiatrie." Scholarship: Castell and Gerhard, *Geschichte*, 63–76; Schmuhl, Hans-Walter. *Die Gesellschaft Deutscher Neurolo- gen und Psychiater im Nationalsozialismus*. Berlin; Heidelberg: Springer, 2015, 344–47; Dahl, "Aussonderung," 185–87; Hänsel, Dagmar. *Karl Tornow als Wegbereiter der sonderpädagogischen Profession: die Grundlegung des Bestehenden in der NS-Zeit*. Bad Heilbrunn: Julius Klinkhardt, 2008, 273–82.

36. Liehr-Langenbeck, M., ed., *Kurt Isemann, Arzt und Heilpädagoge: ein Lebensbild; (1886–1964)*. Neuburgweier/Karlsruhe: Schindele, 1969, 121.

37. Schulte, Walter. [Kurt Isemann]. In *Kurt Isemann*, 21–32; 21.

38. Isemann, Kurt. "Aus der Praxis des Heilerziehungsheimes." In *Kind und Umwelt, Anlage und Erziehung*, edited by Arthur Keller, 230–38. Leipzig: Deuticke, 1930, 231.

39. Ritter von Stockert. "Kurt Isemanns ärztlich-pädagogische Aufgabe," 32–35; 33, and Spiekermann, F. Rosa Elisabeth, geb. Heckel, "Die Heckelgruppe," 61–65; 64, both in *Kurt Isemann*. Isemann, "Praxis," 233.

40. Isemann, Kurt, "Psychopathie und Verwahrlosung," *ZfK* 49 (1943): 43–53; 45, 51–52.

41. Isemann, Kurt. "Arzt und Erzieher," In *Bericht über den I. Internationalen Kongress für Heilpädagogik*, 258–67; 259, 260. 在这里，伊泽曼将"自闭症"视为一种性格特征，是歇斯底里的反面，而非作为独立的诊断。

42. Asperger, "Tagungsbericht," 29.

43. Leiter, "Erbanlage" and "Vererbung."

44. Ernst, Karl. "Psychiatrie des Kindes- und Jugendalters." In *Naturforschung und Medizin in Deutschland 1939–1946: Psychiatrie*, edited by Ernst Kretschmer, 215–240. Wiesbaden: Dietrich, 1948, 227, 229; Francke, Herbert. "Jugend- kriminalität." *ZfK* 49 no. 3 (1943): 110–36; 111; Heinze, "Persönlichkeiten," 175, 236, 250; Dubitscher, Fred. "Leiter, Anna: zur Vererbung von asozialen Charaktereigenschaften." *Deutsche Zeitschrift für die gesamte gerichtliche Medizin* 33 no. 1 (1941): 80–81; Schorsch, Gerhard. "Psychopathische Persönlichkeiten und psychopathische Reaktionen." In *Fortschritte der Neurologie, Psychiatrie und ihrer Grenzgebiete*, edited by A. Bostoem and K. Beringer, 69–81. Leipzig: Thieme, 1942, 74; Schliebe, Georg, and Karl Seiler. "Internationaler Literaturbericht für Erziehungswissenschaft." *Internationale Zeitschrift für Erziehung* 13 no. 4/5 (1944): 211–270; 248; Lange-Cosack. "Zeitschriftenschau." *Monatsschrift für Kriminalbiologie und Strafrechtsreform* 32 no. 11/12 (1941): 336–42; 337–38; Hans Thomae, *Persönlichkeit: eine dynamische Interpretation*, Bonn: Bouvier, 1955, 77, 80.

45. Leiter, "Erbanlage," 91, 92; 88; 92, 91.

46. Leiter, Anna. "Über bisherige Tätigkeit und Erfolg des Jugendpsychiaters im BDM." *Die Ärztin* 17 (1941), 218–23; 220; 218, 219.

47. Leiter, "Erbanlage," 92.

48. Leiter, "Erbanlage," 88, 93.

49. Asperger, "Tagungsbericht," 30.

50. Steinberg, Carius, and Himmerich, "Pfeifer," 471; Busemann, Adolf, and Hermann Stutte. "Das Porträt: Werner Villinger, 65 Jahre alt." *Unsere Jugend* 4 (1952): 381–82; Holtkamp, Martin. *Werner Villinger (1887–1961): die Kontinuität des Minderwertigkeitsgedankens in der Jugend- und Sozialpsychiatrie.* Husum: Matthiesen, 2002.

51. Castell and Gerhard, *Geschichte*, 464, 468; Schmuhl, Hans-Walter. "Zwischen vorauseilendem Gehorsam und halbherziger Verweigerung: Werner Villinger und die nationalsozialistischen Medizinverbrechen." DN 73 no. 11 (2002): 1058–63; 1060.

52. Villinger, Werner. "Erfahrungen mit der Durchführung des Erbkrankenverhütungsgesetzes an männlichen Fürsorgezöglingen." *ZfK* 44 (1935): 233–48; 237, 245; Ellger-Rüttgardt, Sieglind. *Geschichte der Sonderpädagogik.* Munich: Reinhardt, 2008, 250; Klee, Ernst. *Die SA Jesu Christi: die Kirchen im Banne Hitlers.* Frankfurt: Fischer, 1989, 92; Schmuhl, "Gehorsam," 1060–61; Castell and Gerhard, *Geschichte*, 465–67.

53. Villinger, Werner. "Erziehung und Erziehbarkeit." *ZfK* 49 (1943): 17–27; 18, 21. 例 如, Villinger, *Die biologischen Grundlagen des Jugendalters.* Eberswalde-Berlin: R. Müller, 1933, 32; Triebold, Karl, Karl Tornow, and Werner Villinger. *Freilufterziehung in Fürsorge-Erziehungsheimen.* Leipzig: Armanen, 1938, 14.

54. Villinger, "Erziehung," 21–22, 22–23.

55. Villinger, "Erziehung," 22. Villinger, Werner. "Die Notwendigkeit eines Reichsbewahrungsgesetzes vom jugendpsychiatrischen Standpunkt aus." *ZfK* 47 (1939): 1–20, 17.

56. Villinger, "Erziehung," 26.

57. Asperger, "Tagungsbericht," 29.

58. Nedoschill, Jan. "Aufbruch im Zwielicht–die Entwicklung der Kinder- und Jugendpsychiatrie in der Zeit von Zwangssterilisation und Kindereuthanasie." *PdKK* 58 no. 7 (2009): 504–16; 509–10; Schmuhl, "Gehorsam," 1062; Castell and Gerhard, Geschichte, 469–80.

59. Villinger, "Notwendigkeit," 16.

60. Wolfisberg, Carlo. *Heilpädagogik und Eugenik: zur Geschichte der Heilpädagogik in der deutschsprachigen Schweiz (1800–1950).* Zurich: Chronos, 2002, 121–36; Gröschke, Dieter. *Heilpädagogisches Handeln: eine Pragmatik der Heilpädagogik.* Bad Heilbrunn: Klinkhardt, 2008, 148.

61. Moseley, Ray. *Mussolini's Shadow: The Double Life of Count Galeazzo Ciano.* New Haven, CT: Yale UP, 1999, ix–x; 254, 255.

62. Spieler, Josef, "Freiwillige Schweiger und sprachscheue Kinder," *ZfK* 49 (1943): 39–43; 39–40, 43, 44.

63. Repond, André. "Der ärztliche heilpädagogische Dienst des Kantons Wallis." *ZfK* 49 (1943): 100–11; 105.

64. Asperger, " 'Jugendpsychiatrie,' " 352; Asperger, Hans, and Josef Feldner. "Bemerkungen zu dem Buche Praktische Kinderpsychologie von Prof. Charlotte Bühler." *ZfK* 47 (1939): 97–100. 阿斯伯格的立场在战后几乎没有变化。Asperger, Hans. "Psychotherapie in der Pädiatrie." *OZfKK* 2 (1949): 17–25; 24.

65. Geuter, *Professionalization*; Ash and Geuter, *Geschichte*; Cocks, *Psychotherapy*; Göring , M. H. "Eröffnungsansprache." In *Psyche und Leistung*, edited by Bilz, 7–10.

66. Brill, Werner. *Pädagogik der Abgrenzung: die Implementierung der Rassenhygiene im Nationalsozialismus durch die Sonderpädagogik*. Bad Heilbrunn: Klinkhardt, 2011, 25–54, 120, 156; Ellger-Rüttgardt, *Geschichte*, 256–57; Poore, Carol. *Disability in Twentieth-Century German Culture*. Ann Arbor: University of Michigan Press, 2007, 84; Hänsel, Dagmar. *Die NS-Zeit als Gewinn für Hilfsschullehrer*. Bad Heilbrunn: Klinkhardt, 2006, 97–98.

67. Brill, *Pädagogik*, 55–86, 140–57; Hänsel, NS-Zeit; Hänsel, Dagmar. "Die Deutsche Gesellschaft für Kinderpsychiatrie und Heilpädagogik im Nationalsozialismus als verkappte Fachgesellschaft für Sonderpädagogik." In *Kinder- und Jugendpsychiatrie*, 253–94.

68. Klee, Ernst. "Der blinde Fleck: wie Lehrer, Ärzte und Verbandsfunktionäre die 'Gebrechlichen' der Verstümmelung und der Vernichtung auslieferten." *Die Zeit*, 8 December 1995; Brill, *Pädagogik*, 169, 177.

69. Brill, *Pädagogik*; Poore, *Disability*, 84; Zwanziger, Fritz. "Betr. Brauchbarkeit ehemaliger Hilfsschüler im jetzigen Kriege," *dS* 7 (1940): 297.

70. Zwanziger, Fritz. "Die Beschulung des gehör- und sprachgebrechlichen Kindes im neuen Deutschland." *ZfK* 49 (1943): 14–17; 15, 16.

71. Lesch, Erwin. "Sichtung der Schulversager–eine heilpädagogische Aufgabe." *ZfK* 49 (1943): 111–15, 112, 114.

72. Bechthold, Eduard. "Die Lage auf dem Gebiete des Blindenwesens, *ZfK* 49 (1943): 71–76; 74, 73; Bechthold, Eduard. "Die Blindenanstalt im neuen Staat." *dS* 1, no. 1 (1934): 42–46, 43–44; Bechthold, Eduard. "Die Blindenfürsorge im neuen Staat," 496; Brill, *Pädagogik*, 169, 177.

73. Tornow, Karl. "Völkische Sonderpadagogik und Kinderpsychiatrie." *ZfK* 49 (1943): 76–86; 81.

74. Ellger-Rüttgardt, *Geschichte*, 259–62; Hänsel, Dagmar. " 'Erbe und Schicksal': Rezeption eines Sonderschulbuchs." *ZfP* 55 no. 5 (2009): 781–95; Tornow and Weinert, *Erbe*, 208, 159.

75. Tornow, "Sonderpadagogik," 86.

76. Tornow, "Sonderpadagogik," 80–81, 77; Landerer, Constanze. "Das sprachheilpädagogische Arbeitsfeld im Wechsel der politischen Systeme 1929–1949." TU Dortmund, 2013, 25–28, 255; Eberle, Gerhard. "Anmerkungen zu einer These Hänsels über das Verhältnis Tornows und Lesemanns während und nach der NS-Zeit." *Empirische Sonderpädagogik* 1 (2010): 78–94.

77. Tornow, "Sonderpadagogik," 81.

78. Asperger, "Tagungsbericht," 30, 29.

79. Dickinson, *Politics*; Wetzell, *Inventing*.

80. Francke, Herbert. "Ansprachen und Begrüssungen," *ZfK* 49 (1943): 6–8; 6, 7.

81. Willing, Matthias. *Das Bewahrungsgesetz (1918–1967): eine rechtshistorische Studie zur Geschichte der deutschen Fürsorge.* Tübingen: Siebeck, 2003.

82. Peukert, Detlev. *Grenzen der Sozialdisziplinierung: Aufstieg und Krise der deutschen Jugendfürsorge von 1878 bis 1932.* Cologne: Bund, 1986, 251; Dickinson, *Politics*, 198–99.

83. 1934 年 8 月至 1936 年早期，总计有 137 名儿童曾关押于他的拘禁中心，其中超过 80% 是女孩。

84. Kuhlmann, Carola. *Erbkrank oder erziehbar?: Jugendhilfe als Vorsorge und Aussonderung in der Fürsorgeerziehung in Westfalen von 1933–1945.* Weinheim: Juventa, 1989, 44; Willing, *Bewahrungsgesetz*, 147, 117.

85. Fritz, " 'Jugendschutzlager,' " 314; Malina, "Kindheit," 102; Czech, "Selektion," 178. Schikorra, "Zusammenspiel," 93–95.

86. Dickinson, *Politics*, 221.

87. Hecker, Walther. "Neugliederung der öffentlichen Ersatzerziehung nach Erbanlage und Erziehungserfolg." *ZfK* 49 (1943): 28–39; 33–34.

88. Hecker, "Neugliederung," 33, 35; Köster, Markus. *Jugend, Wohlfahrtsstaat und Gesellschaft im Wandel: Westfalen zwischen Kaiserreich und Bundesrepublik.* Paderborn: F. Schöningh, 1999, 227, 227 fn 151.

89. Asperger, "Tagungsbericht," 29.

90. Hamburger, Franz. "Aussprache." *ZfK* 49 (1943): 116–17; 117.

91. Schröder, Paul. "Schluß," *ZfK* 49 (1943): 118.

92. Stutte, "30 Jahre," 314.

93. Stutte, "Anfänge," 190; Müller-Küppers, "Geschichte."

94. "Mitteilungen." *P-NW* 43 no. 21 (1941): 218; Rüden, Ernst, Pelte, and H. Creutz. "6. Jahresversammlung der Gesellschaft Deutscher Neurologen und Psychiater, Würzburg." *P-NW* 43 (1941): 359–60; 359; Schröder, Paul. "Zu diesjährigen Tagung der Deutschen Gesellschaft für Kinderpsychiatrie und Sonderpädagogik." *dS* 8 no. 4 (1941): 248. 这次大会原本是作为德国神经学和精神病学界第六次年会的一部分（召开时间为 1941 年 10 月 5 日至 7 日）。 Schröder, "Gründung."

95. Benzenhöfer, Udo. "Der Briefwechsel zwischen Hans Heinze (Görden) und Paul Nitsche (1943/44)." In *Dokumente zur Psychiatrie im Nationalsozialismus*, edited by Thomas Beddies and Kristina Hübener, 271–85. Berlin: Be.bra, 2003; Nedoschill, Jan, and Rolf Castell. "Der Vorsitzende der Deutschen Gesellschaft für Kinderpsychiatrie und Heilpädagogik im Zweiten Weltkrieg." *PdKK* 3 (2001): 228–37; Castell and Gerhard, *Geschichte*, 77–87; Schepker, Klaus, Sascha Topp, and Heiner Fangerau. "Wirren um Paul Schröder, Werner Villinger und Hans Heinze: die drei Vorsitzenden der Deutschen Gesellschaft für Kinderpsychiatrie und Heilpädagogik zwischen 1940 und 1945," *DE* 88 no. 3 (2017): 282–90; Schmuhl, *Gesellschaft*, 347–54.

第六章

1. 协会和之前特奥多尔·黑勒于 1935 年创立的"奥地利康复教育协会"（Austrian Society for Curative Education）之间几乎没有相似之处。黑勒于德奥合并之际自杀。

Gröger, "Ideengeschichte," 34; Hubenstorf, "Emigration," 109; Ertl, "NS-Euthanasie," 127; Topp, Sascha. "Kinder- und Jugendpsychiatrie in der Nachkriegszeit." In *Kinder- und Jugendpsychiatrie*, 295–446; 309.

2. Ertl, "NS-Euthanasie," 132.

3. Czech, Herwig. *Erfassung, Selektion und "Ausmerze": das Wiener Gesundheitsamt und die Umsetzung der nationalsozialistischen "Erbgesundheitspolitik" 1938 bis 1945.* Vienna: Deuticke, 2003, 95.

4. Jekelius, Erwin. "Grenzen und Ziele der Heilpädagogik." *WkW* 55, no. 20 (1942): 385–86, 386.

5. Jekelius, "Grenzen," 385.

6. Ertl, "NS-Euthanasie," 6, 25. 汉斯·贝尔塔是维也纳的另一名 T4 计划 "专家"。

7. Ertl, "NS-Euthanasie," 72.

8. Dahl, Endstation, 35; Ertl, "NS-Euthanasie," 166; Frankl, Viktor E. *Man's Search for Meaning.* Boston: Beacon, 2006, 133.

9. "Schwer erziehbare Kinder sind noch lange nicht schlechte Kinder." (*Österreichische*) *Volks-Zeitung*, 20 October 1940, 4. 此 外: " 'Strawanzer' und 'Schulstürzer' sind noch keine Verbrecher." Kleine Volks-Zeitung. Sunday, 20 October 1940, no. 290, 9.

10. Schödl, Leo. "Borgia-Rummel in Lainz," *Völkischer Beobachter*, 2 November 1940, 7. Emphasis in original.

11. Dahl, *Endstation*, 33. *Luftpost* 19, 23 September 1941. Quoted: Czech, "Zuträger," 42.

12. Vörös, Lukas. "Kinder- und Jugendlicheneuthanasie zur Zeit des Nationalso- zialismus am Wiener Spiegelgrund," University of Vienna, 2010, 47; Malina, " 'Fangnetz,' " 82; Neugebauer, Wolfgang. "Wiener Psychiatrie und NS- Verbrechen." Vienna: DÖW, 1997.

13. *Neues Österreich*, 18 July 1946. 转引： Ertl, "NS-Euthanasie," 147.

14. Ertl, "NS-Euthanasie," 100. (Jekelius to Novak, 07.09.1941, DÖW 20 486/4). Hubenstorf, "Emigration," 159–60.

15. Ertl, "NS-Euthanasie," 127. Frankl, *Man's Search*, 133.

16. 耶克尔柳斯的审讯协议书，1948 年 7 月 8 日。转引： Ertl, "NS-Euthanasie," 149; Evans, Richard. *Lying about Hitler: History, Holocaust, and the David Irving Trial.* New York: Basic, 2001, 129; Knopp, Guido. *Geheimnisse des "Dritten Reichs,"* Munich: Bertelsmann, 2011, 38–9; "Journal Reveals Hitler's Dysfunctional Family." *The Guardian*, 4 August 2005.

17. Ertl, "NS-Euthanasie," 141–42. Jekelius after 1942: Hubenstorf, Michael. "Kontinuität und Bruch in der Medizingeschichte: Medizin in Österreich 1938 bis 1955." In *Kontinuität und Bruch*, 299–332; 328–29. T4 personnel in the Final Solution: Friedlander, Henry. "Euthanasia and the Final Solution." In *The Final Solution: Origins and Implementation*, edited by David Cesarani, 51–61: London; New York: Routledge, 2002, 54–5; Berger, Sara. *Experten der Vernichtung: das T4-Reinhardt-Netzwerk in den Lagern Belzec, Sobibor und Treblinka.* Hamburg: Hamburger Edition, 2013.

18. 人事资料： WStLA 1.3.2.202.A5 P: H.

19. Asperger, "Erlebtes Leben," 217.

20. 细节信息： Hubenstorf, "Emigration," 149–51. Seidler, Eduard. "... vorausgesetzt, dass Sie Arier sind... : Franz Hamburger (1874–1954) und die Deutsche Gesellschaft für Kinderheilkunde." In *90 Jahre Universitäts-Kinderklinik*, 44–52.

21. 例如, Hamburger, "Die Mütterlichkeit." *WkW* 55 no. 46 (1942): 901–5; "Die Väterlichkeit." WkW 56 no. 17/18 (1943): 293–95; "Schonung und Leistung." *WkW* 51 no. 37 (1938): 986–87; "Aufzucht und Erziehung unserer Kinder." *WkW* 55 no. 27 (1942): 522–26; Hubenstorf, "Emigration," 136–47; Wolf, Vernunft, 418–35.

22. Hamburger, Franz, "Kindergesundheitsführung," *WkW* 52 (1939): 33–35, 33. 自 1937 年至 1940 年间, 维也纳的出生率增至三倍, 每年出生人数从每年 10032 人增长到 30330 人。 Czech, "Welfare," 326.

23. Czech, "Zuträger," 35 (36–40).

24. Czech, Herwig. "Beyond Spiegelgrund and Berkatit: Human Experimentation and Coerced Research at the Vienna School of Medicine, 1939 to 1945." In Paul Weindling, ed. *From Clinic to Concentration Camp: Reassessing Nazi Medical and Racial Research, 1933–1945*. New York: Taylor & Francis, 2017, 141, 142; Türk, Elmar. "Vitamin-D-Stoß-Studien." *AfK* 125 (1942): 1–31.

25. Hamburger, Franz. "Protokoll der Wiener Medizinischen Gesellschaft." *WkW* 55, no. 14 (1942): 275–77, 275; Türk, Elmar. "Über BCG-Immunität gegen kutane Infektion mit virulenten Tuberkelbazillen." *MK* 38 no. 36 (1942): 846–47. 概述: Czech, "Beyond," 141.

26. "Fachgruppe für ärztliche Kinderkunde der Wiener medizinischen Gesellschaft–Sitzung vom 11. November 1942." *Medizinische Klinik* 39 (1943): 224–25; 224; Häupl, *Kinder*, 177–78.

27. 这项结核病研究是经由维也纳公共卫生办公室协调进行, 是帝国一项更大的举措的一部分。其他的主要研究地位于考夫博伊伦和柏林。 Dahl, Matthias. "'... deren Lebenserhaltung für die Nation keinen Vorteil bedeutet.' Behinderte Kinder als Versuchsobjekte und die Entwicklung der Tuberkulose-Schutzimpfung." *Medizinhistorisches Journal* 37 no. 1 (2002): 57–90. Czech, Herwig. "Abusive Medical Practices on 'Euthanasia' Victims in Austria during and after World War II." In *Human Subjects Research after the Holocaust*, 109–26. Cham: Springer, 2014, 112–20.

28. "Fachgruppe für ärztliche Kinderkunde," 224. Also: Hamburger, "Verhandlungen," 275. Postwar: Türk, Elmar. "Pockenschutzimpfung–kutan oder subkutan?" *OZfKK* 10 no. 3–4 (1954): 322–29; Türk, Elmar. "Über die spezifische Dispositionsprophylaxe im Kindesalter (Tuberkulose-Schutzimpfung)." *Deutsches Tuberkulose-Blatt* 18 no. 2 (1944): 1–28.

29. Koszler, "Franz Hamburger," 391; Chiari. "Lebensbild–Franz Hamburger zum 80. Geburtstag." *MmW* 96 no. 33 (1954): 928.

30. 转引: Czech, "Beyond," 143.

31. Czech, "Beyond," 143–44. Goll, Heribert. "Zur Frage: Vitamin A und Keratomalazie beim Säugling." *MmW* 88 (1941): 1212–14; Goll, Heribert, and L. Fuchs. "Über die Vitamin A-Reserven des Säuglings." *MmW* 89 (1942): 397–400.

32. Hubenstorf, "Emigration," 120–1.

33. Franz A. Hamburger to Asperger, 5 October 1962. 转引: Hubenstorf, "Emigration," 192.

34. H. O. Glattauer, "Menschen hinter grossen Namen," Salzburg 1977, WStLA 3.13.A1-A: A; ORF Radio, Hans Asperger, 1974.

35. Asperger, " 'Jugendpsychiatrie,' " 355.

36. Castell, *Geschichte*, 349.

37. Asperger, " 'Jugendpsychiatrie,' " 355.

38. Castell, *Geschichte*, 349; Friedlander, *Origins*, 57.

39. *Völkischer Beobachter*, 8/1 (1942). 转引：Ertl, "NS-Euthanasie," 88.

40. Völkischer Beobachter, 8/1 (1942). 转引：Ertl, "NS-Euthanasie," 88. 名称：Heilpädagogische Klinik der Stadt Wien "Am Spiegelgrund."

41. Hubenstorf, "Tote," 418 (323).

42. Czech, Herwig, "Selektion und Kontrolle: 'Der Spiegelgrund'als zentrale Institution der Wiener Fürsorge." In *Zwangssterilisierung zur Ermordung*, vol. 2, 165–88; 171; Czech, "Zuträger," 33; Koller, Birgit. "Die mediale Aufarbeitung der Opfer-Täter-Rolle in der Zweiten Republik dargestellt anhand des Spielfilms *Mein Mörder*." University of Vienna, 2009, 69.

43. Thomas, Florian, Alana Beres, and Michael Shevell. " 'A Cold Wind Coming': Heinrich Gross and Child Euthanasia in Vienna." *JCN* 21 no. 4 (2006): 342–48; 344.

44. Hübener, Kristina, and Martin Heinze. *Brandenburgische Heil- und Pflegeanstalten in der NS-Zeit*. Berlin: Be.bra, 2002; Falk, Beatrice, and Friedrich Hauer. *Brandenburg-Görden: Geschichte eines psychiatrischen Krankenhauses*. Berlin-Brandenburg: Be.bra, 2007, 69–132. Gröger, Helmut, and Heinz Pfolz. "The Psychiatric Hospital Am Steinhof in Vienna in the Era of National Socialism." In *On the History of Psychiatry in Vienna*, edited by Eberhard Gabriel, Helmut Gröger, and Siegfried Kasper, 102–9. Vienna: Brand- stätter, 1997, 106; Friedlander, *Origins*, 49.

45. Dahl, *Endstation*, 44.

46. Asperger, " 'Jugendpsychiatrie,' " 355.

47. Czech, "Abusive," 116. 此外：Czech, Herwig. "Nazi Medical Crimes at the Psychiatric Hospital Gugging: Background and Historical Context." Vienna: DÖW, 2008, 14–15; Neugebauer, Wolfgang. "Zur Rolle der Psychiatrie im Nationalsozialismus (am Beispiel Gugging)." In *Aufgabe, Gefährdungen und Versagen der Psychiatrie*, edited by Theodor Meißsel and Gerd Eichberger, 188–206. Linz: Edition pro mente, 1999.

48. Mühlberger, "Denken," 46; Czech, "Hans Asperger," 27; Hubenstorf, "Emigration," 172.

49. 例如赫尔曼·G、约翰·Z和海因茨·P的案例；Malina, Peter. "Die Wiener städtische Erziehungsanstalt Biedermannsdorf als Institution der NS-Fürsorge–Quellenlage und Fallbeispiele." In *Verfolgte Kindheit*, 263–76; 267; Malina, "Geschichte," 171; Malina, "Fangnetz," 85.

50. Malina, "Erziehungsanstalt," 267.

51. Dahl, *Endstation*, 57.

52. Häupl, *Kinder*, 18; Ertl, "NS-Euthanasie," 101.

53. Ertl, "NS-Euthanasie," 99. Böhler, Regina. "Die Auswertung der Kinderkarteikarten des Geburtenjahrganges 1931 der Wiener Kinderübernahmestelle," 203–34; 226, 227, and Jandrisits, Vera. "Die Auswertung der Kinderkarteikarten des Geburtenjahrganges 1938 der Wiener Kinderübernahmestelle." 235–62, 250. 两处均出自 *Verfolgte Kindheit*。

54. Häupl, *Kinder*, 316–17.

55. Häupl, *Kinder*, 98–99. 照片在按字母顺序排列的附录中。

56. Häupl, *Kinder*, 125–26.

57. Häupl, *Kinder*, 344–45.

58. Hager, "Hans Asperger." Ertl, "NS-Euthanasie," 100.

59. *Dr. Rohracher* (Signature), Univ. Kinderklinik in Wien, "Grohmann Elfriede, geb. 16.5.1930," 22 May 1944. WStLA 1.3.2.209.1.A47. HP: EG. Arche (Bezirkshauptmann) to Kinderübernahmsstelle, "Mj. Schaffer Margarete," 24 September 1941. WStLA 1.3.2.209.1.A47. B.H.2_B.J.A.2/B. HP: MS.

60. Häupl, *Kinder*, 496.

61. Donvan and Zucker, *Different*, 339, citing Herwig Czech.

62. Häupl, *Kinder*, 496–97. 赫维希·切赫还凭借文件记录证实了阿斯伯格直接将赫塔·施赖伯转移到斯皮格朗地。Czech, "Hans Asperger," 28.

63. Häupl, *Kinder*, 495–96.

64. Häupl, *Kinder*, 495–96; Czech, "Selektion und Auslese," 182.

65. Häupl, *Kinder*, 495–96; Czech, "Selektion und Auslese," 182.

第七章

1. 家族史：Bezirkshauptmannschaft für den 24./25. Bezirk Wohlfahrtsamt, Dienstelle Liesing to heilpädagogische Abteilung der Kinderklinik, "Berka Christine," 30 May 1942; Univ.-Kinderklinik in Wien, "Berka, Christine"; 两处均引用 WStLA 1.3.2.209.1.A47 HP: CB.

2. Reichart and Weigt, K.L.D. - Lager, "Hotel Roter Hahn," to Wohlfahrtsamt Liesig, 30 May 1942. WStLA 1.3.2.209.1.A47. HP: CB.

3. Reichart and Weigt, 30 May 1942.

4. 24./25. Bezirk Wohlfahrtsamt, Dienstelle Liesing, 30 May 1942. Reichart and Weigt, 30 May 1942.

5. Handwritten notes; "Status," all WStLA 1.3.2.209.1.A47. HP: CB.

6. Berka, Christine, drawing. WStLA 1.3.2.209.1.A47. HP: CB.

7. Berka, Christine, statement, WStLA 1.3.2.209.1.A47. HP: CB.

8. "Nimm ein haarsieb und spare–auch mit Menschenseelen!" *Das Kleine Volksblatt*, 11 September 1940, 8.

9. Asperger, " 'Psychopathen,' " 76.

10. Asperger, Hans, "Berka Christine, 30.6.1928," 14 July 1942. WStLA 1.3.2.209.1.A47. HP: CB.

11. Asperger, Hans, Handwritten diagnosis. 此外：Univ.-Kinderklinik in Wien, "Berka, Christine." Both WStLA 1.3.2.209.1.A47. HP: CB.

12. Asperger, Hans, "Berka Christine, 30.6.1928."

13. "Gutachten über Berka, Christine, geb. 30.6.1928," 21 May 1943 (183P 241/42). WStLA 1.3.2.209.1.A47. HP: CB.

14. Handwirtten observation notes. WStLA 1.3.2.209.1.A47. HP: CB.

15. Kreissachbearbeiterin f. Jugendhilfe, NSDAP Gau Niederdonau, Kreisleitung Neunkirchen, Amt für Volkswohlfahrt, Abt. III Jugend to Dr. Aßberger,z. Hd. Frau Dr. Rohracher, allgemeine Krankenhaus Klinik, "Jgl. Elfriede Grohmann," 5 April 1944. WStLA 1.3.2.209.1.A47 WStLA 1.3.2.209.1.A47 HP: EG.

16. "Grohmann, Elfriede, geb. 16.5.1930," 22 May 1944. WStLA 1.3.2.209.1.A47 HP: EG; Kreissachbearbeiterin f. Jugendhilfe, Kreisleitung Neunkirchen, "Jgl. Elfriede

Grohmann," 5 April 1944.

17. Kreissachbearbeiterin f. Jugendhilfe, Kreisleitung Neunkirchen, "Jgl. Elfriede Grohmann," 5 April 1944.

18. Handwritten report, "Grohmann Elfriede 13 ¼ J. aufg. am 11.IV.44."

19. Handwritten notes, "Status," 15 May 1944. WStLA 1.3.2.209.1.A47. HP: EG.

20. Kreissachbearbeiterin f. Jugendhilfe, Kreisleitung Neunkirchen, "Jgl. Elfriede Grohmann," 5 April 1944.

21. *Dr. Rohracher* (Signature), "Grohmann Elfriede," 22 May 1944. Kreissachbearbeiterin f. Jugendhilfe, Kreisleitung Neunkirchen, "Jgl. Elfriede Grohmann," 5 April 1944.

22. Rohracher, "Grohmann Elfriede," 22 May 1944.

23. Illing, "Gutachtliche Äusserung über Margarete Schaffer, geb. 13.10.1927," 9 March 1943. WStLA 1.3.2.209.1.A47. HP: MS.

24. Arche to Kinderübernahmsstelle, "Mj. Schaffer Margarete," 24 September 1941. Bezirkshauptmann (Arche) to Universitäts-Kinderklinik (Heilpädagogische-Abteilung), "Schaffer Margarete," 21 August 1941. B.H. 2-B.J.A. 2/L, WStLA 1.3.2.209.1.A47. HP: MS.

25. Arche, "Schaffer Margarete," 21 August 1941.

26. Penkler to Kinderübernahmsstelle, "Mj. Schaffer Margarete," 22 December 1942. WStLA 1.3.2.209.1.A47. B.H.2-B.J.A.2/L. HP: MS. Arche, "Schaffer Margarete," 21 August 1941.

27. Arche, "Schaffer Margarete," 21 August 1941.

28. Kreissachbearbeiterin f. Jugendhilfe, Kreisleitung Neunkirchen, "Jgl. Elfriede Grohmann," 5 April 1944. Arche, "Schaffer Margarete," 21 August 1941.

29. 第 三 帝 国 中 的 性 别 角 色: Heineman, Elizabeth. *What Difference Does a Husband Make? Women and Marital Status in Nazi and Postwar Germany*. Berkeley: University of California Press, 1999; Stephenson, Jill. *Women in Nazi Germany*. Harlow; New York: Longman, 2001; Bridenthal, Renate, Atina Grossmann, and Marion Kaplan, eds. *When Biology Became Destiny: Women in Weimar and Nazi Germany*. New York: Monthly Review Press, 1984; Stibbe, Matthew. *Women in the Third Reich*. London; New York: Arnold, 2003. In Austria: Gehmacher, Johanna. *Völkische Frauenbewegung: deutschnationale und nationalsozialistische Geschlechterpolitik in Österreich*. Vienna: Döcker, 1998.

30. Asperger, " 'Psychopathen,' " 86 (40).

31. Asperger, " 'Psychopathen,' " 86 (39).

32. Asperger, " 'Psychopathen,' " 97 (51).

33. Asperger, " 'Psychopathen,' " 96 (51).

34. Asperger, " 'Psychopathen,' " 124, 121 (79, 77).

35. Asperger, " 'Psychopathen,' " 109, 92, 121 (65, 47, 77). 类似可见: 113 (69).

36. Asperger, " 'Psychopathen,' " 87, 88, 86 (43, 40).

37. Asperger, " 'Psychopathen,' " 90, 86 (46).

38. Asperger, " 'Psychopathen,' " 96 (51).

39. Asperger, " 'Psychopathen,' " 105, 104 (61, 59).

40. Asperger, " 'Psychopathen,' " 111, 109, 125, 121 (66, 65, 81, 77).

41. Pine, Lisa. *Nazi Family Policy, 1933–1945*. Oxford; New York: Berg, 1997, 117–46.

42. Asperger, " 'Psychopathen,' " 86, 87 (40, 41).

43. Asperger, " 'Psychopathen,' " 87, 112 (42, 68).

44. Asperger, " 'Psychopathen,' " 97 (51–52).

45. Asperger, " 'Psychopathen,' " 128–29 (84).

46. Asperger, " 'Psychopathen,' " 129 (84).

47. Asperger, " 'Psychopathen,' " 76.

48. Dr. R., Univ. Kinderklinik in Wien to Gaujugendamt Wien, Abt. F 2-Scha- 5/44, "Schaffer Margarete, geb. 13.10.1927," 13 June 1944; Handwritten note, "Schaffer Margarete, geb. 13.10.1927," 18 April 1944; 两处均载于 WStLA 1.3.2.209.1.A47. HP: MS.

49. Dr. Rohracher, "Grohmann Elfriede," 22 May 1944. Handwritten notes, 1944. WStLA 1.3.2.209.1.A47; Handwritten notes, "Status," 15 May 1944. WStLA 1.3.2.209.1.A47; 两处均载于 HP: EG.

50. Asperger, " 'Psychopathen,' " 88, 91, 86, (43).

51. Asperger, " 'Psychopathen,' " 101, 102, 97 (56, 57, 52).

52. Asperger, " 'Psychopathen,' " 105, 111, 110 (61, 67, 66).

53. Asperger, " 'Psychopathen,' " 86 (40).

54. Asperger, " 'Psychopathen,' " 101, 97 (57, 51).

55. Rohracher, "Grohmann Elfriede," 22 May 1944. Handwritten report, "Grohmann Elfriede 13 ¾ J. aufg. am 11.IV.44," WStLA 1.3.2.209.1.A47. HP: EG. Illing, "Gutachtliche Äusserung," 9 March 1943.

56. Asperger, " 'Psychopathen,' " 88, 96 (43, 51).

57. Rohracher, "Grohmann Elfriede," 22 May 1944;Handwritten report, "Grohmann Elfriede 13 ¾ J. aufg. am 11.IV.44."

58. Luckesi and Asperger, Univ.-Kinderklinik, "Schaffer Margarete, geb. 13.10.1927." 23 August 1941; B.H. 2-B.J.A.2/L. WStLA 1.3.2.209.1.A47. HP: MS.

59. Asperger, " 'Psychopathen,' " 97, 124 (79).

60. Handwritten report, "Grohmann Elfriede 13 ¾ J. aufg. am 11.IV.44." Penkler, "Mj. Schaffer Margarete," 22 December 1942.

61. Handwritten report, "Grohmann Elfriede 13 ¾ J. aufg. am 11.IV.44." Handwritten notes, "Status," 15 May 1944.

62. Grohmann, Elfriede, to Katharina Grohmann; Grohmann, Elfriede, to Viktorine Zak. 5 May 1944. 两处均载自：WStLA 1.3.2.209.1.A47. HP: EG.

63. Handwritten report, "Grohmann Elfriede 13 ¾ J. aufg. am 11.IV.44."

64. Grohmann, Elfriede, to Dr. Auhlehner. WStLA 1.3.2.209.1.A47. HP: MS.

65. Handwritten report, "Grohmann Elfriede 13 ¾ J. aufg. am 11.IV.44."

66. Rohracher, "Grohmann Elfriede," 22 May 1944.

67. Rohracher, "Grohmann Elfriede," 22 May 1944.

68. Rohracher, "Grohmann Elfriede," 22 May 1944.

69. Grohmann, Elfriede, to Ferdinand [Grohmann]. WStLA 1.3.2.209.1.A47. HP: EG. Grohmann, Elfriede, to Katharina Grohmann.

70. Luckesi and Asperger, Univ.-Kinderklinik, "Schaffer Margarete, geb. 13.10.1927." 23 August 1941. Arche, "Mj. Schaffer Margarete," 24 September 1941; Luckesi and Asperger,

"Schaffer Margarete, geb. 13.10.1927." 23 August 1941.

71. Arche, "Mj. Schaffer Margarete," 24 September 1941.

72. Dr. Margarete Hübsch, Anstaltsoberärtzin, and Dr. Helene Jockl, Abteilungsärztin, "Margarete Schaffer, geb.13.X.1927," Gutachtens der Wr. städt. Erziehungsanstalt am Spiegelgrund, 4 May 1942. WStLA 1.3.2.209.1.A47. HP: MS.

73. Hübsch and Jockl, "Margarete Schaffer, geb.13.X.1927," 4 May 1942; Direktor der Kinderübernahmsstelle to Direktion der Univ. Kinderklinik Wien Heilpäd. Station, 20 April 1944. WStLA 1.3.2.209.1.A47. HP: MS. Penkler, "Mj. Schaffer Margarete," 22 December 1942; Hübsch and Jockl, "Margarete Schaffer, geb.13.X.1927," 4 May 1942.

74. Hübsch and Jockl, "Margarete Schaffer, geb.13.X.1927," 4 May 1942. Sterilization at Steinhof: Spring, " 'Patient.' " Direktor der Kinderübernahmsstelle, 20 April 1944.

75. Penkler, "Mj. Schaffer Margarete," 22 December 1942.

76. Illing, "Gutachtliche Äusserung," 9 March 1943.

77. Direktor der Kinderübernahmsstelle, 20 April 1944. Handwritten note, "Schaffer Margarete," 18 April 1944.

78. R., Univ. Kinderklinik in Wien, "Schaffer Margarete," 13 June 1944.

79. Handwritten note, "Schaffer Margarete," 18 April 1944.

80. Schaffer, Margarete, to Schwester Neuenteufel [1944]. WStLA 1.3.2.209.1.A47. HP: MS.

81. Schaffer, Margarete, to Franz Schaffer, [1944]. WStLA 1.3.2.209.1.A47. HP: MS.

82. Schaffer, Margarete, Drawing. 19 April 1944. WStLA 1.3.2.209.1.A47. HP: MS.

83. R., Univ. Kinderklinik in Wien, "Schaffer Margarete," 13 June 1944. Handwritten note, "Schaffer Margarete," 18 April 1944.

84. R., Univ. Kinderklinik in Wien, "Schaffer Margarete," 13 June 1944. Winkelmayer, "Gutachten der Erziehungsberatung über Margarete Schaffer, geb. 13.10.1927, seit 23.3.44 Luisenheim," 29 March 1944. WStLA 1.3.2.209.1.A47. HP: MS.

85. R., Univ. Kinderklinik in Wien, "Schaffer Margarete," 13 June 1944. Universitäts-Kinderklinik in Wien, Biographical Information. WStLA1.3.2.209.1.A47. HP: MS. R., Univ. Kinderklinik in Wien, "Schaffer Margarete," 13 June 1944. 此外：Handwritten note, "Schaffer Margarete," 18 April 1944. Winkelmayer, "Gutachten der Erziehungsberatung," 29 March 1944.

86. Handwritten note, "Schaffer Margarete," 18 April 1944.

87. Asperger, " 'Psychopathen,' " 95–96, 94 (50, 49).

88. Asperger, " 'Psychopathen,' " 123, 103 (79, 58).

89. Asperger, " 'Psychopathen,' " 93.

90. Asperger, " 'Psychopathen,' " 90, 82–83. 在这里，阿斯伯格的论述是建立在他的导师汉布格尔的 "胸腺激素自动性"（thymogen automatism）概念之上。Hamburger, Franz, *Die Neurosen des Kindesalters*. Vienna: Urban & Schwarzenberg, 1939; Asperger, " 'Psychopathen,' " 93.

91. Asperger, " 'Psychopathen,' " 128, 130 (84, 85).

92. Asperger, " 'Psychopathen,' " 130, 129 (85, 84).

93. Asperger, " 'Psychopathen,' " 130 (85).

94. Asperger, " 'Psychopathen,' " 129 (85, 84).

95. Weygandt, Wilhelm. "Talentierte Schwachsinnige und ihre erbgesetzliche Bedeutung." *ZfNP*

161 no. 1 (1938): 532–34; 534; Tramer, "Einseitig"; Kirmsse, Max. *Talentierte Schwachsinnige: mit besonderer Berücksichtigung des Berner Gottfried Mind (Katzenraffael).* Bern: Sonder-Abdrück, 1911; Weygandt, Wilhelm. *Der jugendliche Schwachsinn: seine Erkennung, Behandlung und Ausmerzung.* Stuttgart: Enke, 1936, 94. 对 "天才的低能者" 的描述: 88–94. Schmuhl, "Gehorsam," 1059。

96. Schaffer, Margarete, Dictation and handwriting sample. [1944] WStLA 1.3.2.209.1.A47. HP: MS.

97. Asperger, " 'Psychopathen,' " 106 (62).

98. Asperger, " 'Psychopathen,' " 115 (70–71).

99. Asperger, " 'Psychopathen,' " 89.

100. Asperger, " 'Psychopathen,' " 97–98, 99 (52, 54).

101. Asperger, " 'Psychopathen,' " 106, 115 (62, 71).

102. Handwritten note, "Schaffer Margarete," 18 April 1944. Hübsch and Jockl, "Margarete Schaffer," 4 May 1942.

103. R., Univ. Kinderklinik in Wien, "Schaffer Margarete," 13 June 1944. Handwritten note, "Schaffer Margarete," 18 April 1944.

104. Asperger, " 'Psychopathen,' " 86, 104, 97–98 (59, 52).

105. Asperger, " 'Psychopathen,' " 87–88, 97–98, 105 (42, 52, 60–61).

106. R., Univ. Kinderklinik in Wien, "Schaffer Margarete," 13 June 1944.

107. Asperger, " 'Psychopathen,' " 89 (45).

108. Asperger, " 'Psychopathen,' " 89, 90 (44, 45).

109. Asperger, " 'Psychopathen,' " 99 (53, 54).

110. Asperger, Hans, "Berka Christine," 14 July 1942.

111. Asperger, " 'Psychopathen,' " 117, 116 (74, 73).

112. Asperger, " 'Psychopathen,' " 116 (72–73).

113. Asperger, " 'Psychopathen,' " 111–12.

114. Asperger, " 'Psychopathen,' " 114 (70).

115. Asperger, " 'Psychopathen,' " 97, 87 (52, 42). 类似可见: Ernst: 105 (60).

116. Asperger, " 'Psychopathen,' " 111, 110 (67, 66, 65).

117. Asperger, " 'Psychopathen,' " 123, 97, 96 (79, 52, 51).

118. Asperger, " 'Psychopathen,' " 102 (57; 63).

119. Asperger, " 'Psychopathen,' " 89, 102, 96 (57, 63, 51). 类似可见: Hellmuth: 110 (66).

120. Asperger, " 'Psychopathen,' " 126 (82).

121. Asperger, " 'Psychopathen,' " 93, 112 (45–46, 68).

122. Asperger, " 'Psychopathen,' " 84 (37).

123. Asperger, " 'Psychopathen,' " 135 (89–90).

124. Asperger, " 'Psychopathen,' " 135 (90).

125. Hamburger, "Aussprache," 117.

126. Jekelius, "Grenzen," 386.

127. Asperger, " 'Psychopathen,' " 118 (74).

128. Asperger, " 'Psychopathen,' " 132, 133, 134 (87, 88, 89). 类似可见: 117 (74).

129. Asperger, " 'Psychopathen,' " 133 (88).

130. Asperger, " 'Psychopathen,' " 118, 134, 133 (74, 89, 88).

131. Asperger, " 'Psychopathen,' " 132, 108, 107 (87, 64, 62).

132. Asperger, " 'Psychopathen,' " 118 (75).

133. Asperger, " 'Psychopathen,' " 132 (87).

134. Asperger, " 'Psychopathen,' " 103, 108, 111 (58, 64, 67).

135. Asperger, " 'Psychopathen,' " 107 (63). 维也纳的 "不合群的人" : Seliger, Maren. "Die Verfolgung normabweichenden Verhaltens im NS-System. Am Beispiel der Politik gegenüber 'Asozialen' in Wien." *Österreichische Zeitschrift für Politikwissenschaft.* (1991): 409–29.

第八章

1. Lehmann, Oliver, and Traudl Schmidt. In *den Fängen des Dr. Gross: das misshandelte Leben des Friedrich Zawrel.* Vienna: Czernin, 2001, 68.

2. Gedenkstätte Steinhof, *The War Against the "Inferior": On the History of Nazi Medicine in Vienna,* "Friedrich Zawrel." 采访 : http://gedenkstaette steinhof.at/en/interview.

3. Ertl, "NS-Euthanasie," 85. Riegele, Brigitte, "Kindereuthanasie in Wien 1940–1945," In *Die ermordeten Kinder,* 25–46; 30. "死亡手册" 保存于维也纳城市及省档案馆（WStLA）, 也可在以下网址查阅: http://gedenkstaettesteinhof.at/en/BookoftheDead/book-dead.

4. Neugebauer, "Klinik," 302–303. Dahl, *Endstation,* 131.

5. Czech, "Zuträger," 29. 筛选过程: Ertl, "NS-Euthanasie," 97, 102–4.

6. Krenek, Hans. "Beitrag zur Methode der Erfassung von psychisch auffälligen Kindern und Jugendlichen." *AfK* 126 (1942): 72–84; 73.

7. Gedenkstätte Steinhof, "Alfred Grasel."

8. 占从维也纳转院至斯皮格朗地的受害者数的 60%。 Dahl, *Endstation,* 57–58.

9. Dahl, Endstation, 55, 50–51.

10. Gedenkstätte Steinhof, "Ferdinand Schimatzek."

11. Gedenkstätte Steinhof, "Alois Kaufmann." 参见南加州大学大屠杀基金会研究所阿洛伊斯·考夫曼词。视觉历史档案（VHA）采访编码 : 45476. http:// collections. ushmm.org/search/catalog/vha45476. Kaufmann, Alois. *Spiegelgrund, Pavillion 18: ein Kind im NS-Erziehungsheim.* Vienna: Gesellschaftskritik, 1993, and Dass ich dich finde: Kind am Spiegelgrund; Gedichte. Vienna: Theodor-Kramer, 2006; Kaufmann, Alois, Mechthild Podzeit-Lütjen, and Peter Malina. *Totenwagen: Kindheit am Spiegelgrund.* Vienna: Mandelbaum, 2007.

12. Gedenkstätte Steinhof, "Franz Pulkert."

13. Gedenkstätte Steinhof, "Karl Uher," Zawrel.

14. Czech, "Zuträger," 29; Ertl, "NS-Euthanasie," 102–4. 在德国对残疾的定义, Poore, *Disability,* 1–151. 至少有 4 名在斯皮格朗地遇害的儿童是犹太人, 但是在儿童安乐死计划中犹太人既非被灭绝的对象, 也不属于被消灭的类别。Neugebauer, Wolfgang. "Juden als Opfer der NS-Euthanasie in Wien 1940–1945." In *Zwangssterilisierung zur Ermordung,* vol. 2, 99–111; 105.

15. Gedenkstätte Steinhof, "Karl Jakubec."

16. Häupl, *Kinder,* 539.

17. 在维也纳市的支持下，奥地利抵抗运动文献中心（DÖW）收集了幸存者的证词"斯皮格朗地幸存者的声音"（"Spiegelgrund Survivors Speak Out"）。采访英译版可在斯坦因霍夫纪念馆官网上查到。Gedenkstätte Steinhof, *The War Against the "Inferior": On the History of Nazi Medicine in Vienna*. "Spiegelgrund Survivors Speak Out." 本书译文为机构提供的英译版，仅略作改动。其他采访可见 2000 年的纪录片《斯皮格朗地》，导演为安格莉卡·舒斯特（Angelika Schuster）和特里斯坦·辛德尔格鲁贝尔（Tristan Sindelgruber）(Vienna: Schnittpunkt)。

18. 在马蒂亚斯·达尔（Mattias Dahl）的 312 名遇害儿童样本中，161 名为女孩，151 名为男孩。Dahl, *Endstation*, 49.

19. Gedenkstätte Steinhof, Karger.

20. Gedenkstätte Steinhof, Pulkert. Gross, Johann. *Spiegelgrund: Leben in NSErziehungsanstalten*. Vienna: Ueberreuter, 2000, 62.

21. Gedenkstätte Steinhof, Pacher, Schimatzek.

22. Gedenkstätte Steinhof, Maier.

23. Gedenkstätte Steinhof, Pauer, Maier.

24. Gedenkstätte Steinhof, Kaufmann.

25. Gedenkstätte Steinhof, Pauer.

26. Gedenkstätte Steinhof, Maier, Karger.

27. Czech, "Abusive," 131.

28. Gross, *Spiegelgrund*, 69; also 96, 101.

29. Gross, *Spiegelgrund*, 80–81.

30. Lehmann and Schmidt, *Fängen*, 58.

31. Gedenkstätte Steinhof, Grasel.

32. Gedenkstätte Steinhof, "Karl Hamedler."

33. Gedenkstätte Steinhof, Pulkert, Pauer.

34. Gedenkstätte Steinhof, Karger.

35. Gedenkstätte Steinhof, Maier, Pauer.

36. Gedenkstätte Steinhof, Maier, Karger, Uher.

37. Gedenkstätte Steinhof, Kaufmann.

38. Gedenkstätte Steinhof, Pauer, Jakubec.

39. Gedenkstätte Steinhof, Uher, Kaufmann.

40. Gedenkstätte Steinhof, Zawrel.

41. Lehmann and Schmidt, *Fängen*, 68–9.

42. Gedenkstätte Steinhof, Grasel, Hamedler.

43. Gedenkstätte Steinhof, Karger.

44. Gedenkstätte Steinhof, Maier.

45. Häupl, *Kinder*, 330–33.

46. Häupl, *Kinder*, 385–87.

47. Häupl, *Kinder*, 526–27.

48. Czech, "Zuträger," 27–28.

49. 1941 年上半年，斯皮格朗地的平均死亡年龄大约为两岁半，到下半年，平均死亡年龄跃升至七岁。Czech, "Zuträger," 172.

50. 文章发表: Illing, Ernst. "Pathologisch-anatomisch kontrollierte Encephalographien bei tuberöser Sklerose." *ZfNP* 176 no. 1 (1943): 160–71, 和 "Erbbiologische Erhebungen bei tuberöser Sklerose." *Zeitschrift für die gesamte Neurologie und Psychiatrie* 165 no. 1 (1939): 340–45.

51. Czech, "Abusive," 112–20. 在德国其他地方，对受害者进行的脑部研究: Karenberg, Axel. "Neurosciences and the Third Reich: Introduction." *Journal of the History of the Neurosciences* 15 no. 3 (2006): 168–72; 169–70.

52. 转引: Thomas, Beres, and Shevell, " 'Cold Wind," 344. 类似可见: Kaufmann,*Totenwagen*, 21–22.

53. Gedenkstätte Steinhof, Pacher, Karger.

54. Gedenkstätte Steinhof, Karger; Kaufmann, *Totenwagen*, 21.

55. Gross, *Spiegelgrund*, 75.

56. Gedenkstätte Steinhof, Pacher.

57. Gedenkstätte Steinhof, Jakubec.

58. 埃尔温·耶克尔柳斯的审讯，1948 年 7 月 9 日. 转引: Ertl, "NS-Euthanasie," 128.

59. 玛丽安娜·蒂尔克的审讯, Landesrgericht Wien, 1945 年 10 月 16 日. 转引: Malina, "Fangnetz," 86.

60. Häupl, *Kinder*, 133.

61. Häupl, *Kinder*, 419–20.

62. 埃尔温·耶克尔柳斯的审讯，1948 年 7 月 9 日。转引: Ertl, "NS-Euthanasie," 151.

63. 安娜·卡辰卡的审讯，1946 年 7 月 24 日。转引: Dahl, Endstation, 39.

64. 安娜·卡辰卡的陈述，1948 年 7 月 27 日。转引: Neugebauer, "Klinik," 301.

65. 安娜·卡辰卡的审讯，1946 年 3 月 12 日。转引: Dahl, *Endstation*, 43.

66. 恩斯特·伊林的审讯，1945 年 10 月 22 日。转引: Dahl, *Endstation*, 43.

67. 恩斯特·伊林的审讯，1945 年 10 月 22 日。转引: Dahl, *Endstation*, 41.

68. Häupl, "Einleitung," 14; Lehmann and Schmidt, *Fängen*, 79.

69. Häupl, "Einleitung," 14; Lehmann and Schmidt, *Fängen*, 79.

70. 玛丽安娜·蒂尔克的审讯，1946 年 3 月 12 日。转引: Dahl, *Endstation*, 42.

71. 安娜·卡辰卡的审讯，1946 年 7 月 24 日。转引: Dahl, Matthias. "Die Tötung behinderter Kinder in der Anstalt 'Am Spiegelgrund' 1940 bis 1945." In *NS-Euthanasie in Wien*, vol. 1, 75–92; 79–80. 安乐死计划涉事护士的道德辩解: McFarland-Icke, Bronwyn Rebekah. *Nurses in Nazi Germany: Moral Choice in History*. Princeton, NJ: Princeton UP, 1999, 210–56. 安乐死计划中的护士: Fürstler, Gerhard, and Peter Malina. *"Ich tat nur meinen Dienst": zur Geschichte der Krankenpflege in Österreich in der NS-Zeit*. Vienna: Facultas, 2004, 包括对卡辰卡的审判，305–10.

72. 安娜·卡辰卡的陈述，1948 年 7 月 27 日。转引: Neugebauer, "Klinik," 301.

73. Butterweck, Hellmut. *Verurteilt und begnadigt: Österreich und seine NS-Straftäter*. Vienna: Czernin, 2003, 71–72.

74. Häupl, *Kinder*, 256–58.

75. Häupl, *Kinder*, 230–31.

76. *Österreichische Pflegezeitschrift*, 3/03, 25. 转引: Ertl, "NS-Euthanasie," 106.

77. 安尼·韦德尔的证言，1946 年 3 月 1 日。转引: Totten, Samuel, William.

S. Parsons, and Israel W. Charny, eds. *Century of Genocide: Eyewitness Accounts and Critical Views*. New York: Routledge, 2013, 241.

78. Häupl, *Kinder*, 174–75.

79. Häupl, *Kinder*, 175.

80. Häupl, *Kinder*, 95–96.

81. Burleigh, *Death*, 101–3.

82. Burleigh, *Death*, 101–3; 11–42; 22–23; Meltzer, Ewald. *Das Problem der Abkürzung 'lebensunwerten' Lebens*. Halle: Marhold, 1925.

83. Häupl, *Kinder*, 496.

84. Dahl, *Endstation*, 106.

85. Häupl, *Kinder*, 406.

86. 玛丽安娜·蒂尔克的审讯，1946 年 3 月 12 日。转引：Dahl, *Endstation*, 43.

87. 恩斯特·伊林的审讯，1945 年 10 月 22 日。转引：Dahl, *Endstation*, 43.

88. Häupl, *Kinder*, 494–95.

89. Häupl, *Kinder*, 106–8.

90. Häupl, *Kinder*, 439–40.

91. Häupl, *Kinder*, 227.

92. Gedenkstätte Steinhof, Maier.

第九章

1. 奥地利约有 385000 人丧生，几乎占总人口数的 6%。在奥地利的死亡人数中，至少有 1/4，即约 10 万人是因纳粹迫害和大屠杀而遇害；大约 2/3，即 261000 人是士兵。

2. Steininger, Rolf. *Austria, Germany, and the Cold War: From the Anschluss to the State Treaty 1933–1955*. New York: Berghahn, 2008, 14–15.

3. Hubenstorf, "Emigration," 124–25, 122; Widhalm and Pollak, eds., *90 Jahre Universitäts-Kinderklinik*, 268–69. 维也纳大学医学院全院：Ernst, "Leading," 790.

4. Löscher, *Eugenik*, 218.

5. Asperger, " 'Psychopathen,' " 128 (84).

6. 更多信息：Shepherd, Ben. *Terror in the Balkans: German Armies and Partisan Warfare*. Cambridge, MA: Harvard UP, 2012. Levy, Michele Frucht. " 'The Last Bullet for the Last Serb': The Ustaša Genocide against Serbs: 1941–1945." *Nationalities Papers* 37 no. 6 (2009): 807–37.

7. Felder, " 'Sehen,' " (2008), 108.

8. Felder, " 'Sehen,' " (2008), 108.

9. Felder, " 'Sehen,' " (2008), 108.

10. Felder, " 'Sehen,' " (2008), 108.

11. Felder, " 'Sehen,' " (2008), 108.

12. Felder, " 'Sehen,' " (2008), 108. Asperger, Hans. "Der Heilpädagogische Hort." *WkW* 57 no. 31/32 (1944): 392–93; "Postenzephalitische Persönlichkeitsstörungen." *MmW* 91 no. 9/10 (1944): 114–17; 和 " 'Psychopathen.' "

13. Asperger, "Das psychisch abnorme Kind." (1937), 1461; Asperger, "Das psychisch abnorme Kind." (1938), 1316; Asperger, "Zur Erziehungstherapie," 244; Asperger, " 'Psychopathen,' "

84 (38).

14. Asperger, "Der Heilpädagogische Hort," 393.

15. Asperger, "Zur Erziehungstherapie," 243–44.

16. Asperger, "Der Heilpädagogische Hort," 392.

17. Asperger, " 'Autistic Psychopathy' in Childhood," In *Autism and Asperger Syndrome*, edited and translated by Uta Frith, 37–92. 她的译本从阿斯伯格 "问题的呈现"（Presentation of the Problem）的最后一段开始，然后进入他的 " 命名与概念 "（Name and Concept）的部分。

18. Kretschmer, Ernst. *Körperbau und Charakter*. Berlin: Springer, 1928; Klages, Ludwig. *Grundlagen*; Jung, Carl. *Psychologische Typen*. Zurich: Rascher, 1926. 斯蒂芬·哈斯韦尔·托德在他的论文中将阿斯伯格置于这一思想语境之下，论文题为 "The Turn to the Self: A History of Autism, 1910–1944," University of Chicago, 2015.

19. Asperger, "Erwin Lazar–Mensch," 129.

20. Asperger, " 'Psychopathen,' " 78, 80.

21. Asperger, " 'Psychopathen,' " 80; Rudert, "Gemüt," 64, 65; Heinze, "Phänomenologie," 395.

22. Asperger, "Zur Erziehungstherapie," 246; " 'Jugendpsychiatrie,' " 355; "Das psychisch abnorme Kind," (1938), 1317.

23. Hamburger, Franz. "Psychisches Klima." *WkW* 55 no. 6 (1942): 105–8; 106, 108.

24. Asperger, "Das psychisch Abnorme Kind," (1938), 1317; " 'Jugendpsychiatrie,' " 354; Asperger, Hans. "Erlebnis und Persönlichkeit." *ZfK* 49 (1943): 201–23; 217.

25. Asperger, " 'Psychopathen,' " 128.

26. Villinger, Werner. "Charakterologische Beurteilung der schwererziehbaren Jugendlichen, insbesondere der jugendlichen Psychopathen." In *Bericht über den I. Internationalen Kongress*, edited by Hanselmann, 250, 248–49.

27. Panse, Friedrich. "Erbpathologie der Psychopathen." In *Handbuch der Erbbiologie des Menschen*, vol. 2, edited by Günther Just, 1089–174. Berlin: Springer, 1939–1940, 1113, 1127, 1161.

28. Kujath, Gerhard. "Praktische Probleme der Jugendpsychiatrie und ihrer heilpädagogischen Auswirkungen." *MK* 38 (1942): 916–19; 917; Kujath, "Aufbau der Heim- und Sondererziehung im Rahmen der Jugendhilfe." *MK* 38 (1942): 1043–45; 1043, 1045; Hubenstorf, "Emigration," 173.

29. Kujath, "Probleme," 917.

30. Jekelius, "Grenzen," 385.

31. Ertl, "NS-Euthanasie," 133–34.

32. Illing, Ernst. "Characterkunde und Erbforschung, I." DE 11 (1943): 73–84; 78.

33. Illing, "Characterkunde," 79, 81, Illing, Ernst. "Characterkunde und Erbforschung, II." DE 11 (1943): 110–20; 113. Ideals: Bartov, Omer. *Hitler's Army: Soldiers, Nazis, and War in the Third Reich*. New York: Oxford UP, 1992.

34. Czech, "Selektion und Kontrolle," 177.

35. Koller, "Aufarbeitung," 84, 109.

36. Asperger, " 'Psychopathen,' " 80.

37. Asperger, " 'Psychopathen,' " 80–81.

38. Asperger, " 'Psychopathen,' " 81, 125.

39. Asperger, " 'Psychopathen,' " 116 (73); 88, 105 (43, 61); 125 (81).

40. Asperger, " 'Psychopathen,' " 125 (81).

41. Asperger, " 'Psychopathen,' " 122 (78).

42. Asperger, " 'Psychopathen,' " 120–21 (77, adapted); 122 (78).

43. Asperger, " 'Psychopathen,' " 136 (90). 阿斯伯格援引了荣格的 "内倾型" 人格，Jung, *Psychologische Typen.*

第十章

1. Gedenkstätte Steinhof, Pauer.

2. Gedenkstätte Steinhof, Kaufmann, Pacher.

3. Gedenkstätte Steinhof, Pacher. Helige, Barbara, Michael John, Helge Schmucker, and Gabriele Wörgötter. "Endbericht der Kommission Wilhelminenberg." Vienna: Institut für Rechts- und Kriminalsoziologie, 2013, 84.

4. Mayrhofer, Hemma. "Zwischen rigidem Kontrollregime und Kontroll- versagen: Konturen eines Systems des Ruhighaltens, Schweigens und Wegschauens rund um das ehemalige Kinderheim Wilhelminenberg in den 1970er Jahren." Vienna: Institut für Rechts- und Kriminalsoziologie, 2013, 13; Sieder and Smioski, "Gewalt," 277 (164).

5. Brainin, Elisabeth, and Samy Teicher. "Terror von außen am Beispiel Spiegel-grund: Traumatische Erfahrungen in der Kindheit und deren Folgen." *PdKK* 58 no. 7 (2009): 530–52. Gedenkstätte Steinhof, Hamedler, Maier.

6. Gedenkstätte Steinhof, Grasel, Pacher.

7. Gedenkstätte Steinhof, Karger.

8. Gedenkstätte Steinhof, Zawrel. Koller, "Aufarbeitung," 84, 109.

9. "Die Kindermörder vom Steinhof auf der Anklagebank" (和 "Die Kindermörder vom Steinhof vor Gericht"), *Neues Österreich,* 14 July 1946.

10. Haider, Claudia Kuretsidis. "Die Rezeption von NS Prozessen in Österreich durch Medien, Politik und Gesellschaft im ersten Nachkriegsjahrzehnt." In *NS-Prozesse und deutsche Öffentlichkeit: Besatzungszeit, frühe Bundesrepublik und DDR,* edited by Clemens Vollnhals, 403–30. Göttingen: Vandenhoeck& Ruprecht, 2012, 420. 证词节选：Malina, "Fangnetz," 70–73. Vörös, "Kinder- und Jugendlicheneuthanasie," 70.

11. 证词节选：Totten, Parsons, and Charny, *Century,* 239–42. Frankl, *Man's Search,* 134.

12. 汉布格尔在战后的活动：Seidler, "...vorausgesetzt," 52. 海因策在德国的苏联占领区被判七年徒刑，服刑五年，期间担任监狱医生。1952 年后，他被任命为下萨克森州文施托夫（Wunstorf）医院的儿童和青少年精神病科的主任。菲林格尔直到 1961 年，即他死去的那一年，他参与 T4 计划的事实才为人所知，而在此之前，他在若干精神病学的机构和组织中担任许多职位。其他在战后事业有成、臭名昭著的维也纳行凶者有汉斯·克雷内克（1942 年后斯皮格朗地 "教育" 主管）和汉斯·贝尔塔（T4 "专家"，1944 年至 1945 年斯坦因霍夫的主管）。Czech, "Zuträger der Vernichtung?" 30.

13. Hubenstorf, "Emigration," 174–81. 英语概述：Angetter, Daniela. "Anatomical Science at University of Vienna 1938–45." *Lancet* 355 no. 9213 (2000): 1454–57; Hubenstorf, Michael.

"Anatomical Science in Vienna, 1938–45." *Lancet* 355 no. 9213 (2000): 1385–86; Neugebauer, Wolfgang, and Georg Stacher. "Nazi Child 'Euthanasia' in Vienna and the Scientific Exploitation of its Victims before and after 1945." *Digestive Diseases* 17 no. 5–6 (1999): 279–85; Spann, Gustav, ed. *Untersuchungen zur Anatomischen Wissenschaft in Wien 1938–1945.* Vienna: Akademischer Senat der Universität Wien, 1998. 细 节: Czech, Herwig. "Forschen ohne Skrupel: die wissenschaftliche Verwertung von Opfern der NS-Psychiatriemorde in Wien." In *Zwangssterilisierung zur Ermordung*, vol. 2, 143–64; 157–60.

14. Ronen, Gabriel, Brandon Meaney, Bernhard Dan, Fritz Zimprich, Walter Stögmann, and Wolfgang Neugebauer. "From Eugenic Euthanasia to Habilitation of 'Disabled' Children: Andreas Rett's Contribution." *JCN* 24 no. 1 (2009): 115–27; 120.

15. 英文概述: Czech, "Abusive," 116–20; Seidelman, William. "Pathology of Memory: German Medical Science and the Crimes of the Third Reich." In *Medicine and Medical Ethics in Nazi Germany: Origins, Practices and Legacies*, 93–111. New York: Berghahn, 2002, 101–4. 时间线: Neugebauer, Wolfgang, and Peter Schwarz. *Der Wille zum aufrechten Gang*. Vienna: Czernin, 2005, 267–95.

16. 这种关注甚至诞生出 2004 年加拿大纪录片《灰质》（Grey Matter），由乔·伯灵格（Joe Berlinger）执导。战后态度: Neugebauer, Wolfgang. "Zum Umgang mit der NS-Euthanasie in Wien nach 1945." In *NS-Euthanasie in Wien*, vol. 1, 107–25; Neugebauer, Wolfgang, Herwig Czech, and Peter Schwarz. "Die Aufarbeitung der NS-Medizinverbrechen und der Beitrag des DÖW." In *Bewahren, Erforschen, Vermitteln: das Dokumentationsarchiv des österreichischen Widerstandes*, edited by Christine Schindler, 109–24. Vienna: DÖW, 2008. 德国国内的态度: Peiffer, Jürgen. "Phases in the Postwar German Reception of the 'Euthanasia Program' (1939–1945) Involving the Killing of the Mentally Disabled and its Exploitation by Neuroscientists." *Journal of the History of the Neurosciences* 15 no. 3 (2006): 210–44. 关于第三帝国在奥地利的其他罪行: Schulze, Heidrun, Gudrun Wolfgruber, and Gertraud Diendorfer, eds. *Wieder gut machen? Enteignung, Zwangsarbeit, Entschädigung, Restitution: Österreich 1938–1945/1945–1999.* Innsbruck: Studien, 1999.

17. Hubenstorf, "Emigration," 183–86. 儿童医院: Swoboda, W. "Die Nachkriegsperiode und die späteren Jahre." In *90 Jahre UniversitätsKinderklinik*, 257–60.

18. Asperger, "Erwin Lazar–Mensch," 133. Felder, " 'Sehen,' " (2008), 109.

19. Hubenstorf, "Emigration," 193, 191–96. 概 览: Berger, H. "Professor Dr. Hans Asperger zum 70. Geburtstag." *Pädiatrie und Pädagogik* 11 no. 1 (1976): 1–4; Oehme, Johannes. "Hans Asperger (1906–1980)." *Kinderkrankenschwester* 7 no. 1 (1988): 12; Asperger, *Heilpädagogik*, 1956, 1961, 1965, and 1968.

20. Sieder and Smioski, "Gewalt," 173, 274–75.

21. Sieder and Smioski, "Gewalt," 443. 到 20 世纪 80 年代以前，疗愈教育诊室将约 2% 的儿童诊断为"与群体不合"（相较于 20 世纪五六十年代时，诊断率约为 10%）。诊室成员将约 30% 的儿童诊断为"学习和成就障碍"，30% 为"纪律障碍"。Groh, Tatzer, and Weninger, "Krankengut," 108.

22. ORF Radio, Hans Asperger, 1974.

23. H. O. Glattauer, "Menschen hinter grossen Namen," Salzburg 1977, WStLA 3.13. A1-A: A; Olbing, "Eröffnungsansprache," 329; Topp, Sascha. *Geschichte als Argument*

in der Nachkriegsmedizin: Formen der Vergegenwärtigung der nationalsozialistischen Euthanasie zwischen Politisierung und Historiographie. Göttingen: Vandenhoeck & Ruprecht, 2013, 116.

24. ORF Radio, Hans Asperger, 1974.

25. ORF Radio, Hans Asperger, 1974; Löscher, *Eugenik*, 218.

26. H.O. Glattauer, "Menschen hinter grossen Namen," Salzburg 1977. WStLA 3.13.A1-A: A; Olbing, Herman. "Eröffnungsansprache zur 77. Tagung der DGf K." *MfK* 130 (1982): 325–29; 329; Topp, *Geschichte*, 116.

27. Löscher, *Eugenik*, 218.

28. Asperger, Hans. "Frühe seelische Vollendung bei todgeweihten Kindern." *WkW* 81 (1969): 365–66; 366.

29. Asperger, Hans, "Das sterbende Kind." In *Befreiung zur Menschlichkeit: die Bedeutung des Emotionalen in der Erziehung*, edited by Hans Asperger and Franz Haider, 91–100. Vienna: Bundesverlag, 1976, 95.

30. Asperger, "Frühe seelische Vollendung," 366.

31. 《所罗门智训》4:13, *Common English Bible*, "Früh vollendet, hat er viele Jahre erreicht;" Asperger, Hans. "Das sterbende Kind." *Internationale katholische Zeitschrift* 4 no. 6 (1975): 518–27; 522.

32. Asperger, "Frühe seelische Vollendung," 365.

33. Asperger, "Das sterbende Kind" (1976), 100.

34. Asperger, "Das sterbende Kind" (1975), 526.

35. 例如, Asperger, Hans. "Das Leibesbewusstsein des Menschen in der Technischen Welt." In *Erziehung angesichts der technischen Entwicklung*, edited by Leopold Prohaska, 58–69. Munich: Österreichischer Bundesverlag, 1965; "Personale Entfaltung in der Geschlechtlichkeit." In *Bedrohung der Privatsphäre: Erziehung oder Manipulation in einer offenen Gesellschaft*, edited by Hans Asperger and Franz Haider, 91–100. Salzburg: Selbstverlag der Internationalen Pädago- gischen Werktagung Salzburg, 1977; Asperger and Haider, "Einleitung."

36. Asperger, Hans. "Die Psychopathologie der jugendlichen Kriminellen," In *Jugendkriminalität*, edited by Friedrich Schneider, 26–40. Salzburg: Otto Müller, 1952, 34; "Konstitution, Umwelt und Erlebnis in ihrer dynamischen Bedeutung für kriminelle Entwicklungen." *Österreichisches Wohlfahrtswesen* (1955): 1–4. 例 如, Asperger, "Determinanten," "Konstitution, Individualität und Freiheit." *Arzt und Christ* 4 (1958): 66–68; "Zur Einführung." In *Krise und Bewährung der Autorität*, edited by Hans Asperger and Franz Haider, 15–17. Vienna: Bundesverlag, 1972, 16. 宗教与科学的关系: "Mensch und Tier." In *Ein Chor der Antworten: Glaube und Beruf*, edited by Hans Asperger, Charlotte Leitmaier, and Ferdinand Westphalen, 9–25. Vienna: Herold, 1969.

37. Asperger, Hans, and Franz Haider. "Einleitung." In *Das Werden sozialer Einstellungen in Familie, Schule und anderen Sozialformen*, 7–9. Vienna: Bundesverlag, 1974, 7–9; Asperger, "Der Student vor Fragen der Sexualität." *Universität und Christ; evangelische und katholische Besinnung zum 500jährigen Bestehen der Universität* (1960): 164–81; 174; Asperger, "Determinanten des Freien Willens: ein naturwissenschaftlicher Befund." *Wort und Wahrheit* 3 no. 10 (1948), 256.

38. Asperger, "Determinanten," 255.

39. Bessel, Richard. *Nazism and War*. New York: Random House, 2009, 214.

40. Browning, Christopher. *Ordinary Men: Reserve Police Battalion 101 and the Final Solution in Poland*. New York: HarperCollins, 1993.

41. Gross, Jan. *Neighbors: The Destruction of the Jewish Community in Jedwabne, Poland*. Princeton, NJ: Princeton UP, 2001.

42. Levi, Primo. *The Drowned and the Saved*. New York: Summit, 1988.

43. Arendt, Hannah. *Eichmann in Jerusalem: A Report on the Banality of Evil*. New York: Penguin, 1963.

44 最新的讨论分别见 Silverman, *NeuroTribes*; Donvan and Zucker, *Different*; 和 Herwig Czech in Hager, "Hans Asperger."

45. Hager, "Hans Asperger."

结语

1. 因为本书的主题焦点是自闭症，所以注释中没有体现阿斯伯格发表于战后、各类主题的文章。

2. Asperger, *Heilpädagogik*, 1952, 1956, 1961, 1965, and 1968. 页码数出自 1968 年的版本。

3. Asperger, Hans. "Zur die Differentialdiagnose des kindlichen Autismus." Acta *Paedopsychiatrica* 35 no. 4 (1968): 136–45; "Formen des Autismus bei Kindern." *Deutsches Ärzteblatt* 71 no. 14 (1974): 1010–12; "Frühkindlicher Autismus"; *Probleme des kindlichen Autismus*; "Problems of Infantile Autism," 48. 阿斯伯格去世后，由弗朗茨·武斯特（Franz Wurst）整理：Asperger, "Kindlicher Autismus, Typ Asperger," 293–301, 和 "Kindlicher Autismus, Typ Kanner," 286–92. 均载于 *Psychotherapie und Heilpädagogik bei Kindern*, edited by Hans Asperger and Franz Wurst, 293–301. Munich: Urban & Schwarzenberg, 1982.

4. Asperger, *Probleme des kindlichen Autismus*, 2. 阿斯伯格在战后发表的一些文章中，确实将"自闭性"作为一个形容词，用以描述一系列特质中的一种，而不是作为一种精神病态，例如："Heimweh des Erlebnis des Verlassenseins bei autistischen Kinder." In *Psychologie et traitement pédagogique du sentiment d'abandon*, 17–22. Leuven: Société internationale de l'orthopédagogie, 1962, 122; "Konstitution, Individualität," 3; "Die Psychopathologie"; "Seelische Abwegigkeiten als Ursachen der Jugendverwahrlosung." In *Die Jugendverwahrlosung und ihre Bekämpfung*, edited by Friedrich Schneider, 21–36. Salzburg: Otto Müller, 1950.

5. Asperger, "Heimweh," 18.

6. 阿斯伯格确实在论及"胸腺疗法"（thymotropic therapy）时引用了"情感力"一词，该疗法曾是弗朗茨·汉布格尔以同理心治疗儿童的观点。阿斯伯格在引述上述内容时没有引用汉布格尔。例如，"Suggestivtherapie." In *Psychotherapie und Heilpädagogik bei Kindern*, edited by Hans Asperger and Franz Wurst, 74–79. Munich: Urban & Schwarzenberg, 1982.

7. 阿斯伯格自己翻译了重复的段落，Asperger, "Problems of Infantile Autism," 48; 以及：Asperger, "Formen des Autismus," 1010; *Probleme des kindlichen Autismus*, 6.

8. Asperger, "Kindlicher Autismus," 287; Asperger, "Formen des Autismus," 1010.

9. 例如, Asperger, "Problems of Infantile Autism," 50–51, *Probleme des kindlichen Autismus*, 10, "Kindlicher Autismus," 286–92.

10. 例如, Asperger, "Formen des Autismus," 1012.

11. Asperger, Hans. "Typische kindliche Fehlentwicklungen in der Stadt und auf dem Lande." In *Das Landkind heute und morgen: Gegenwartsfragen der Landjugend*, edited by Franz Wurst, 85–94. Vienna: Österreichischer Bundesverlag, 1963, 86, 89.

12. Asperger, *Heilpädagogik* (1968), 199. 例如: Asperger, "Kindlicher Autismus," 298.

13. van Krevelen, Dirk Arn. "Early Infantile Autism and Autistic Psychopathy."*Journal of Autism and Childhood Schizophrenia* 1.1 (1971): 82–86.

14. Wing, Lorna. "Reflections on Opening Pandora's Box." *Journal of Autism and Developmental Disorders* 35 no. 2 (2005): 197–203; 198. Asperger, "Problems of Infantile Autism," 48. Asperger and Kanner's definitions: Eyal, Gil, et al. *The Autism Matrix: The Social Origins of the Autism Epidemic*. Cambridge, UK: Polity, 2010, 214–21.

15. Wing, Lorna. "Asperger's Syndrome: A Clinical Account." *Psychological Medicine* 11.1 (1981): 115–29; "Reflections."

16. Wing, "Asperger's Syndrome," 115. Eghigian, "Drifting," 296–300.

17. Frith, ed., *Autism and Asperger Syndrome*.

18. Vajda, F. J. E., S. M. Davis, and E. Byrne, "Names of Infamy: Tainted Eponyms," *Journal of Clinical Neuroscience* 22 no. 4 (2015): 642–44. 例如, 赖特尔综合征（Reiter Syndrome）、韦格纳氏肉芽肿（Wegener's granulomatosis）、凡·博盖尔特-谢雷尔-爱泼斯坦综合征（脑腱黄瘤病, Van Bogaert-Scherer-Epstein Syndrome）、科舒瓦-埃平格-弗鲁戈尼综合征（Cauchois–Eppinger–Frugoni syndrome）、哈勒沃登-施帕茨病（Hallervorden-Spatz disease）、赛特贝格病（Seitlberger disease）、"克拉拉细胞"（the "Clara cell"）、施帕茨-施蒂夫勒反应（Spatz-Stiefler reaction）。同名诊断的道德伦理和第三帝国: Strous and Edelman, "Eponyms and the Nazi Era: Time to Remember and Time for Change," *Israel Medical Association Journal* 9 no. 3 (2007): 207–14.

19. American Psychiatric Association, DSM-5, "Autism Spectrum Disorder," 299.00 (F 84.0).

20. 转引: Feinstein, *History*, 204.

21. World Health Organization, ICD-10, "Asperger's Syndrome," Diagnosis code 84.5.

22. Hacking, Ian. "Kinds of People: Moving Targets." British Academy Lecture. London, 11 April 2006; Sontag, Susan. *Illness as Metaphor*. New York: Farrar, Straus and Giroux, 1978.

23. 术语: Kaplan, Marion A. *Between Dignity and Despair: Jewish Life in Nazi Germany*. New York: Oxford UP, 1998.

24. 社会因素对自闭症诊断的影响: Nadesan, Majia Holmer. *Constructing Autism: Unravelling the 'Truth' and Understanding the Social*. London: Routledge, 2013; Hacking, Ian. *The Social Construction of What?* Cambridge, MA: Harvard UP, 1999.

25. Asperger, " 'Psychopathen,' " 129, 130 (84, 85); Baron-Cohen, Simon. "The Extreme Male Brain Theory of Autism." *Trends in Cognitive Sciences* 6 no. 6 (2002): 248–54.

26. 而且十五岁青少年多达总数的 97%。Polyak, Andrew, Richard M. Kubina, and Santhosh Girirajan. "Comorbidity of Intellectual Disability Confounds Ascertainment of Autism: Implications for Genetic Diagnosis." *American Journal of Medical Genetics, Part B: Neuropsychiatric Genetics* (2015): Part B 9999, 1–9; 3. Eyal et al. *Autism Matrix*, 46–58.

27. Gilman, Sander. *Hysteria beyond Freud*. Berkeley: University of California Press, 1993; Goldstein, Jan E. *Console and Classify: The French Psychiatric Profession in the Nineteenth Century*. Chicago: University of Chicago Press, 2002; Arnaud, Sabine. On Hysteria: *The Invention of a Medical Category between 1670 and 1820*. Chicago: University of Chicago Press, 2015.

图书在版编目（CIP）数据

阿斯伯格的孩子：自闭症的由来与纳粹统治 /（美）伊迪丝·谢费尔著；高奕欢译 . -- 上海：上海三联书店，2022.7

ISBN 978-7-5426-7731-0

Ⅰ . ①阿… Ⅱ . ①伊… ②高… Ⅲ . ①孤独症 Ⅳ . ① R749. 99

中国版本图书馆 CIP 数据核字 (2022) 第 107714 号

阿斯伯格的孩子：自闭症的由来与纳粹统治

著　　者 /［美］伊迪丝·谢费尔
译　　者 / 高奕欢

责任编辑 / 张静乔
策划机构 / 雅众文化
特约编辑 / 傅小龙
装帧设计 / wscgraphic.com
监　　制 / 姚　军
责任校对 / 王凌霄

出版发行 / 上海三联书店
（200030）中国上海市漕溪北路 331 号 A 座 6 楼
邮购电话 / 021-22895540
印　　刷 / 山东临沂新华印刷物流集团有限责任公司

版　　次 / 2022 年 9 月第 1 版
印　　次 / 2022 年 9 月第 1 次印刷
开　　本 / 1194mm × 889mm　1/32
字　　数 / 227 千字
印　　张 / 10.5
书　　号 / ISBN 978-7-5426-7731-0 / R·123
定　　价 / 68.00 元

敬启读者，如发现本书有印装质量问题，请与印刷厂联系　0539-2925659